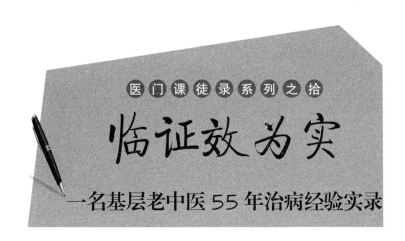

医门课徒录系列之拾

临证效为实

一名基层老中医 55 年治病经验实录

周正祎　著

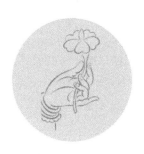

U0307997

中国中医药出版社

·北 京·

图书在版编目（CIP）数据

临证效为实：一名基层老中医 55 年治病经验实录 / 周正祎著 . — 北京：
中国中医药出版社，2019.10
（医门课徒录系列）
ISBN 978 – 7 – 5132 – 5527 – 1

Ⅰ . ①临… Ⅱ . ①周… Ⅲ . ①中医临床 – 经验 – 中国 – 现代
Ⅳ . ① R249.7

中国版本图书馆 CIP 数据核字（2019）第 063672 号

中国中医药出版社出版
北京经济技术开发区科创十三街 31 号院二区 8 号楼
邮政编码 100176
传真 010-64405750
赵县文教彩印厂印刷
各地新华书店经销

开本 710×1000 1/16 印张 17.5 字数 304 千字
2019 年 10 月第 1 版 2019 年 10 月第 1 次印刷
书号 ISBN 978 – 7 – 5132 – 5527 – 1

定价 55.00 元
网址 www.cptcm.com

社 长 热 线 010-64405720
购 书 热 线 010-89535836
维 权 打 假 010-64405753

微信服务号 zgzyycbs
微商城网址 https://kdt.im/LIdUGr
官 方 微 博 http://e.weibo.com/cptcm
天猫旗舰店网址 https://zgzyycbs.tmall.com

前　言

魏念庭曰："治其邪实而必不妨于正，治其正虚而必无助乎邪，方为善治也。""治其热而必兼顾其阳，治其寒而必兼顾其阴，方为妙法也。"李中梓云："或攻邪而正始复，或养正而邪自除，千万法门，只图全其正气耳。"《灵枢·刺节真邪》曰："正气者，正风也。"正气乃人之抗灾病能力，生存活动之精气神也。

幼时读二贤论寒热虚实之治法，一生铭刻于脑海不敢稍忘，因为医关民命，其任危矣！人之有病，犹如天有不测风云，马有牵缰之灾，其变化之速，瞬间莫是，故而慎之再慎，尚恐不及也。人与自然相依而生，和则和之，逆则病之。人虽为至尊至贵之体，岂能不受七情、六淫及虫蛇、跌仆、饮食、劳倦等之伤害乎？一旦生病，阴阳随之逆乱，寒热瞬间而来，气血必因之而失和。阳盛则热，阴盛则寒，寒热变化必因正邪争斗而迅疾演变，在表在里，在脏在腑，在气在血，在上在下，全凭医者据证凭脉，析理斟酌。而用药施治，即是折其盛实，扶其不足，总宜邪去正复为要，不可过之与不及也。过之则为失度，不及则病邪难除，所以全在医者揣度也。能够"治其邪实而必不妨于正，治其正虚而必无助乎邪""治其热而必兼顾其阳，治其寒而必兼顾其阴""或攻其邪而正始复，或养其正而邪自除"，病去正复，方为善法也。热则寒之，寒过则必伤其阳；寒则热之，热甚则必耗其阴，故而用寒用热，必视其证而用之，不可太过与不及也。医能虑此，则可为治寒、治热、济虚、泻实之妙法也。然而寒热有真假，表里常变化，在营在卫，在脏在腑，阴阳盛衰，轻重缓急，则又当甄别而治之。因其阴阳寒热，变化莫测，非智者孰能"运筹帷幄，决胜千里"，用药正中肯綮，不偏不倚，屡获痊愈而无失乎？千古唯有仲圣也。然而病机变化虽无一定规律，但为医者，应据其脉证进退，勿执一定之法，亦能因变而变，遣方用药，恰对其证，勿过勿偏，即可药到病轻，循序治愈，此亦可谓妙手也。能如是，虽无仓、扁之神，一生亦可减少失误，而无愧于医者之名也。故而"千万法门，只图全其正气耳"。

余素愚钝，所悟甚浅。但在临证之时，从不敢擅妄臆断，总以脉证为据，因人对证施治，遣方用药，慎之再慎，不因己之疏忽，而给患者添灾，如此方可不愧为医者也。医为危任，未敢存妄诞也。所以谨记二贤之论，治寒治热，济虚泻实，作为终生临证戒律，纠偏矫枉，以防用药过之与不及也。"戒尺"之度，不敢稍违。所以一生无门无派，谨守先贤教诲做医，只图患者早去疾厄。虽不能所治皆愈，亦可少负患者之望也。

本书选入案例，所涉病种，见于内、外、妇、儿常见之疾。其中并无险奇之患，仅选"顽症"三两案，详述临证诊治经过，审慎用药，稳中求验，处处顾及正气，不敢稍存妄诞，案中乃可见证也。如 9 岁男童，仅因受到惊吓，因而精神不宁，进而潮热头痛，竟然延时 4 月余，耗资数万，几家一线城市大医院诊治无果，症状有增无减。且不言其为农家小户，即使是富有人家，谁不为之焦虑？！另一男子 35 岁，阳痿早泄，托人说情，挂号费 500 元、1000 元，方求到"名家"治之，结果滑精不止，一日夜多则四五次，少则一二次，甚至上班、走路亦不禁自遗，随之阳痿更痿，早泄变为滑泄，妻子离异，再续身体不许。难怪患者见吾即言道："我这一生毁矣！"乍一听之，不禁令人惊诧！常见之患，何以毁人一生乎？余用传统治法，服药即验，皆得痊愈。二例皆非顽疾，患者何以如此受难？百思不得其解也。

余之一生，可谓谨小慎微，循规蹈矩，谨遵圣贤教诲，步步思虑患者安危，尽其所学，唯知潜心治病。所以一生默默无闻，忙忙碌碌于山野临证，"高冠""厚奉"，余全然不知为何物！但能少辜负一个患者之期待，不获罪逝者于天堂，纵然百倍努力，尚恐难以完全如愿，岂有余力"游权门""窃虚誉"哉！虽有"莫道桑榆晚，为霞尚满天"之憧憬，但已迈进八旬不远，即使"老骥伏枥，志在千里"，亦是精力难济矣！暮年唯求所治之患，更趋稳验耳。不耻所谓"名家"讥之，只求用药安全有效。能使患者信服，做个值得托付之医，此生愿足矣！

山野中医周正祎

己亥年仲春月于十堰市西苑医院旧宅

目 录

下卷　晚年纠误治验录 ……………………………… 100

一、内科常见病症近期治验案例选辑 ……………… 101

上卷 临证治病实效录

一、内科治验

众科之中唯内科最为庞杂。庞者，大也；杂者，乱也。故俗称"大方脉"。今整理部分病案，仅分外感时病与内伤杂症两类。至于五脏病、六腑病、气分病、血分病等，则未细分。病属何脏、何腑，因气、因血，则见于各案之综析、辨证，以免细而杂。至于引经据典及按语，则非每例均有。即使一病多例，自有治法之差异，不必每宗案例皆反复叙述之，参阅时自可辨别。

1. 伤风误认阳虚

余某，男，36岁，工人。1975年2月7日初诊。脉来浮缓之象，舌质暗，苔薄白。发热自汗，头痛畏风，遍体酸楚，精神不振，饮食乏味。患此症十余日，初服西药"安乃近"汗出热退，半日后发热复作，汗出热减，心悸气陷，四肢酸软无力增剧。请某医院中医诊治，曰："阳虚自汗。"所用之药如红参、黄芪、白术等味，服头剂即觉胸闷烦躁，寒热交作无时，汗出益甚，日晡尤剧。《素问》云："邪之所凑，其气必虚。"当此春令之季，偶被风邪所袭，表卫不固，故邪与营争而汗出，非阳虚耳。治宜微辛轻解，和其营卫，方以桂枝汤加减。桂枝6g，白芍9g，淡豆豉12g，防风、秦艽各9g，小麦、粳米各15g，生姜1片，红枣3枚。服2剂，热退汗止。桂枝减半，加白术、党参各9g，甘草3g，以益气和胃；芦根18g，麦冬12g，养阴生津。上药又服2剂病痊愈。

2. 春温

张某，男，32岁，干部。1969年3月5日来诊。患者面色暗红，舌苔黄厚微腻，质红，脉象浮数，沉取微滑。感冒十余日，中医当伤风治，西医用抗炎药，均乏效，且头痛胸闷，脘腹不适，知饥而不思食，烦渴而不欲饮，睡眠易醒，身体困倦，心烦不宁。综上所见，乃春温之表里两兼证也。治宜辛凉解肌退热，苦甘微下通里。方用桑菊饮合大柴胡汤加减，霜桑叶 15g，杭菊花 15g，桔梗 9g，麦冬 15g，金银花 15g，连翘 9g，薄荷 6g，柴胡 9g，黄芩 12g，酒大黄 9g，板蓝根 15g，马勃（布包煎）12g，生甘草 4.5g，2 剂。

3 月 8 日复诊。上药头剂服下头痛、发热好转，2 剂后心烦口干亦轻，食欲仍差。诊其脉，微兼滑数，舌质红减，苔黄厚已退大半，表证已解矣，余热待清，正气待复。上方去桑叶、薄荷、柴胡，加石斛 12g，砂仁 6g，太子参 9g，大黄、板蓝根、马勃各减量 2/3，续服 3 剂。

3 月 12 日患者来舍曰："饮食恢复，病已痊愈。"

3. 霉湿

王某，男，37 岁，赤脚医生。1974 年 5 月中旬来诊。患者面现黄垢，脉象细迟，舌苔白滑，自觉胸痞脘闷，恶食，体倦，此乃时病之霉湿也。皆因近日雨晴无时，寒热交替，地湿升腾，湿热之邪自口鼻而入，侵袭中、上二焦，脾肺受其邪扰，故胸脘痞闷，恶食体倦，而致此症。询之，已服解表通里、行气活血等药乏效，时延七八日，且增呕哕、神疲等症。当以芳香化浊法，以化湿醒脾，方以藿香正气散合薏苡仁汤化裁，藿香叶 9g，姜制厚朴 6g，大腹皮 6g，枳壳 9g，白豆蔻（后下）6g，黄芩 12g，车前子 12g，苍术 9g，薏苡仁 24g，甘草 3g，生姜 3 片，红枣 3 枚。上药服 2 剂病好转，3 剂痊愈。

4. 伤暑

曹某，男，26 岁，工人。1978 年 6 月 14 日来舍商诊。患疟疾病十余日，隔日一潮。现疟疾已愈，唯头痛眩晕，饮食少思，心悬虚烦，肢体酸软无力，气息不续，多眠易醒，神情恍惚，小便赤涩。诊其脉虚大微数，舌质暗淡，苔厚黄滑，舌根苔黄微燥，面色紫暗，肤似垢尘。此暑伤元气，热滞营分也。法当清暑益气，用竹叶石膏汤加减，淡竹叶 9g，生石膏 24g，党参 18g，生扁豆 9g，厚朴 6g，细香薷 6g，麦冬 12g，五味子 3g，车前子 12g，鲜荷叶半张，生甘草 6g。服 1 剂病减轻，饮食增进。共服 3 剂，其病若失，精神如昔矣。

5. 阴暑

闵某，男，27岁，农民。1977年6月21日往诊。患者沉睡握拳，躯身大热，四肢微冷，头痛无汗，遍体拘急，百节烦疼。诊其脉两寸微数，关、尺沉伏；舌质暗红，苔白厚而腻。此因天气炎热，纳凉贪快，阻遏阳气所致，即所谓阴暑证也。问之，患者四五日前午时热躁难耐，大汗淋漓，遂在冷水管下冲洗数次，汗出随止，闷热不解。后请某中医开荆、防、苏、羌、柴、芩等味，服3剂，微汗出，热稍减，倦怠依旧。此症治宜芳香化湿，辛温解表。方用香薷饮加减，香薷9g，厚朴9g，佩兰12g，甘菊花9g，黄芩、白扁豆各9g，川芎9g，菖蒲4.5g，苍术9g，木瓜6g，甘草3g，葱白（长约3寸，连须）3根，1剂，温服取微汗。

6月23日上午二诊。上药服后得汗，热减，头已不痛，唯饮食欠佳，脉转滑数，舌红苔少，津液不足。此外束之邪虽解，内伏之热未清也。更拟清热利湿法，用五苓散加减。处方：薏苡仁、茯苓、车前子各21g，淡竹叶9g，苍术6g，木瓜6g，麦冬9g，黄芩9g，甘草3g，厚朴6g，鲜荷叶半张，粳米一撮，2剂。

随访，上药服后，诸症悉除而愈。

6. 暑月伤寒

肖某，男，37岁，农民。1977年7月16日晚浴冷露寐，入夜即觉头痛项强，发热无汗，恶寒喜暖，拒食，强食即吐。经治二医，服药罔效，后邀我诊。诊其脉紧实之象，两寸紧盛，舌质暗红，苔白滑腻，舌根苔黄微燥，高热（40℃）昏睡，渴而不欲饮，发病已6日，服药5剂，至今无汗，自呼头痛如暴，脊痛似裂。视前医所用之药乃"四黄"、板蓝根、玄参、麦冬等苦燥阴寒之味，亦有用香薷饮加荆、防、二活者，俱乏效验，致病日甚一日。细审脉症，详析前药，患者实为暑月伤寒之太阳未罢欲传阳明证也。法当辛温解表，开腠发汗，勿使邪传入里。方用麻黄汤加减，麻黄6g，桂枝9g，白芍9g，葛根15g，甘草6g，生姜、白芷各9g，葱白（连须）3根，水煎温服，取微汗为度。

7月17日往视，方知入药即吐，1剂2服未能下腹，病无转机。乃令其将生姜加至15g，先以陈灶心土120g煎水，滤清煎药液令服，务使汗出。

7月18日再往视之，2剂头服又未纳入，2煎勉强服下，至半夜通身得汗，次晨即觉身轻，病去大半，饮食知味，能纳而不吐矣。为调理善后，用东垣清暑益气汤加减 3 剂。5 天后往访，已下地干农活 2 日矣。

7. 伏暑 1

鲍某，男，年过六旬，农民。1975 年 8 月上旬往诊。脉来虚大，寸、尺滑数，舌质深红，苔黄厚少津，面色少华，唇色暗红。初因淋雨感凉，继觉头眩胸闷，脘腹痞满，心神时感不宁，肢体甚觉强滞，寒热如疟，早轻晚重，至夜似欲汗出，时已延及半月余，近日每夜微汗出，汗出后身体方觉微微轻松，心烦不安，易怒，睡眠易醒增剧。经治数人，有以秋疟治而用木贼、常山等味者；有以外感风湿治，施以薏苡仁、猪苓、二活、荆、防者；亦有以阴虚自汗治，而用滋阴、收敛之法者，概未中的，以致病情日重一日，今已六七日饮食少思，心悬似有所失，小便频数，色见微黄，大便稍燥，便后见血。

综上所见，就季节及初病、变证而论，确与伏暑近似。时天气渐凉而欲入，暑热内伏而欲出，一入一出，加之骤感雨湿，岂有不束表闭邪之理哉！故初起寒热似疟，交相争斗，至夜微汗而暂缓。医者不顾时令之气，所感何邪，单凭脉症而治，不失者鲜矣！就病机而论，须从温化湿邪与清暑益阴立法。处方：佩兰 9g，藿香叶 6g，苍术 4.5g，鲜荷叶半张（约 15g），木瓜 9g，云茯苓 9g，辰砂 1.5g，麦冬、五味子各 3g，白条参 15g，黄芩 9g，车前子 12g，生甘草 3g，3 剂。上药服头剂似欲汗出；2 剂后得微汗，体轻神宁，各症减去十之七八，唯食欲欠佳；第 3 剂另加沙参 30g，砂仁 6g（嚼服），病痊愈。为巩固疗效，原方出入继服 3 剂而康。

8. 伏暑 2

陈某，男，24 岁，职工。1977 年 8 月 17 日来诊。视其面色沉晦，闻其声音粗干，切其脉象两寸、尺洪数，两关微沉，问其始终。患者病已旬余，某医院诊断为"心动过速"，用西药镇静、催眠之类；中医用阿胶、龟甲、五味子、辰砂、酸枣仁、琥珀及地黄、芍药等味，服后精神愈觉委靡，肢体酸软，心烦多梦，头目眩晕，午后潮热，连日来入夜失精多次，恶食，咽干而不欲饮。此伏暑之邪深陷少阴之象也，治当清涤暑邪以保两阴。处方：佩兰 9g，鲜荷叶 1 张，连翘、扁豆各 9g，青皮 6g，沙参 30g，麦冬、生地黄各 9g，石菖蒲 2.1g，菊花 9g，生甘草 2.1g，黄芩 9g。上药服头剂即有转机，2 剂头目觉爽，潮热尽退，脉转小数，此伏邪得解之象。存原法，方加莲须 12g，车前子 12g，酒制黄柏 4.5g，知母 9g，去青皮，又服 2 剂，诸症尽失。

9. 伏暑 3

金某，女，48 岁，农民。1977 年 8 月 18 日往诊。患者卧床呻吟，消瘦萎黄，舌质红，苔白糙，脉象细数，两寸虚大。患者口干，头眩，饥不欲食，思饮而不多。始因外感暑热，四肢发凉，发汗后潮热不解，晡热甚，入夜微汗暂轻，数日来遍体困乏，小便频数赤短，大便三四日一行、微燥。此暑邪伏于太阴阳明脾胃也。法宜凉解淡渗，以清内伏之邪。处方：粉葛根 9g，黄芩 6g，茯苓 9g，通草 6g，白条参 15g，滑石 15g，郁李仁 9g，鲜荷叶半张，甘草 1.5g。连服 2 剂，病大减。仍存上法，加砂仁 6g，藿香叶 4.5g，麦冬 12g，继服 2 剂，病瘥。后以饮食调理旬余而康。

或问曰：以上 3 例同是伏暑为病，但方药异者，何然？病程不齐也，其始则同，其终则异，即是理耳。异病同治，同病异治，因证制宜之法也。要在细审病因，深探病机，方不失对证耳。尚有禀赋之异，以及发病原因、诱因之不尽相同，故同病异治耳。

10. 秽浊

高某，女，26 岁，职工。1975 年 7 月 5 日来诊。患者精神委靡，面色少华，切寻六脉隐匿，舌质灰暗，舌苔滑腻。此秽浊症也。患者已病十余日，初起即觉胸闷、恶食、时欲呕哕。在仓库住宿 2 日后即患此症（此仓库阴湿不通风），同时又到外地送货，午休于牛棚附近，闻其脏气即觉病复加重，在某医院化验未作结论，又到某卫生院诊治，未见好转，只觉病情渐重，饮食少思。综上所述，乃暑秽湿浊之气交混，直犯膜原无疑矣，治当芳香化浊。处方：藿香 9g，檀香 4.5g，砂仁 6g，陈皮 6g，大腹皮 9g，赤芍 9g，泽兰 9g，苍术 9g，枳壳 9g，厚朴 4.5g。3 日后往访，上药服头剂头煎病即减轻，2 剂脉复身安。

11. 秋燥

刘某，男，28 岁，工人。1978 年 8 月 17 日初诊。视其形色憔悴，量非一日之患。初起寒热无时，干咳鼻燥，头痛体酸，胸胁胀满，肌肤干痛，觉渴而不思饮，颇似外感风寒。在某卫生院用安乃近口服及复方奎宁针肌内注射治疗后，但热不寒，恶食思饮，头痛，牙痛，腮肿，肤燥酸痛，便燥溺赤，干咳喉痛，各症日甚，已病半月有余。诊其脉浮弦而数，舌质深红，苔白少津，舌根苔微燥。此燥邪深陷肺胃也，治从清燥立法，方用滋燥养营汤加减。处方：蜜炙枇杷叶 12g，冬桑叶 9g，麦冬 12g，杏仁（去皮、尖）4.5g，胡麻仁 12g，黄芩 9g，甘菊花 12g，金银花 12g，酒大黄 4.5g，酒炒生地黄 21g，紫草 6g，地骨皮 9g，秦艽 9g，枳壳 4.5g，潞党参 6g，甘草 4.5g，鲜荷叶半张，轻煎，温服。3 日后患者来舍感谢，上药头剂服后诸症明显减轻，共服 2 剂，病愈。

12. 瘅疟

余某，男，48 岁，农民。1978 年 9 月 20 日邀诊。六脉虚大而数，舌质暗红，苔薄黄少津，面色黄赤，形体消瘦，两目眶陷。自觉症状：初起即觉热盛寒微，时发时止，一日夜数十次。发时先觉畏寒，继则但热不寒，汗出无时，口渴思饮，手足心及心前胃脘燥热，头痛目眩，体倦喜睡而不安，纳减而无味，小便频数而热短，大便 5 日一行。至今七八日缠绵不愈，初以感冒治，发汗后热益甚。思此人素喜茶饮，好烟嗜酒，肺胃素热及腠理不实可知，加遇久旱乏雨，外气甚热，腠理时开，热邪内伤外袭，故时汗出而热盛，津液大耗，肌肉乃烁，以致此症也。其治之法，宜甘寒生津，佐以微辛和解。处方：石膏 24g，竹叶 9g，粉葛根 6g，青蒿 9g，地骨皮 12g，麦冬 12g，黄芩 6g，柴胡 4.5g，木贼 4.5g，郁李仁 9g，车前子 6g，甘草 2.1g，粳米 25g（先熬）。1 周后往访，上药服头剂病有转机，3 剂诸症若失，饮食调理数日而康。

13. 霍乱

王某，女，40 岁，农民。1974 年 9 月 8 日夜间卒然胸闷腹痛，头眩，肢冷，上吐下泻，一时形脱，两眼眶陷，全家惊骇，邀我急诊。诊其脉伏、代之象。此外触湿秽，内伤生冷，以致脾胃运化失权，清浊相干，三焦混乱而致也。急则治标，先用三棱针刺手足十宣穴，以宣泄去闭，针毕吐泻稍止，复用毫针刺内关、委中、足三里、合谷等穴，吐泻渐止；继用伏龙肝 90g，生姜 9g，煮取清水送服六和散（自配成药）9g，约 2 小时，腹痛、泄泻已定，四肢返温。又服 9g，诸症悉除。后以安中调胃法，用焦白术 12g，云茯苓 12g，党参 9g，芦根 30g，车前子 12g，砂仁 4.5g，陈皮 2.1g，甘草 3g，粳米 24g，3 剂。调理数日而安。

此症属外感六淫中湿浊之气所致，乃夏秋间外感暑湿，内伤生冷、污秽之物，以致三焦混乱，清浊不分，上吐下泻，状似食物中毒。非疫疠霍乱之阖家整村迅疾传染之恶性病也（由霍乱弧菌所致）。

14. 暑泻

周某，男，29岁，工人。1973年7月13日往诊。脉象细濡沉滑，舌见苔厚滑腻，小便涩短热黄，大便泄泻水谷，少见黏液，口渴喜凉，饮而不多，通身肌热，胸闷脘痞，汗出，头眩，纳减，形体消烁，眼眶凹陷。天暑地热，湿热交蒸，人常饮冷杂食，脾胃乃伤，脾胃受邪则运化失职，清浊不分，上升精华之气而反下降为泻矣。暑泻之症当拟清暑利湿法，用五苓散加减。处方：苍术6g，白术9g，茯苓12g，薏苡仁15g，厚朴3g，车前子15g，乌梅6g，藿香9g，泽泻9g，青荷叶（连梗）30g，甘草3g，滑石9g。上药服后胸脘觉舒，小便黄退，泄泻亦减，3剂泻止病愈。改用养阴益气轻剂调理5日而康。

15. 红白痢

鲍某，女，37岁，农民，已婚。1978年10月5日来舍求诊。患者1个月前某日正干农活，突然头晕脑胀，肚腹大痛，上吐下泻；经赤脚医生调治4天后吐止，但大便泻下、赤白黏液不绝，早轻暮重，胸闷、脘腹隐隐作痛，恶食，针药调治1月余，未见好转。以致面容憔悴，语言无力，不时叹气，精神似有难支之状。切其脉虚大，时沉弦，右手关、尺沉滑；视其舌质暗淡，滑腻无苔。辨证：正虚邪恋，湿热脾虚。拟用扶正祛邪法，用人参败毒散加减。处方：人参12g，云茯苓12g，车前子9g，白头翁12g，当归9g，酒炒白芍9g，白术9g，厚朴6g，广木香6g，黄连6g，白扁豆9g，炒山药12g，乌梅9g，甘草4.5g，鲜荷叶（连梗）1枚，水煎，去渣，食远温服。

半月后患者来舍，云上药服头剂即觉胸腹宽松，2剂后痢下渐止，各症向痊，共服3剂，诸恙尽去，后以饮食调理病愈而安。

16. 咳嗽

李某，女，24岁，已婚，工人。1976年11月9日往诊。脉来两寸弦细，关、尺沉滑，面色黄垢，舌质暗红，苔见灰滑。此痰饮留恋，脾阳不振，以致肺失清肃，而生痰嗽。患者曰："咳嗽已数载，经常胸闷不舒，嗽时两胁牵痛，吐痰多见灰白，时或清稀，偶有痰块，服药不少，未见好转，已多处检查肺无大病。"拟用健脾振阳、温肺化痰法，本标兼顾。处方：焦白术15g，茯苓12g，姜半夏 9g，姜厚朴 6g，制枳壳 9g，化橘红 9g，象贝母 9g，蜜炙款冬花 15g，桔梗 9g，炙紫菀 15g，甘草 9g，炮姜 3g，3 剂。

11 月 13 日二诊。脉转缓滑，痰少而白，各症明显减轻。原方加白果仁 7 枚，冬虫夏草 15g，五味子 6g，百合 15g，半夏减半，又 3 剂。随访 2 年余，病未复发。冬季受寒，虽有轻微咳嗽数日，不治亦愈，精神、体质亦渐佳。

17. 悬饮

田某，女，5 岁，1975 年 6 月 7 日来诊。患者家长代诉：因天气炎热，露天夜寐着凉，发热 3 日不退，体温高达 41.2℃，曾服"安乃近"及中药单方发汗，而热反日剧。视患者精神昏愦，喉间吱吱似鸡鸣音，噜噜作响，舌质暗淡，苔白厚而滑，脉弦数，两寸沉取弦滑。此外感暑湿，内伤冷饮，肺气失宣，胸有积水之悬饮也。治宜温化淡渗，宣肺退热，以祛在表之暑湿，而泻内积之水饮。处方：苍术 6g，香薷 2.1g，厚朴 3g，茯苓 6g，车前子 6g，瓜蒌 4.5g，葶苈子 1.5g，桔梗 1.5g，以鲜荷叶 15g 同煎，取微汗。处方毕，再三叮嘱患者家长，上药务在 2 小时内煎服，否则须急送医院抢救。因热盛痰起，肺失肃降，不过半日即发惊惕抽搐矣（大叶性肺炎，胸腔积液）。

6 月 12 日患者家长来舍告曰：方药半日后尚未配齐，遵嘱急送某卫生院，入院半小时忽闻患儿惊叫一声，即见两目上视，四肢抽搐，喉间痰声辘辘，经抢救方息，如此连发 3 次。经西医用青、链霉素混合肌内注射及输液，5 日后大热已退，但气促、咳逆、右胸肋突出及小便癃闭，西医诊断为"胸腔积液"。昨日下午于右胁下抽出混浊积液约 400mL，低热、咳逆等症不减。今日欲将患儿转某工地医院而未接收，故再来商诊（患儿仍在医院）。此即悬饮病矣。须以苦寒峻下，以泻积饮，方用十枣汤化裁。处方：甘遂 0.9g（醋泡，面裹煨，以面熟为度，去面），芫花 0.9g（醋浸炒干），葶苈子 2.1g，厚朴 3g，白芥子（炒、碾）、车前子各 9g，黄芩 6g，桔梗 3g，瓜蒌皮 9g，红枣 5 枚。

6 月 15 日其家长又来云：上药服后约 2 小时，小便通利，一日夜解十余次，随见各症显退。共服 3 剂，咳逆、痰声等症全除。今已出院 3 天，饮食恢复，精神渐佳。嘱其以香砂六君子丸常服，并注意饮食，适调寒温，以期脾健康复。随访十余载，旧疾未作，身体亦可。

18. 寒嗽

鲍某，男，34 岁，工人。1977 年 9 月 10 日往诊。脉来浮迟，两尺虚大，舌质暗淡，苔白滑腻。症见自汗，背部畏冷，胸前紧闷，咳嗽痰多稀白，遇冷即发，得温稍减。此脾肺虚寒，表卫不实也。治宜固表温里，畅气肃肺。处方：黄芪 24g，白术 15g，茯苓 12g，姜半夏 9g，党参 15g，橘红 9g，姜厚朴 9g，桂枝 6g，蜜炙麻黄 6g，白豆蔻（连壳，后入）9g，枳壳、桔梗各 9g，生姜 3 片，红枣 5 枚，连服 5 剂。

9 月 21 日二诊。咳嗽、畏冷基本消除，仅早晨起床时尚有咳嗽，稍觉胸闷。乃肺气不畅，脾阳未振也。仍存上法，以散剂善后。处方：炙黄芪 60g，焦白术 120g，云茯苓 90g，党参 60g，山药 30g，炙甘草 24g，姜厚朴 15g，橘红 15g，桂枝 15g，杏仁 15g，紫苏子 15g，白豆蔻 21g，冬虫夏草 15g，贝母 24g，共为细末，炼蜜为丸如梧桐子大，每服 30 丸，1 日 2 次，早晚温开水送下。忌生冷酸食 1 个月，注意勿感触风寒。12 月末面询，上药已服尽剂，病愈食复，精神尚可。

19. 哮喘

王某，女，12 岁，学生。1974 年 3 月 13 日往诊。患母云：患儿自生下数月至今，常发哮喘。发时涕泪并出，昼夜不歇。多处治疗，俱曰慢性支气管炎，疗效不显。视其面色青黄，唇见焦黑，体质薄弱；脉象沉细，舌质淡青，无苔、津滑。此先天禀赋不足，后天饮食失调，以致肺肾虚寒，脾胃羸弱也。治当大剂温肾纳气，健脾振阳。用散药常服，以期根除。处方：附子（盐水浸制）24g，肉桂 15g，麻黄（去节，蜜炙）12g，炒山药 60g，云茯苓 60g，山茱萸 30g，熟地黄、全当归各 60g，沉香 15g，芡实 30g，焦白术 60g，炒紫苏子 15g，炒白芥子 24g，款冬花、紫菀各 21g，橘红 30g，姜制厚朴 21g，炒扁豆、炙甘草各 30g，共为细末，炼蜜为丸，每服 6g，渐加至 9g，日服 2 次，早、晚温开水或米饮送下，忌食生冷，谨避风寒。

另加外用贴药。处方：轻粉 3g，炒白芥子 250g，白芷 30g，冰片 3g(另包)，麝香 0.9g（另包），麻黄、桂枝各 21g，共为细粉（除冰、麝二药外），以蜂蜜和做饼如酒盅口大，厚 0.5cm，火上烘热透，再将冰片、麝香同研细，撒少许于药饼上，贴于大椎、肺俞二穴，1 次 1 穴贴 5 ~ 7 饼，3 日贴 1 次，连贴 3 次，1

饼贴 2 次，冷则烘热再贴背面。贴药前后数日谨避风寒，忌食生冷。

后询访，上药服用一半，哮喘明显减轻，内服、外用药尽剂，病趋痊愈。除感冒风寒咳嗽外，已不哮喘矣。嘱其父（赤脚医生）将上内服药再配 1 料缓服，以巩固疗效。随访 20 年，哮喘从未复发。

20. 肺痨咳嗽（空洞型肺结核）

黄某，男，45 岁，农民。1977 年 8 月 3 日往诊。患者 10 年前在某医院拍胸部 X 线片诊断为"空洞型肺结核"，治疗 3 年后空洞钙化封闭，6 年未见复发。今年入夏以来，因农事繁忙，过于体劳，加之饮食不周，外感暑热，以致皮肤干痛，周身酸楚，胸部深闷，咳嗽不止，痰灰带血。已在某卫生院针药调治近 3 个月，未见好转。切其脉象，两寸浮大，关尺细数，舌质淡红，舌尖赤绛，乏苔少津。此肺胃阴虚、邪火烁金之肺痨也，治宜泻火滋阴，先治咳嗽。处方：金银花 30g，象贝母 15g，酒黄芩 12g，沙参 30g，麦冬、天冬各 12g，桔梗 6g，冬虫夏草 9g，黄芪 24g，甘草 6g，仙鹤草 15g，5 剂。

8 月 9 日二诊。上药服后咳嗽减轻，潮热已渐止。上方加白及 9g，蜜炙款冬花 12g，又 5 剂。

8 月 15 日三诊。咳嗽、吐血已无，各症显退，唯精神、饮食尚未全复。改用固肺健脾法，以下方续治。处方：冬虫夏草 60g，川贝母 30g，焦白术 45g，白条参 60g，金银花 120g，酒黄芩 30g，云茯苓 60g，炒枳壳 21g，桔梗 15g，砂仁 24g，白及 21g，炙甘草 30g，共为细末，炼蜜为丸，每服 12g，1 日 2 次，早晚饭后温开水或米饮送下。另以白及 9g，糯米 30g，红枣 5 枚，合炖，连药服尽，连服 3 个月。随访，上药服后 2 周，已能从事体力劳动。

21. 肺痨（肺结核）

王某，女，39 岁，农民，已婚。1973 年 10 月 3 日往诊。视患者两颧潮红，唇舌暗淡，舌质淡红，舌尖绛红，乏苔，津不足，脉象细数，右寸浮数。此火刑肺金，子不救母，真阴虚羸之象也。患者五心发热已数载，午后体酸乏力 2 年余，鼻衄、自汗及咳吐鲜血近 3 个月。经某卫生院诊断为"肺结核"。中医辨证，属肾阴不足，心火犯肺，咳甚络损，以致晡热、吐血。治宜养阴清热，畅肺宁嗽。处方：胡黄连、秦艽各 9g，地骨皮 12g，知母 12g，瓜蒌 9g，黄芪 24g，黄芩、贝母各 9g，桔梗 3g，白及、生甘草各 9g，5 剂。

10 月 12 日二诊。晡热及吐血明显减轻，各症亦有好转，原法原方 5 剂。

10 月 18 日三诊。脉症续有好转，吐血全止，饮食渐增。原方加百合 15g，冬虫夏草 9g，再服 5 剂。

10 月 24 日四诊。诸症平息，咳嗽、吐血全止，精神好转十之七八。改拟清热化痰养阴法，汤药、丸药并进，以巩固疗效。汤剂处方：酒炒黄芩 12g，金银花 30g，黄芪 24g，麦冬、连翘各 15g，桔梗 6g，生甘草 9g，地骨皮 9g，山栀皮 6g，沙参 30g，枳壳 4.5g，百合 15g，冬虫夏草 9g，水煎温服，10 剂，与下方丸药间服。丸药处方：制乳香、制没药各 60g，白及 90g，川贝母 30g，桔梗 21g，飞净明雄黄 9g，天然牛黄 3g（另研），麝香 4.5g（另研），冬虫夏草 60g。除牛黄、麝香 2 药外，余药同研极细末，将上 2 味掺入和匀，黄米粥为丸如绿豆大，每服 20 丸，1 日 2 次，早、晚饭后用温开水送服。11 月中旬往询，服药期间各症渐瘥。共服药 2 月余，病愈，已二十余年未发，体劳如常。

按语：我临证数十年来，用上法治愈商某（干部）、肖某（农民）等多人肺痨，效果均较满意，治愈后 10 年以上未见复发，工作、劳动不减病前。随访最长达 25 年，未见一人旧疾复作，疗效均可。

22. 肺痨吐血

肖某，男，28 岁，已婚。1973 年 11 月 5 日远道来诊。视其面色暗淡如有浮尘，声微气弱，精神羸怯，尚未坐定，即咳吐灰痰成块，痰中带有血丝，舌暗淡，脉象细弱，两寸微数。问之，自云午后潮热，饮食乏味，头目昏晕，胸前隐隐作痛，曾大吐血数次，经某卫生院会诊，诊断为"肺结核"。治疗 1 年余，病无好转。思之，患者今虽年轻，但婚配太早（19 岁），肾劳过度是其主因，肾与肺关系密切，古谓"子盗母气"，恐非药力所能独及。因而向患者提出要求：有 3 条禁忌，如能办到，尚有希望，否则我不能治矣！即：严禁房事 1 年；适当休息，不能过于体劳；不能饮酒及过食辛辣刺激之品。患者曰："身体要紧，一定遵守。"即拟滋肾温肺法。处方：熟地黄 15g，山茱萸 6g，怀山药 15g，冬虫夏草 9g，黄芪 24g，金银花 15g，酒炒黄芩 9g，桔梗 6g，橘红 9g，百合 9g，生甘草 6g，令服 5 剂。

11 月 13 日二诊。气色、脉象无明显变化，唯痰微转白色，痰中血丝减少。复用上方，加象贝母 6g，再服 5 剂。

11 月 22 日三诊。颜面稍泽，唇舌色见转泽，六脉微见有力，精神、饮食俱见好转，痰变稀白，血丝已不见，胸闷转舒。改拟固肺畅气法，佐以解毒化痰。汤药处方：百合 30g，白及 9g，冬虫夏草 12g，黄芪 15g，金银花 30g，桔梗 3g，陈皮 4.5g，乳香、没药（俱制）各 3g，生甘草 9g，连服 8 剂。丸药处方见肺痨咳嗽。连续 15 年随访，病愈未发，劳作如常。共服汤药二十余剂、丸药 2 料，治疗不足半年即愈。

23. 肺痨危笃，犯忌终殂

王某儿媳，27 岁。1974 年 2 月初请刘某邀我往诊。与刘某同往视之，尚未进患者门，即闻室内咳声不止，频频吐痰，问之，即患者也。我不禁一惊，视之，患者"头倾视深"，目睛乏神，背偻行难，颜面、唇舌皆焦枯少华，嗽声不止，吐痰灰黑带血，偶尔吐出淡红色黏液；脉象沉细微弱，数十次一止；问之，饮食少进，每日午后微热，两颧自感火烤状，胸闷痛，背沉重。审慎良久，勉以滋肾温肺法（用药大致同肖某初诊），令服 3 剂。并嘱患者遵守禁忌，配合治疗：一禁房事，二禁劳累，三注意预防感冒，饮食增加营养。

二诊病状无转机。三诊后病状稍有减轻，咳嗽略少，痰色变白，面色微见泽。五诊后咳嗽大减，精神明显好转，除仍用滋肾温肺汤药外，服丸药半料（药同王某）。经调治 3 月余，唇色微红，面色黄白润泽，背能直起，胸觉畅快，不感风寒即不咳嗽，痰少，血亦不再见，能洗衣做饭矣。

六诊时，患者自己来就诊（约 2 里远），经诊脉觉与五诊时六脉和调缓匀卒异，两寸、尺尤甚，两尺骤转沉微，时或浮散，仔细寻之，时见一代，乖异不常，我诊毕曰："你已破禁房事矣。"患者尴尬，在场刘某亦觉吃惊。无奈，让其速到医院治疗，因患者多次住院，不愿住，勉以原方嘱其续常服，不再开方。续访，停药后不及半载终殂！

按语：此例病人经治疗 3 个月，病情本已明显好转，但因不遵医嘱犯禁，以至于病情急转至下，命终不保！再者，当时医疗条件较差，故而致此。但遵守医嘱，配合治疗，仍是患者始终不可疏忽的。

24. 鼓胀（盲肠炎手术后气滞）

刘某，女，五十余岁，农民。1975 年 6 月底往诊。患者 6 月上旬患急性盲肠炎，手术已二十余日，整个腹部气鼓胀痛不消，某卫生院嘱服消炎药及维生素等，鼓胀仍不见减，右胁腹尤显胀甚，不能坐卧及行走，唯昼夜仰靠而已。今见其舌质暗，苔厚黄腻，脉弦迟之象，以手触腹，膨胀不硬，拒按；问之，饮食难进，稍纳即觉胀甚而痛引两胁，大便干燥，三四日一行，小便色黄涩短，睡眠不实，易醒多梦，情绪烦躁。此肝脾不和、热郁气滞也。治宜疏肝理气，清热通便。处方：柴胡6g，香附、青皮、莪术各9g，酒大黄4.5g，厚朴6g，枳壳12g，白条参9g，白术12g，广木香3g，乌药6g，黄芩9g，2剂。

上药服头剂既得矢气，又解硬屎数枚，胀痛显轻，2剂服下，腹胀全消，诸症悉平，饮食渐复，已下床行走矣。因虑年迈久病，正气必伤，为复元固本计，方用王道和平之剂以善其后。处方：龙眼肉9g，红枣3枚，当归身15g，嫩荷叶连梗1张，砂仁4.5g，大米25g，木香3g，柏子仁6g，山药15g，3剂，宽水缓煎，去渣，兑蜂蜜一二匙，温服。往访多次，病愈后3年无恙。

25. 呃逆

刘某，男，38岁，航运工人。1974年8月7日往诊。患者自诉：患嗝病2年余，遇气纳食即呃声不止，胸脘及咽部逆胀，气闷不舒，亦经治疗，未能痊愈。诊脉滑数有力，舌质暗红，苔色微黄而厚腻，小便时见色黄，大便经常干燥。我素知患者喜食煎炙厚味，嗜酒无度。此湿热内生，胃阴耗伤，以致胃失和降，胃气逆而不下，以致呃逆生矣。治宜苦辛微降，甘寒生津。处方：石斛15g，白葛花24g，柿蒂9个，白豆蔻9g，陈皮9g，竹茹15g，麦冬30g，枳实12g，白扁豆、厚朴各9g，薏苡仁24g，郁李仁12g，木香、大黄各6g，水煎去渣，食远温服。上药服头剂呃逆止，4剂痊愈。今已近五年，旧恙未作。

26. 噎膈

金某，男，年过五旬，农民。1974年7月16日来舍商治。患者数十日来，饮食俱难下咽，强食则胃脘及食管气噎胀闷，少顷即吐，打嗝不止，嗝声半出而回，胸脘甚觉不适。因虑祖父、父亲俱患此病而殁，恐属遗传，故得病第二日即在某卫生院诊治，经用针药调理无效，病情渐重，特来求诊。视其面色青黄，舌质深红，乏苔少津，脉来弦数，右关弦甚而浮。此肝气逆而胃气不降，阻隔中上二焦，故胃气上逆而饮食难下。治宜平肝和胃，泻火养阴，以理其气而滋其燥。处方：煅石决明24g，白芍15g，葛花24g，石斛15g，黄芩9g，芦根30g，砂仁9g，佛手12g，紫苏子9g，厚朴9g，广木香6g，柿蒂9g，麦冬15g。

7月19日二诊。上药服2剂后嗝气通畅，食稀粥已不外吐。共服3剂，噎膈大减，饮食恢复十之六七，各症明显好转。脉来弦数稍减，舌见津润，仍存旧法续治。处方：沙参 30g，酒炒白芍 9g，枳壳 15g，厚朴 9g，黄芩 9g，葛花 15g，陈香橼 12g，木香、乌药各 9g，柿蒂 6g，云茯苓 12g，山药 15g，麦冬 9g，芦根 24g，3 剂。上药服后病去食复，多次面询，数十年旧恙未发。后悉年近八旬老终。

27. 热中

余某，男，36 岁，工人。1975 年 2 月 16 日往诊。见患者虽身着棉衣，但将胸腹坦露于外，面色黄赤，舌质暗淡，中见裂纹，舌边呈锯齿形，舌体外伸战颤，舌津不足；脉来两手寸、尺滑数，两关虚大，右关尤甚。患者 14 年前腰部跌伤未及时治疗，入伍后在东北睡湿炕，复感风湿，以后腰腿时常麻木疼痛，天阴下雨疼痛更甚，治疗数载，多用祛风燥湿之剂，腰腿疼痛基本痊愈，但觉服温燥之药太过，引起脘腹闷燥发热。5 年前复因房事后饮酒过多，少腹当即疼痛板硬，请某老中医诊治，以寒邪直中足三阴立法，用大剂附子理中汤，嘱服 1 剂即可，服 1 剂后即基本不腹痛。因思药效甚佳，违医嘱又服 1 剂，自此以后脘腹至脐周围发热更甚，自汗、纳减等症迭出。后请某医院一老中医诊治，以阳虚阴乏、气血不足立法，用十全大补汤 3 剂，方中用红参须 15g，服下腹部燥热烤手，衣被难着，自汗不止，心慌气陷，食减喜饮，荤腥之物入口即吐，满口齿缝出血，口气发腥。自以为胃火燔炎，用生石膏数两为细粉开水冲服，未料石膏服下不及半日，腹热卒盛，满口齿缝出血不止，甚至盈口外吐，诸症俱甚，坐卧不安。总观上述，我素悉患者脾胃失健，肾元不足，复为寒暑不适，屡病而方药杂投，毒积中焦，以致脾胃伤而清阳之气下陷，下焦阴火得以上乘，而成热中，此乃中虚本亏之证也。治法当本东垣"辛甘温之剂，补其中而升其阳，甘寒以泻火"之法则，选用补中益气合六味地黄汤加减，而从本治。处方：生黄芪 9g，白条参 4.5g，陈皮 2.1g，升麻 1.5g，柴胡 3g，白术 9g，朱茯苓 9g，酒炒生地黄 15g，车前子 12g，怀山药 15g，牡丹皮 9g，水煎去渣，食远温服，1 日 1 剂。因虑患者"虚不受补"，拟用平剂扶正法，用鸡子黄 3 枚炙熟（勿炙太过），调人乳一二匙，炼蜜约半两和匀，与上药间服，1 日 2～3 次，以助元气早复。

2 月 28 日二诊。上药共服 12 剂，各症渐有好转，试食荤腥之物已不呕吐矣。唯腹热及齿缝出血虽有好转，但时有反复。此时患者病久厌药、医者意欲速取全效之心同起，随即改用养阴泻火、轻荡积热之法。处方：生石膏 24g，竹叶

9g，生甘草4.5g，麦冬、玄参、地骨皮、粉葛根、黄芩各12g，煎汤送服"九制清宁丸"，以速止齿缝出血及脘腹积热。

3月2日患者来舍，云上药头服不到半日，齿缝出血盈口外吐，咽喉、口舌似火燎焦痛，腹热、心悸、气陷等症复作。细思此症，服上药而变症如是，谬非一般。因忆家父常谓"治内伤要从容缓疗，治本为主，治标协之，宁如柔女理丝之稳，切勿猛将陷阵之急"等训，乃知上药治此本虚正亏、阴火上扰之证，实为悖逆也，乃舍本求末耳。此鉴已明，原法当复。处方：云茯苓12g，牡丹皮12g，泽泻9g，怀山药15g，山茱萸9g，酒炒生地黄30g，酒炒白芍9g，柴胡6g，龙眼肉9g，玉竹15g，砂仁4.5g（吞服），车前子12g，甘草1.5g，5剂。原鸡子黄方仍与上药间服。

3月8日四诊。两关虚大转为小缓，余部滑数之象亦减，舌质稍润，舌颤显轻，舌边齿形渐无，各症已去十之七八，食荤腥不吐，已趋巩固，续存原法，用大剂散药缓服，以收全功。处方：云茯苓90g，牡丹皮45g，炒泽泻30g，怀山药120g，山茱萸60g，生地黄（米酒浸炒）90g，莲子（去心）60g，龙眼肉60g，净朱砂4.5g，生酸枣仁30g，远志肉60g，麦冬（去心）90g，净砂仁30g，白条参60g。上药共为细末，炼蜜为丸，每服9g，渐加至18g，与等量补中益气丸1日各服1次，晚服上药，淡盐汤送服；早服补中益气丸，米饮或蜂蜜调水送服。上药服至六七日，诸症已趋痊愈。共服二十余日，往访多次，病已痊愈巩固。今已4载，唯体质素弱，不堪劳累，嘱其饮食有节，勿过度劳累，以杜后患。随访十余年，旧疾未复，劳作如常。

28. 寒中

熊某，男，38岁，职工。1972年8月7日来诊。患者胃及右胁闷闷作痛，饮食冷则痛甚，时已近3年，尤以近3个月为甚，脘及右胁冷痛板硬，饮食恶纳，少进则闷。某卫生院钡餐检查：消化道正常。后又转治数处医院，均未确诊。所给之药乃鹿茸精、十全大补丸及西药维生素类，服之不仅无效，反而病情日趋严重，现已半年不能上班。视其形色，面色黑黄油垢，神颓头倾，声微言颤；舌苔白腻，舌质灰暗，脉来弦迟、沉滑之象。此乃《素问》所谓"饮食自倍，肠胃乃伤"之候。脾恶湿，今见面垢、恶食、脘腹及右胁硬痛、遇冷则甚等症，乃知痰、食、寒积困脾，脾失运化，中阳不振明矣。治当温中健脾，方用理中汤合平胃散加减。处方：党参15g，云茯苓12g，焦白术21g，枳壳、厚朴、藿香各 9g，陈皮 9g，附子 3g，煨草果 12g，甘草、炮姜各 6g。

8 月 13 日二诊。上药已服 5 剂，胸脘稍宽，闷痛已减，舌上苔白腻渐化，病有转机，原法、原方加丁香 3g，以温中止呕，再服 5 剂。

8 月 19 日三诊。上药服后脉症续有好转，原方续服。

8 月 26 日四诊。上药又服 5 剂，舌质转红，白腻苔尽化，面色见泽，脉来缓细稍弦，此诊时家父命将方中附子加至 4.5g，丁香 6g，加酒炒延胡索 6g，煨木香 6g，焦白术加至 30g，3 剂。

8 月 30 日五诊。脉症悉有好转，脘及右胁已温和不痛，饮食已恢复至病前量，患者已 3 次要求开荤食肉未许，病虽已去十之八九，仍嘱其饮食应注意生冷油腻滞胃之品，原法开散剂 1 料，以巩固疗效。处方：焦白术 120g，云茯苓 60g，潞党参 60g，附子 9g，丁香 12g，姜制紫厚朴 24g，陈皮 15g，肉桂 9g，炒山药 90g，益智仁 30g，春砂仁 30g，炙甘草 21g，柴胡 15g，酒炒白芍 15g，制枳壳 15g，共为细末，每服 9g，1 日 2 次。早晚食远服，温开水送下，服 10 日后量渐减至 6g，一直药尽。

9 月 25 日复诊。诸症悉除，饮食、精神不减病前。随访 6 年余，体质、工作无异昔日。

按语：本例"寒中"者乃饮食伤脾、寒滞中焦也。脾胃乃生化之源，尤赖命火足而能腐熟谷蔬，故五诊时散剂重用肉桂、附子、山药、益智仁等味，以补命门真火；火生土，命火强则脾得以健也。所以病愈而体强者，要在补肾命真火，以振脾阳耳。

29. 胃脘疼痛（4 例）

例 1　余某，男，28 岁，农民。1965 年 8 月 3 日诊。患者胃痛近 3 年，春秋两季疼痛时间较长。平时如饮白酒、吃红薯、吃酱菜便发病，痛一两天就吐酸水，胃脘胀气，后背沉重，全身无力。面色黑黄，舌质红、苔花剥、有津，脉象细弦。辨证：脾阳不振，肝气犯胃。治宜疏肝健脾，行气止痛，方用香砂六君子汤合金铃子散加减。处方：党参 24g，白术 15g，茯苓 15g，陈皮 9g，砂仁 9g，醋制香附 9g，醋制延胡索 9g，川楝子 9g，煅牡蛎 15g，海螵蛸 9g，煨木香 6g，炙甘草 6g，姜厚朴 9g，红枣 3 枚为引，3 剂。

8 月 8 日二诊。面色黄黑未变，而生气含于内可见，即稍有润泽也。切其脉，微见和缓，舌质原色，苔稍匀。患者自云上药服后脘胀，胃痛明显减轻，后背已不沉重，精神亦觉稍爽。原方3剂，令其研细末，每服9g，日服2次，早、晚各用红枣三五枚，大米一撮，同煎汤送服末药，兼嘱患者忌辛辣、生冷、过酸、过甜、硬食半年。随访二十余年，胃痛未见复发。

例2 秦某，女，27岁，农民。1990年4月13日首诊。患者2年前因胃痛在某医院做胃镜检查，确诊为"慢性浅表性＋萎缩性胃炎、十二指肠球炎、贲门口炎"。经中西药治疗暂时好转，不久又发，尤以劳累过度、呕气、吃硬食时疼痛更甚。视其面色枯黄，唇色淡，舌质淡红，苔薄白，脉沉细无力，精神委靡。此症乃脾虚胃脘痛也。治宜培补根本，健脾益胃，理气止痛，用香砂养胃汤合金铃子散加减。处方：党参30g，焦白术15g，云茯苓9g，炒薏苡仁30g，砂仁9g，陈皮9g，木香9g，金铃子9g，醋炒延胡索9g，海螵蛸9g，炒山药15g，煅牡蛎15g，补骨脂9g，炙甘草9g，红枣3枚为引，3剂。

4月17日二诊。患者精神稍振，舌苔、舌质无明显变化，脉象缓而无力，患者云上药服头剂疼痛缓减，3剂服后痛去2/3，饮食稍增，精神亦好转。原方续服3剂。

4月21日三诊。患者精神明显好转，舌苔稍厚，质正红，面带光泽，脉缓。患者云胃脘已不痛，饮食、精神都有好转。原方去牡蛎，易黄连6g，加蒲公英9g，续服5剂。

半年后随访，5剂药服后，患者胃痛全止，饮食、精神、劳作正常，只要不吃酸辣刺激性食物，不饮酒，不吃"气食"，胃基本不痛，体重亦有增加。

例3 叶某，男，41岁，工人。1996年9月10日来诊。患者胃痛十余年，于5年前在某医院做胃镜检查，确诊为"慢性浅表性胃炎、慢性食管炎、贲门口炎、十二指肠球部溃疡"。多处治疗，症状虽有不同程度减轻，但不久又痛，且越来越重，尤以午夜及饥饿时疼痛最为明显，痛时脊背亦胀痛，以致食欲日差，精力不及，影响正常上班。诊其脉、舌：舌质红，苔厚黄腻，呈花剥状，面色萎黄无光泽，脉弦滑而细。此乃胃阴不足、脾虚湿滞之胃脘痛也。治宜健脾化湿，养阴止痛，方用参苓白术散加减。处方：人参9g，白术9g，茯苓9g，陈皮6g，山药9g，炒扁豆9g，生薏苡仁15g，延胡索9g，砂仁（后下）6g，木香（后下）6g，黄连9g，葛根15g，海螵蛸9g，石斛15g，3剂。水煎3次，每次煎药液约300mL，早、中、晚各温服1次。

12月13日患者之妻来询，其夫患胃痛十余年，上药3剂服之未尽，其痛全止。我说："您夫胃病，尚须服药，虽暂时痛止，要谨防复发。因病程日久，虽用药对症立可见效，但离痊愈尚远。故应续治，更要注意饮食，切勿暴饮暴食，一切辛辣刺激胃肠之物及生冷硬食均宜避之，俗云：'三分吃药，七分护养也。'"复以上方加量5倍，另加蒲公英60g，煅牡蛎60g，川楝肉30g，共研细末，每服9g，日服2次，早、晚温开水送服。3个月内忌食蚕豆、豌豆、绿豆，以上所嘱需谨忌1年。随访1年半，病未复发，工作、生活正常。

例4　余某，男，19岁，做生意。1980年5月6日初诊。患者因连续3年胃脘痛，曾在某医院胃镜检查为"慢性浅表性胃炎、十二指肠球炎，并提示多处有红肿、充血存在"。经中西药治疗均可暂时缓痛，停药便发，其症如旧，时日延久，几乎服什么药都无效。观其形、色、脉、舌几与常人无异。患者自诉："曾做多种检查，除胃病外，无他症，不知为何久治不愈？"问及生活习惯，答曰："烟酒茶、辣椒、荤腥均喜好，且烟酒有瘾，吃饭事小，有时1天只吃1次饭，还不定何时，半夜、上午或下午，吃药也未按医生交代，疼了服，想起来了服，或不计时频服，或忙了忘服。

原因明矣，此患者年轻，病亦不重，为何久治不愈？概括有二：一曰生活习惯、嗜好不良，即是本病重要原因，亦是影响治疗的主要障碍，反复发作与之有关。二曰服药方法，吃药如打仗，用药如用兵。兵，不得已而用之；药，非有病而不轻服，服之必有的而放矢，对证而施方。"必伏其所主，而先其所因，其始则同，其终则异，可使破积，可使溃坚，可使气和，可使必已。"（《素问·至真要大论》）用药、打仗必有疗程、方案，病变药亦变，必伏其所主，方得病愈康复，若恣情任意，病不能愈反自伤者，不鲜见矣。

患者年轻体健，唯独胃伤。治之要法，必先纠正生活习惯，同时谨遵医嘱服药，方可施方有效。患者恍悟允遵医嘱。遂拟清热消肿、和胃止痛法，方用黄连解毒汤合金铃子散加减。处方：黄连12g，黄芩12g，蒲公英15g，酒大黄6g，金银花15g，葛根24g，川楝子9g，延胡索9g，木香9g，佛手15g，生甘草6g，五灵脂9g。3剂，1日1剂，水煎3次，早、中、晚食远服。

5月10日二诊。患者面带喜色，云上药服后脘腹陡感宽舒，疼痛明显减轻，饮食知味。嘱原方续服3剂。

5月14日三诊。患者云胃痛已止，饮食有增，精神觉爽。"其始则同，其终则异。"今胃腑积热已衰，疼痛已止，即应易其治法，以杜其患，巩固疗效。改拟清热利湿、和胃健脾法，用六和汤合金铃子散加减。处方：党参15g，茯苓9g，白扁豆9g，白术9g，厚朴9g，藿香6g，砂仁9g，酒炒黄连9g，木香9g，川楝子9g，延胡索9g，海螵蛸9g，甘草6g，5剂。上药服后未见患者再来就诊，2年后见之，患者云身体现在很好，体重增加，胃未再痛。准备彻底戒掉烟酒。

以上4例胃脘痛经西医检查，病状不同，中医辨证各异，因而制订治则、施用方药时亦各有别，由于年龄、病程、禀赋、生活习惯等差异，故应在辨病与辨证上认真细致，方能用药对证。多年临床体会，胃脘痛发病率最高，甚至10岁左右孩童亦不鲜见。这与环境污染，加之膏粱厚味、烟酒过度及不良生活习惯等因素有关。俗语云"病从口入"，对于胃病而言，最为贴切。故纠正不良嗜好，注意饮食有节尤为重要，切勿单靠药物治疗。

30. 胃脘痛（胃穿孔）

张某，男，22岁，推土机手。1977年9月10日首诊。患者常在外搞农田基本建设，饥饱无度。曾多次与工友打赌，1人吃9个人的饭，或喝9个人的酒，每次都赢。一次吃五六斤米做的饭，或喝3斤白酒，或喝27碗老黄酒，久之，胃部经常疼痛，有时疼痛难忍。近半月大便乌黑，到医院钡餐检查，胃大弯处有大小不等3个溃疡孔，最大者1.5cm×1.4cm。医院要求立即手术治疗，患者未允。诊患者面色萎黄，隐隐暗青，舌胖质暗，隐隐有瘀斑，苔薄灰腻；脉象沉弦，六部应指无缓和之象。辨证：肝气犯胃，脾虚土衰。治法：平肝降逆，和胃补脾。方用海螵蛸散加减治之。处方：海螵蛸12g，牡蛎24g，人参9g，白术12g，茯苓12g，当归9g，白芍9g，葛根12g，血余炭9g，牡丹皮12g，炒栀子、木香各9g，三七粉6g（吞服），仙鹤草24g，生甘草6g，3剂。

9月14日二诊。上药服后痛胀稍减轻，便血明显减少。因患者吃汤药不方便，要求配成药。以原方加醋炒延胡索、丹参、生黄芪、山药各12g，以增强活血止痛、补脾益气之功。取10剂，共研细末，和匀。每次服9g，日服3次，用红枣入大米煮稀粥送服。终生忌暴饮暴食及酸辣生硬食物，且勿饥饱无度，首先要忌酒！泡菜、腌菜及一切生冷、发病之物皆不能食。

随访三十余年，自上药服后至今，旧疾未作，饮食、劳作无异常人。

31. 虫积

黄某，男，15岁，学生。1974年9月12日往诊。患者面色萎黄，两侧颧骨下有大小不一云斑，白而涩糙，形体消瘦，精神欠佳。诊其脉弦迟之象，视其舌质淡红，舌苔薄白似云块，津滑。每月规律性腹痛2次，一次三五天方止，饮食少纳，多食脘闷，曾服山道年等驱虫药，未见虫出，在某卫生院粪便化验证明有蛔虫及钩虫卵，但经治疗效果不显。现已 2 年余，腹痛仍发，食纳失常，精神日趋委靡，身体羸弱不堪。据上所见，乃脾胃虚寒，食积、虫积并存也，治宜健脾和胃，驱虫止痛。处方：焦白术 15g，党参 9g，云茯苓 12g，川椒、广木香各 3g，煨肉豆蔻、当归、芦荟、川楝子（肉炒）、使君子（煨，分次吞服）、鸡内金（微炒）、枳壳各 9g，槟榔 6g，厚朴 2.1g，3 剂，水煎，空腹温服。忌生冷油腻之物。

9 月 17 日二诊。据患者云：服药第 3 剂见有蛔虫随大便解出数条，虫粗大，肉红色，遂觉脘腹稍宽，饮食渐增。脉之迟弦稍减。仍率旧章，上方量加 5 倍，另入砂仁 24g，陈皮 15g，甘草 9g，榧子肉 60g，共为细末，熟面糊为丸，梧桐子大，每服 20 丸，渐增至 30 丸，1 日 2 次，早、晚空腹温开水或米饮送下。忌口如上，时须 3 个月。

随访多次，上药服用期间，腹痛未再明显复发，各症渐除，身体日健。

32. 少腹痛 1

王某，女，25 岁，农民，已婚。1978 年 6 月 16 日来诊。患者自 16 岁在外地做工，因天气炎热，自经前 3 天于山溪冷浴后，至今脐腹以下经常作痛，发时重则疼痛难忍，轻则隐隐不绝，经期前后无定。经治数处，诸说不一，虽有一时止痛之效，但无彻底根治之功。视其形色，体壮色赤，切其脉象细弦而迟，乃形与脉背也。今舍其形征而从脉施药，用温通下焦法，以化肝肾久留之寒。处方：乌附片 9g，青皮 15g，乌药 6g，酒制白芍 9g，川芎、柴胡各 6g，广木香 4.5g，当归 9g，黄芪 24g，续断 12g，甘草 3g，香附 9g，2 剂，水、酒各半煎服。

6 月 20 日二诊。脉象中取可得，腹痛已止，按原法，上方加焦白术 15g，丹参 24g，3 剂。数月随访，腹痛未发，各症均有好转，婚后 2 年不能受孕，今已妊娠 3 个月矣。

33. 少腹痛 2

王某，男，20 岁，大堰沟回乡知青。1963 年 10 月 18 日往诊。患者少腹痛已近 3 年，每遇寒即发，发时手足逆冷，口泛清水，腰膝酸软，脐以下至毛际板硬冷痛，甚至睾丸、阳物内缩，得暖痛减，逢寒益甚，屡经医治，不过暂缓一时而已，未能根除。视患者面色青黄淡黑，舌质暗淡，苔白滑腻，脉来沉迟之象。

细询之，乃知自发育以来，多犯手淫，冷热不忌，久则肾气虚而寒邪得以内乘，以致肝气不舒，肾命火衰也。治宜温肾壮阳，疏肝散寒。处方：官桂30g，干姜3g，胡椒15g，高良姜24g，生乌头30g，陈艾绒1000g，将上药共为细粉掺于艾绒内，做艾炷如核桃大，选用神阙、气海、关元、中极、三阴交等穴，1次灸2～3穴，3日一灸，1次1穴灸50壮，共灸7次，病由渐轻而到痊愈，共治21日。随访5年，愈后未再复发。

34. 少腹痛3

勾某，男，24岁，已婚，工人。1978年5月9日来诊。脉来虚大，两尺迟涩，舌质边红而中暗滑，苔白津腻。患者自结婚10个月来，少腹疼痛7个月之久，曾经治疗，毫无转机。虽三伏炎夏，腹部受凉亦痛，尤以饮冷酒最为明显，少腹中部及两侧痛，痛甚时少腹冷硬，每发必大痛五六日，发后亦隐隐作痛，病情日趋严重，影响工作。此寒积下焦也。治宜温肾通阳，理气散寒。处方：附子15g，青皮9g，乌药12g，益智仁、焦白术各30g，党参15g，云茯苓15g，广木香6g，吴茱萸6g，3剂。

6月3日二诊。上药服后少腹疼痛明显减轻，尺脉微见，此药已中病之兆也，仍存上法。处方：丁香15g，肉桂15g，附子30g，焦白术120g，怀山药180g，制首乌60g，云茯苓60g，党参60g，甘草45g，吴茱萸15g，共为细末，每服6g，渐增至9g，日2次，早、晚空腹淡盐汤送下，忌一切生冷饮食200日。

往访多次，上药服未尽剂，腹痛即愈。续访4年，旧疾未作。

35. 积聚（寒聚）

孙某，男，28岁，已婚，工人。1977年8月13日来诊。脉来细弦，两尺尤甚，舌质淡红、无苔、滑腻，面色萎黄晦暗，头倾神靡。患病已近两年，在数家医院住院治疗，中西药服之甚多，病未好转。自结婚1个月后开始，起初自觉少腹及两侧隐隐作痛，半年后疼痛益甚，疼时有似拇指大小"气梁"自少腹两侧自下上窜。现在疼痛不息，轻则隐隐，重则痛引胁下，甚则直抵胃脘，痛不可忍，"气梁"现大如鸡蛋，上下走窜，时消时聚，饮食日减，多食脘胀，小便艰涩，解时酸痛，频欲解而量少，大便1日五六次，初解干燥难下，继后溏稀，日日如此，并兼有遗精，1个月六七次。据上所见，乃属《难经》"寒气客于小肠膜原之间，络血之中，血涩不得注于大经，血气稽留不得行"，故久而成积聚矣。

今从喻嘉言用补中以通中下气，后用大剂内收肾气，外散膀胱，再用桂附之品"以使腹中奔气"消散，为治此病之大法也。处方：党参 15g，焦白术 15g，干姜 6g，茯苓 15g，甘草 15g，吴茱萸 4.5g，乌附子 9g，水煎，空腹温服，5 剂。

8 月 17 日二诊。脉来弦象稍退，虚大无力仍存。患者云上药服后腹痛稍减，小便似觉通利。仍存原意，上方去干姜，加肉桂 4.5g，以免与附子相搏，积热不去。

8 月 24 日三诊。上药又服 5 剂，腹痛明显减轻，"气梁"基本消失，小便通畅，大便日解两三次，干燥之势减，溏稀稍成形，饮食日进，且能消化，精神转振。继率旧章，上方加川楝子 12g，小茴香 9g，广木香 6g，以疏肝气。

8 月 30 日四诊。上药又服 5 剂，服药期间遗精 1 次，似觉腹痛后"气梁"又剧，嗳气频作，二便已正常（小便通利，大便不燥不溏，一日一行）。此病已减去十之六七，当本《内经》"大积大聚……衰其大半而止"之意，照原方加怀山药 30g，沉香 6g，芡实 12g，金樱子 15g，山茱萸 12g，取汤药 5 剂，再加原方量 5 倍，取 1 料，为末分服，以固肾涩精。上药服后旬余，患者来舍告曰：诸症已愈，末药仍在续服。并嘱其愈后勿犯生冷，调节饮食，以免复发。

36. 胁痛

刘某，女，年过五旬。1972 年 8 月 13 日往诊。患者 2 个月前与人说笑，对方失手将其推倒于约 2 尺高土坎下，当时未觉甚痛，后右胁下日渐闷痛，时而如针刺感，一连数次，每当天气变化，或遇怒气，或饮生冷，或食生硬之物便发。近十余日疼痛不息，脘腹牵痛闷胀，午后低热，纳减，易怒，睡眠不安，头目昏眩，大便干燥难解，小便色黄、频欲解而涩短，虽经调治，中西药及针灸等效果均不显著。脉来小坚、弦长之象，舌质晦暗、乏津、无苔，面色黄里透青而暗，两眼眶呈淡青色。此即《灵枢》所谓"有所堕坠，恶血在内，有所大怒，气上而不下，积于胁下，则伤肝"之证也。法当疏肝利气，活血散瘀。方用大柴胡汤加减。处方：柴胡 9g，黄芩、赤芍各 12g，酒大黄 6g，枳壳 12g，紫苏子 9g，桃仁 6g，当归尾、红花各 9g，甘草 4.5g，少以米酒为引，以助药势，2 剂。

8 月 16 日二诊。上药服下头剂腹胁疼痛数阵，服至 2 剂时即无所感。细诊脉象，与前无减，此乃药轻力微，不能散其聚也。原方酒大黄改生大黄，枳壳改枳实，量加至 15g，另加苏木、木香各 6g，水、酒各半煎，去渣温服，以大便利下恶血为度。因患者与我相距数里，又恐药猛攻下太过，便再三嘱咐其子：以下出恶血（死血）为度，且勿过之，以防血脱。

8月19日三诊。脉细，舌质淡红，津回。患者云二诊药服下较前腹痛更甚，二便仍无所感。后遵所嘱将2剂药合煎，加量服下。2小时后腹痛加剧，肠鸣及矢气不息。约过半日，大便解出如酱油状稀糊，一连四五次，泻后胁腹顿觉宽松，疼痛渐止，知思饮食。至此病邪已去大半，当以轻剂调理肝脾，加以饮食调养，以善其后。切勿攻克太过，过则伤正也。柴胡疏肝散加减。处方：党参15g，白术12g，云茯苓12g，柴胡9g，枳壳9g，山楂9g，香附、全当归各6g，木香6g，延胡索6g，麦冬9g，香附12g，红花6g，甘草3g，3剂。逾年往访，胁痛痊愈至今，劳作如常。

37. 毒滞血营（乙肝大三阳）

杨某妹夫，男，27岁，乙肝病毒携带史3年，1998年9月30日杨某拿其血生化检验单来求治。化验单提示：HBsAg（+），HBeAg（+），HBcAb（+），即人们常言之"大三阳"。精神、饮食、劳作等一切正常。经判断辨证，多属毒滞血营型，治当活血解毒。处方：茵陈45g，山栀子9g，大黄9g，血三七9g，丹参30g，黄花败酱草24g，赤芍18g，大青叶30g，叶下珠30g，土茯苓24g，黄木香6g，红木香30g，青皮9g，生甘草9g，1日1剂，1个月后复查。

患者不知何故，服药20剂后未再取药。12月3日，杨某拿来的化验单提示：表面抗体阳性，余皆转阴，病痊愈也。

38. 黄疸

杨某，男，23岁，农民。1990年8月13日首诊。患者胃脘胀满，尿黄、厌油、发热十余日，历经数医诊治，皆曰"感冒加消化不良"。吃药打针，几无效果。近四五天来脘胀更甚，饮食难进，体倦乏力，睡眠不实。视患者面色、白睛深黄，精神不振，舌质红绛，苔黄厚而腻，脉象滑数。乃湿热郁滞、肝胃不和之阳黄证也。治当清热利湿，疏肝散瘀。用茵陈蒿汤加味。处方：茵陈30g，山栀子15g，大黄15g，薏苡仁60g，车前子15g，丹参30g，黄柏15g，柴胡9g，木香9g，赤芍15g，3剂。

8月17日二诊。患者自述：上药服下腹部微痛，继而便溏，日解四五次。3剂服后脘胀减，欲思饮食。此为药已对症，当续治之，原方再服3剂。

8月22日三诊。视患者面黄、眼黄退去大半，精神见爽。舌质红绛已退，苔稍厚微腻，脉缓滑。此为湿热之邪已衰，不可苦寒续攻，当健脾胃与利肝胆同施，即所谓"见肝之病当先实脾也"。遂改拟健脾益胃、疏肝利胆法续治。处方：党参24g，白术9g，茯苓9g，薏苡仁15g，车前子15g，白木通9g，龙胆草9g，黄芩9g，茵陈15g，山栀子9g，酒大黄6g，木香6g，砂仁9g，甘草6g，5剂。

8月26日四诊。患者欣喜曰："我病已好，不吃药了。"见患者面有润泽，色已不黄，神情已近常人。为巩固疗效，以杜复发，上方去白木通、黄芩，茵陈、酒大黄各减半，续服3剂。并再三嘱咐患者切勿暴饮暴食，慎食大酒大肉3个月，勿感冒风寒，勿过度劳累，以免复发。随访10年，病未复发，身体康健。

39. 遗精

易某，男，21岁，未婚，农民。1972年4月3日初诊。患者精神不佳、腰腿酸软、多梦、遗精已1年余。视患者面色黑黄，眼眶微陷，头倾视深，目光微呆，舌质鲜红、无苔，脉两尺虚大，寸关微数。肾气不实也。肾虚则水不足，相火必胜，故见梦多遗精。治宜养阴滋肾，泻火涩精。方用知柏地黄合固胞汤加减。处方：酒炒生地黄24g，酒炒黄柏12g，茯苓、山药、泽泻、知母、山茱萸各12g，车前子9g，莲须12g，芡实15g，金樱子12g，牡丹皮9g，5剂。随访，上药服下病愈，饮食调理康复，后未再发。

按语：此例患者证属相火妄动而致遗精，非单思而致，故5剂病愈，愈而不发。若为单思所致，其治则方药又当另酌，亦非三五剂可愈。

40. 梦遗

古某，男，19岁，知青。1976年10月14日远道来诊。患者高中毕业下乡务农不到1年，即患腰腿疼痛、麻木，日渐加重，现步行3里，两腿即抽筋，剧痛，尤以夜寐筋挛为甚，甚则两腿抽颤，痛苦不已。访治多处，俱云坐骨神经痛，经治疗均欠效验。视患者神情委靡，面色枯黄，舌质光莹无苔，舌尖鲜红，津液不足，脉象两尺小数，两寸、关反见小弦而涩。此必因所欲未遂，心有所存，于是引起君火偏亢，相火妄动，魂离舍而成梦，梦中交接失精，久则肝肾俱虚，筋骨失于濡养，故见腰腿疼痛及筋挛等症。问患者是否梦遗失精频繁？患者面有羞色，连声应之，"所言俱实，且有手淫毛病。"拟宁神涩精法，标本并治。处方：盐制知母24g，酒制黄柏15g，生地黄15g，牡丹皮9g，车前子12g，茯神15g，莲须9g，山药15g，芡实12g，桑螵蛸9g，石菖蒲6g，远志9g，5剂。

10月20日二诊。梦遗已6天未犯，脉症稍有好转，上方续服5剂。

10月25日三诊。梦遗已20日未作，腰腿疼痛明显好转，夜寐已不抽筋，原方加木瓜15g，续断12g，再服5剂。

11月1日四诊。右手尺部忽觉浮泛，虚大而来。问之，乃知患者于10月28日晚陪客饮酒，当夜失精1次，次早腰腿复觉疼痛。我警告患者曰："倘若再不遵医嘱，违犯禁忌，此病难治矣。"为治愈此病，再次向患者要求：远色欲；勿食辛辣刺激之物；不能一人静养，须适当参加劳动。仍以原方加黄柏至24g，知母30g，莲须15g，木瓜30g，金樱子15g，3剂。

11月6日五诊。脉象趋于正常，梦遗及腰腿疼痛消失。现已能干重活，跑长路亦无苦感，饮食恢复，精神日增。改拟涩精固肾、健脾益智法善后，汤、丸间服。汤药处方：怀山药30g，芡实24g，莲须9g，金樱子12g，黄柏（酒炒）6g，知母（盐水制）9g，续断12g，熟地黄、何首乌各15g，木瓜12g，怀牛膝（酒蒸、焙干）15g，10剂，3日1剂，与丸药间服。

丸剂处方：上方加党参、当归各15g，焦白术21g，山茱萸、茯神各15g，远志9g，菖蒲6g，砂仁6g，量同加至5倍，共为细末，米饮或炼蜜为丸，每服9g，渐加至24g，1日2次，早、晚空腹淡盐汤或温开水送服。年底询访，病愈巩固，身心康复。续访5年，病未复发。

41. 滑精1

王某，男，24岁，已婚，赤脚医生。1973年8月7日来诊。患滑精2年余，诸如涩精止遗、滋阴泻相火之类药服之皆罔效。现1个月滑精十余次，夫妇同榻亦遗，多是无梦自滑，醒后方知，饮食渐减，精神日靡，头昏，盗汗，记忆力衰退，腰酸乏力等，症状日趋明显，工作受到影响。视患者面色灰暗，唇舌少华，舌根灰厚苔稍腻，脉象细弱，沉取右尺微数。肾为藏精之脏，《素问》云："封藏之本，精之处也。"综上所见，患者必因婚前已有梦遗现象，加之婚后房事过度，以致肾阴肾阳大亏，精关不固，肾失封藏之职而成无梦精滑之症也。拟用固肾摄精法，方以固胂汤加减。处方：山茱萸15g，怀山药30g，芡实24g，茯神15g，桑螵蛸9g，莲须9g，金樱子12g，炙黄芪21g，酒制黄柏4.5g，沉香3g。

8月13日二诊。上药共服5剂，滑精减少一半，原方再服3剂。

8月17日三诊。见患者精神稍振，面色转润，脉来小缓之象。滑精未犯，仍以旧章继进，方以六味地黄汤加味。处方：怀山药150g，山茱萸30g，熟地黄

30g, 云茯苓 45g, 牡丹皮 30g, 炒泽泻 15g, 莲须 21g, 芡实、金樱子、补骨脂、杜仲各 45g, 丹参 24g, 远志 30g, 酒制黄柏、石菖蒲、酸枣仁各 15g, 炙黄芪、白术各 45g, 煅牡蛎 30g, 共为末, 蜜丸, 每丸净药 15g 许, 1 次 1 丸, 1 日 2 次, 早、晚空腹温开水送下。

往访多次, 上药服至大半, 滑精止而巩固。随访 5 年余, 滑精一直未发。

42. 滑精 2

余某, 男, 21 岁, 工人。1978 年 10 月 1 日来诊。患者躯身强困, 腰痛溺赤, 颜面与四肢微肿, 现已十余日, 入梦后无梦而频频遗精。视其面色黄垢, 舌质暗红, 苔黄厚滑腻。我未切其脉, 便曰: 此湿热下注使然也。初起实证, 可施通因通用法, 不过 3 剂必愈。遂拟清热利湿法, 少佐涩精之味。处方: 猪苓 12g, 通草 9g, 茯苓 15g, 薏苡仁 24g, 黄芩 12g, 栀子 9g, 山药 30g, 莲须 9g, 生白术 12g, 生地黄 15g, 黄柏 9g, 牡丹皮 9g, 3 剂。上药服头剂水道通利, 浮肿随消, 遗精亦止, 3 剂病痊矣。随访半年, 未言复发。

43. 阳痿 1

康某, 男, 40 岁, 汽车司机。1993 年 8 月 5 日初诊。患者 5 年前即感性生活力不从心, 近两年更加明显。诊其脉两尺虚大, 按之则散, 左关不实, 余部小数, 舌质红, 苔少。辨证: 肝肾不足, 精血两虚。治宜涵本养元, 补益精血。处方: 熟地黄 30g, 怀山药 15g, 牡丹皮 9g, 炒泽泻 9g, 茯苓 9g, 山茱萸 9g, 当归身 9g, 枸杞子 9g, 巴戟肉 15g, 制首乌 15g, 仙茅 9g, 金樱子 9g, 砂仁 9g。5 剂, 1 日 1 剂, 水煎 3 次, 早、中、晚各空腹温服, 禁房事 1 个月。

8 月 11 日二诊。两尺微实, 虚散势退, 舌质、舌苔无明显变化。患者自觉精神、精力好转, 腰酸乏力减轻。原方加盐附子(先煎)6g, 酒制菟丝子 15g, 续服 5 剂。

8 月 17 日三诊。脉症续有好转。患者因服汤药不便, 原方改丸散续服 1 个月, 以巩固疗效。处方: 熟地黄 90g, 怀山药 30g, 山茱萸 30g, 当归身 90g, 茯苓 30g, 制首乌 30g, 枸杞子 60g, 巴戟肉 90g, 人参 90g, 炙黄芪 90g, 酒制菟丝子 90g, 酒洗仙茅 60g, 肉桂 15g, 盐附子 15g, 炒杜仲 90g, 鹿茸片 15g。共研细末, 炼熟蜜和为丸, 绿豆大, 每服 9g, 日服 3 次, 淡盐水或白开水送服。1 年后随访, 丸药 1 料尚未尽剂, 即感性欲复旺, 功能正常, 一如病前矣。

44. 阳痿 2

祝某，男，23 岁。1967 年 7 月 10 日初诊。患者十六七岁时犯手淫持续至 21 岁，身体与同龄人相比明显较差。平时不善与人交往，尤以异性为甚。酷爱读书，往往看书通宵达旦。春节期间与一异性交往，迅及情深，5 月初结婚至今，未能行一次房事。每欲性交必心慌恐惧，如临大敌，似见猛虎欲扑；虽亦扬起，当即精溢，尚未接触，便双方扫兴而告终。观患者形体消瘦，精神欠振，一派文弱之象。面色近乎苍白，舌质嫩红，苔少，津可。诊其脉沉细无力，按之欲断。综上所见，乃根本不足、胆怯早泄之阳痿也。我当时对此证尚无经验，为使患者早愈，特请先父治之。先父听毕证情，遂曰："彭祖接命方为末，1 料此病可愈。"谨遵父训，用彭祖接命丹方为末，每服 9g，日服 3 次，淡盐开水送服。处方：九制首乌、白茯苓、赤茯苓、酒制菟丝子、酒制怀牛膝、当归、补骨脂、覆盆子各 60g，共为细末。患者上药服未尽剂即痊愈。至今已五十余岁，一如常人。

45. 热淋

蔡某，女，39 岁，农民。1991 年 6 月 7 日首诊。患者烦渴饮冷六七日，善饥，饭毕少时即饥，喝水比往常多几倍，随饮随渴。尿频尿急，1 小时解十余次，量少色黄赤，解时涩痛，小腹坠痛。视患者面色暗红，舌质绛，苔薄干糙，脉沉数，一息六七至。综上所见，乃热淋无疑矣。急当养阴生津，清热利尿。方用玉女煎合黄连解毒汤加减大剂量频服。处方：生石膏（先煎）24g，生地黄 24g，麦冬 30g，知母 24g，牛膝 9g，黄柏 15g，黄芩 12g，山栀子 12g，车前子 15g，牡丹皮 12g，天花粉 15g，石斛 30g，甘草 9g，3 剂。宽水煎，1 日 1 剂。三煎药液合一处，分 3 次服，每次服一大碗（约 800mL），微温服。须歇息数日，勿在烈日下暴晒。10 日后往访，上药服后诸症悉除，劳作如常。

46. 石淋 1

刘某，男，42 岁。1997 年 9 月 3 日来诊。见患者由两人搀扶，弯腰捧腹，面色灰暗，呻吟不止，一身苦楚之状。问之，患者 2 日前夜晚突感腰痛、小腹胀、尿急，不一时疼痛难忍，半夜到某医院尿化验及肾、泌尿系 B 超检查，确诊为"右肾肾盏 0.9cm 结石，伴右肾轻度积水"，并要求住院治疗。患者因经济等原因，特远道而来，求我治之。诊其脉沉弦，舌质暗，苔滑腻，问及平时无他症，腰痛亦首次出现。辨证：肾气不足，湿滞下焦。治宜补肾化湿，利尿排石。处方：巴戟天15g，当归9g，牛膝9g，小茴香9g，金钱草90g，薏苡仁60g，滑石9g，川楝子9g，车前子30g，石韦24g，生甘草9g。水煎频服，一日夜服2剂，并嘱其多喝开水，多行走，勿久卧，同时加服排石颗粒。上药服至第3剂时，患者自感腰痛阵阵，小腹胀急，尿量大增。第10剂服尽，陡觉尿急异常，解时疼痛难忍。经B超复查，结石已排出至输尿管上段。上药服15剂，患者来谢，云昨晚解小便时，疼痛难忍，用力强解之，显觉异常，排出2枚结石，1个直径1.2cm，1个0.8cm。做B超复查，结石完全排出，积水已消，症状全失。随访5年，未见腰痛腹胀，劳作一如往常。

47. 石淋2

陈某，男，39岁，做生意。1992年3月2日首诊。患者面带苦楚，脉象弦滑，自云：腰痛六七日不间断，经治疗几无效验。遂令其做双肾B超检查，提示左肾有1枚结石（0.7cm），右肾泥沙状结石多粒。问及患者平日身体状况，自感两侧腰部持续隐隐作痛，小腹亦觉微痛，余无他症。此单纯石淋也，拟用利水排石法，中草药治之。处方：土牛膝15g，生地黄15g，薏苡仁60g，滑石15g，车前子15g，白木通9g，瞿麦9g，金钱草60g，海金沙（包煎）15g，茯苓15g，竹叶9g，生甘草6g，1日1剂，早、中、晚各煎一大碗（约800mL），空腹温服。上药连服26剂，B超复查结石全无，腰痛消除。随访，5年内做B超2次，均无结石，亦无腰痛等不适感。

48. 石淋3

余某，男，38岁，司机。1990年7月13日首诊。患者2年内腰部突发性疼痛3次，痛时左小腹亦痛，痛一两天后其病若失，复发如前。我观患者身体强健，问之平时亦无他症，疑为石淋。命其做肾及泌尿系B超检查，左肾肾盏有1枚0.8cm结石。此患者不必细诊，直接用利尿排石药即可。处方：金钱草60g，瞿麦9g，泽泻9g，茯苓15g，白木通9g，川牛膝9g，海金沙9g，萹蓄9g，滑石15g，生甘草6g，薏苡仁30g，车前子15g，川楝子9g，1日1剂，早、中、晚各服1次，宽水煎，每服一大碗（约800mL），并嘱其多饮白开水。上药服至20剂时腰及小腹疼痛频作，服至26剂时，腰及左小腹更痛，尿急，于8月12日晚尿道排出1粒结石，经测量长1.1cm、宽0.8cm。从此腰痛痊愈，随访8年无腰痛感。

49. 伤湿腰痛（肾炎）

权某，男，22岁，农民。1975年9月7日来诊。六脉沉迟之象，两尺极沉，微弦，舌质暗淡，苔厚灰滑，面色黄浮，微肿，下肢轻度水肿，按之难起。此因腠开汗泄之时，骤伤水湿也。问患者，云今年夏季为抗洪在水中浸泡一日之久，后即渐觉腰痛、腿痛，继见下肢微肿，肤紧体困，在医院曾多次被诊断为"肾炎"，治疗数月，不见好转。综上所见，水湿伤于脾肾无疑矣。脾主肌肉，肤紧微肿，乃土不胜湿也；腰为肾之府，腰部困痛，缠绵不愈者，乃寒湿阻于经络，气血失于流畅也。法当健脾益肾，利湿消肿。方用肾着汤加减。处方：干姜6g，生姜皮9g，茯苓皮15g，焦白术30g，汉防己15g，炮附子9g，制杜仲24g，甘草4.5g，木瓜15g，川牛膝15g（酒蒸、炒），羌活、独活各15g，苍术15g，5剂，水煎，米酒为引，温服，头服取微汗。

9月14日二诊。上药服后诸症均有好转，浮肿已消，腰痛减轻，脉来中取可得，微见缓象。转用温肾壮阳，巩固疗效，方以八味丸加味。处方：盐水制附子（先煎）30g，干姜15g，肉桂15g，胡芦巴24g（酒浸、晒），杜仲60g（盐水炒断丝），木瓜、防己各60g，焦白术120g，怀牛膝60g（酒蒸、炒），怀山药45g，云茯苓45g，炒泽泻24g，牡丹皮、山茱萸、熟地黄各45g。上药共为细末，每服12g，逐日增至24g，1日2次，温酒送下，忌食生冷，注意风寒，勿浴冷水半年。半年后往访，末药未服至半料，病已痊愈。3年后再访，未见复发。

50. 腰痛（肾衰竭）

张某，男，33岁，干部。1990年8月2日首诊。患慢性肾炎4年，住院治疗多次，半年前出现尿毒症，继而肾衰竭，长期治疗无好转。现腰腿酸痛，常低热，水肿，尿淋沥不净，全身困倦，精神不佳，空手上3楼还得歇息一两次，无力工作。诊视患者面无光泽，舌质暗淡，苔花剥灰腻，六脉细弱，两尺按之则无。辨证：寒湿下注，肾阳不振。治当温肾助阳，散寒疏导。方用金匮肾气汤加味。处方：熟地黄30g，山药15g，泽泻9g，山茱萸15g，茯苓15g，炮附子6g，肉桂6g，牡丹皮9g，益智仁9g，炒薏苡仁24g，巴戟天15g，独活9g，7剂。

8月10日二诊。脉细无力，舌质转微红，苔滑腻，灰色退。精神稍振，腰腿微轻松。原方续服7剂。

8 月 19 日三诊。患者自感病情明显好转，已 1 周未见水肿。原方加木瓜 15g，杜仲 24g，续服 7 剂。

9 月 1 日四诊。患者面见润泽，精神振作。自诉：腰腿酸痛已愈，扛六七十斤重物上 3 楼亦不觉累，水肿未再出现，食量增加，上班多日无异常。诊其脉缓有力，病续有好转。原方附子、肉桂、薏苡仁各减半，加杜仲 24g，当归 15g，续断 15g，续服 14 剂。患者年底来告知：诸症消除，未见反复。此时病已基本控制，为杜后患，再三嘱患者不可大意，要谨防感冒发热，切勿过度劳累，慎食过咸之物，尤应定期检查，有病早治，以防旧疾复发。

1992 年正月十九，患者来求诊。自诉：因春节至元霄节玩灯太累，以致元宵节前 3 天即感发热咳嗽，边工作边治疗，病情日重一日，正月十五已卧床难起，虽经治疗仍无效果。诊见患者全身轻度水肿，面色灰暗，精神疲倦，脉来细如蛛丝，时代复还，亦似虾游，闻其声断续而颤，且伴高热不退，不思饮食，心绪烦躁不宁之状，乃肾气将绝之兆也。勉以荆防败毒汤出入 2 剂以辞之（此时已在某大医院特护病房住院）。后询访得知，果于 9 日后殂于某医院。

按语：此例患者如能谨遵医嘱，定时复诊，不犯禁忌，岂至于病愈 1 年余而殂？！附记此案，以警后之医者、患者，大病之后仍须防护之要也。

51．肾虚尿频

刘某，男，48 岁，已婚，干部。1992 年 9 月 20 日首诊。腰腿酸软无力，易出汗，记忆力下降明显，易疲劳。近两年自感尿多，尤以最近半年尿频、尿多加剧，性欲日渐衰退。视患者形体偏胖，面色㿠白，唇舌色淡，苔少而滑；脉来虚软无力。综上所见，患者明显为肾阳不振、肾气不实之候，肾与膀胱相表里，肾虚则膀胱气化无力，故见腰膝酸软无力，尿多尿频。方用金匮肾气汤加减。处方：熟地黄 24g，茯苓、山药、山茱萸、金樱子、巴戟天、桑螵蛸各 12g，覆盆子、莲须、芡实各 15g，当归身 9g，附子、肉桂各 6g。

9 月 26 日二诊。腰酸、夜尿明显减轻，余无明显变化。原方加鹿角胶 15g（烊冲），补骨脂 12g，杜仲 12g，续服 5 剂。

10 月 2 日三诊。上药已服 10 剂，脉转缓滑不散，唇舌色转微红，苔薄白津润，汗已止，腰腿酸软已消除，几无夜尿。病已向愈，原方附子、肉桂各减至 1.5g，续服 5 剂。

随访 3 年，病愈后未反复，性功能正常，工作、生活无异病前。

52. 腰痛（慢性肾炎）

梁某，男，33岁，教师。1970年3月5日初诊。初起因感冒发热，在当地治疗1周无好转，继而全身微肿，腰痛，尿频，在某医院诊断为"肾盂肾炎"。经治疗1月余，水肿、腰痛减轻，尿频消除。出院不及半月，腰痛、水肿复发如初，又住院治疗1个月，症状减轻，出院后不久，病又复发，如此反复已近3年。诊观患者舌质暗淡，苔厚灰腻，脉濡。辨证：脾虚湿滞，肾阳不振。治宜健脾燥湿，温肾助阳。方用四君子汤合金匮肾气汤加减。处方：茯苓15g，白术15g，薏苡仁30g，熟地黄15g，山药15g，泽泻9g，山茱萸9g，牡丹皮9g，炮附子6g，肉桂3g，苍术9g，木瓜15g。

3月11日二诊。上药共服5剂，患者自感腰痛减轻，全身微肿早重晚轻，脉转细而无力，舌苔白滑。原方续服5剂，另加入车前子15g，生姜皮9g。

3月18日三诊。腰痛续有好转，水肿已消。舌质转微红，苔白微滑，脉缓，寒湿已退之象。原方去苍术、木瓜，薏苡仁减半，以防燥渗太过；加杜仲、巴戟天各15g，以壮腰固肾。

4月5日四诊。上药又服9剂，水肿、腰痛消除，脉见缓和之象，苔白不腻，舌质微红，湿去脾健，肾阳复振也。为巩固疗效，存原法，用自拟固肾益脾方配制末药1料续服。处方：熟地黄120g，山药60g，泽泻60g，山茱萸60g，茯苓60g，赤茯苓60g，牡丹皮60g，附子30g，巴戟天120g，杜仲120g，补骨脂60g，炒薏苡仁60g，覆盆子60g，当归60g，白术60g，续断60g。上药共研细末。每服9g，日服2次，早、晚温开水送服。另嘱：忌食过咸，谨防外感，勿过度劳累。随访二十余年，自用中药治疗后，病未反复。今已六十有余，身体康健无异常人。

53. 气淋（前列腺增生）

邹某，男，46岁，干部。1997年7月2日首诊。患者因盗汗低热、腰腿酸痛、小便涩痛、小腹及睾丸胀痛在某医院全面检查，确诊为"前列腺良性增生，前列腺炎，尿道炎"。住院治疗1月余，小便涩痛痊愈，余无明显效果。2年来间断治疗，效果不佳。舌质红，苔少，津不足，脉沉数。辨证：肝肾阴虚，津液不足。治宜滋阴清热，兼以疏导。方用知柏地黄汤合橘核丸加减。处方：生地黄30g，牡丹皮15g，泽泻15g，山茱萸15g，茯苓15g，山药15g，黄柏15g，知母

15g，地骨皮 15g，车前子 15g，枸杞子 24g，橘核 9g，川楝子 9g，荔枝核 9g，5 剂。

7 月 10 日二诊。自诉：上药服后盗汗减少，腰酸尿涩微轻，余无明显变化。原方续服 7 剂。7 月 18 日三诊。舌质红减，苔薄稍润，脉沉数稍缓。原方加龟甲 15g，续服 5 剂。7 月 24 日四诊。舌质、舌苔已近正常，津尚不足，脉沉数续缓。原方再服 7 剂。

8 月 3 日五诊。盗汗已止多日，小腹及睾丸胀坠感等症基本消除，腰酸、阳痿复觉明显。诊其脉缓而无力，舌质、舌苔无明显病象，乃肾气不足之征也。治当补益肝肾，充填精血。方用益肾汤加减治之。处方：熟地黄 24g，当归 15g，枸杞子 24g，制首乌 30g，杜仲 15g，续断 15g，桑寄生 15g，巴戟天 24g，山茱萸 24g，怀牛膝 15g，鹿角胶 15g（烊冲），补骨脂 15g，乌药 9g，人参 15g，核桃仁 24g，7 剂。

8 月 20 日六诊。腰酸痛减轻，阳痿无明显变化。原方加菟丝子 24g，海马 9g，续服 7 剂。

8 月 30 日七诊。腰已不痛，前症无反复，阳痿尚未痊愈。上方再加狗肾 1 付（制），鹿茸 3g，龟甲 9g，沉香 3g，取 7 剂，合研为末，蜜丸如梧桐子大。每服 9g，日服 3 次，温开水送服。

1998 年夏，患者来告之，病愈半年未发，唯肾功能不尽如人意。嘱其将末药方中鹿茸加量 1 倍，再配 1 料续服。1 年后邹某来告知：基本状况尚可，性生活亦较满意。

54. 膏淋（糖尿病）

袁某，男，42 岁，干部。1998 年 7 月 15 日首诊。患者因腰酸乏力、小便频数 2 月余，在某医院检查确诊为"糖尿病""前列腺炎"。经治疗数月，效果不佳，多次查血、尿无明显好转。近一个月来，睡眠差，尿急，尿频量少，小便似米泔水状。腰腿乏力加重，小腹时有胀感，四肢、面目偶觉微肿。精神气色尚可，舌质、舌苔亦无明显病态，脉沉细微兼滑。辨证：肾气不足，湿注下焦。治宜补肾益阴，涩精止淋。方用六味地黄汤加味。处方：酒炒生地黄 30g，牡丹皮 15g，泽泻 12g，云茯苓 12g，山茱萸 12g，山药 30g，麦冬 30g，五味子 9g，覆盆子 15g，芡实 30g，薏苡仁 30g，金樱子 15g，荔枝核 15g，川楝子 9g，小茴香 9g，车前子 9g，5 剂。1 日 1 剂，煎服 3 次，早、中、晚饭前温服。

12 月 13 日，患者同事陈某来家诊病带口信曰：袁某服药 15 剂，糖尿病明显好转，前列腺炎症状不明显，复查 3 次血糖、尿糖均示基本正常。

55. 中风

王某，男，65 岁，农民。1990 年 6 月 8 日首诊。患者半月前晨起穿衣时突感左手无力，嘴强，左半身微感麻木，心情烦躁，在某医院 CT 检查为"脑血栓"。经治疗十余天，出院回家，求中医治疗。诊其脉，左手三部缓大无力，右手缓滑；舌质红，苔微黄厚，乏津。思患者素喜饮酒吸烟，性情偏于急躁，加之务农辛苦，且平时有病多为肝胃炽热，类属阳亢之体。

综上所见，患者为肝阳上亢、血瘀脉阻之证无疑。细察患者现状：左手上举不能平肩，行走不稳，显见左腿无力，言语不清，时有痰涎从口角流出。问及饮食、二便，患者云尚可。乃风中于经，所以半身不遂也。因患者经济能力所限，用自采中草药活血通络、清热疏风法治之。处方：当归 15g，桂枝 9g，桑枝 15g，槐枝 9g，大血藤 30g，寻骨风 9g，桑寄生 15g，路路通 9g，石菖蒲 9g，圆柱鸡血藤 15g，丹参 30g，川芎 9g，7 剂。上药 1 日 1 剂，水煎 3 次，早、中、晚各食远温服。

7 月 15 日二诊。患者左上肢上举稍感灵活，余无明显变化。原方加制川乌 3g，制草乌 3g，续服 7 剂。

7 月 22 日三诊。患者左上肢可上举过肩，前后活动自如，行走已不甚跛，麻木基本消除，嘴强无明显变化。原方去槐枝，加胆南星 9g，续服 10 剂。

8 月 3 日四诊。患者左上肢可高举过头，前后上下活动自如，行走已不跛，口角已不流涎，恢复劳作，唯语言尚不清。原方续服 8 剂，原法配末药 1 料，汤药服后接服。末药处方：广三七 90g，丹参 180g，地龙 90g，景天三七 180g，大血藤 90g，穿山龙 90g，路路通 90g，赤芍 90g，绞股蓝 250g，红木香 90g，鸡矢藤 90g，海风藤 90g，络石藤 90g，木瓜 90g，桂枝 90g，黄芪 180g，当归 90g，防风 90g，石菖蒲 90g，制二乌各 30g。共研细末，每服 9g，日服 3 次，桑枝煎汤送服。便秘用酒大黄适量煎汤送服。禁酒，慎食荤腥油腻，勿冷浴。

随访 8 年，患者已 73 岁，劳作如常人。除语言仍欠自如外，余无他症。

按语：此例中风后遗症，用自采中草药，活血通络，兼以祛风除湿，共服汤药 32 剂、末药 1 料，偏瘫症状基本消除，劳作恢复如常人，10 年旧恙未反复，疗效尚可，且费用很低。

56. 湿痹

刘某，男，19 岁，工人。1970 年 8 月 9 日往诊。患者两膝木痛，左侧重右侧轻，初起时轻时重，尚能负重行走，半载后便站立不稳，行走艰难，现已半年余不能上班。虽经治疗，效果不明显。诊其脉沉细，视其两膝微肿，按之可见微陷迟起。此即"风寒湿三气杂至，合而为痹"之偏于湿寒者，乃着痹也。法宜祛湿散寒，温通经络。用薏苡仁汤加减。处方：炒薏苡仁 24g，苍术 21g，麻黄 9g，制川乌（先煎）9g，附子 4.5g，川牛膝（酒浸，炒）30g，独活 12g，木瓜 15g，当归 15g，续断 15g，5 剂。

9 月 15 日二诊。上药服后麻木减轻，余症尚不明显。原方加金毛狗脊、威灵仙各 12g，再服 5 剂，另将上药取 3 剂，白酒 5 斤，泡药 15 日后，随量饮。再以燥湿通络药用白酒浸泡，热擦患处，一日数次，内外并治。外搽药酒处方（万勿入口）：生草乌、生川乌、生南星、生半夏各 15g，麻黄、桂枝、苍术各 21g，蜈蚣 3 条，全蝎、苏木各 9g，当归 15g，乌药 30g，川牛膝 30g，羌活、独活、乳香、没药各 15g，白酒 3 斤，泡 10 日后，每用一小杯，加热，以净布浸蘸药酒，趁热擦患处上下，1 日擦 2 ～ 3 次，另须注意勿触生冷风寒。

1 个月后往访，汤药共服 10 剂，内服药酒 1 料，外搽药酒尚余大半，其病痊愈，今已 9 载，未见复发。

57. 痿证

王某，男，67 岁，退休教师。1978 年 7 月 13 日往诊。患者时觉两腿酸软无力已数年，尤以近两年为甚。今日在街道闲逛，突然两腿一软，即麻木不知所觉，险些失跤，经他人搀进屋，按摩揉搓约半小时后方觉疼痒。如此亦发作过数次，近两次甚重。常感头昏心慌。脉来虚缓无力之象，舌质淡，苔薄白而滑。此乃肝肾俱亏，精血不足，筋骨失养，以致痿弱不用也。治宜补养精血，兼调化源。方用独活寄生汤合四君子汤加减。处方：大当归 21g，独活 15g，桑寄生 15g，怀牛膝 15g，山茱萸 15g，川续断 15g，川木瓜 9g，熟地黄、山药各 21g，焦白术 15g，茯苓 12g，砂仁 6g，巴戟天 15g，党参 15g，薏苡仁 24g，甘草 6g。上药共服 5 剂，半年未再复发。嘱其多服数剂，以滋精血亏虚，而免此患再发。

58. 郁证

丁某之妻，年过七旬。1970 年 11 月 22 日往诊。患者 1969 年丧偶寡居，唯与独生女相依为亲，1970 年 6 月其女因难产亦死，以致悲伤太过，忧思气结，病倒卧床已月余。切其脉右手三部伏匿不见，左手三部沉细而迟；舌质暗淡，苔白滑腻。言语謇涩，言未毕而止，气息难续，复言无力。此忧伤太过，五志化火，气阴两虚证也。细询患者，获悉胸脘、两胁胀闷，时觉窜痛，不思饮食，少食饱闷增疾，心下硬满。住院治疗欠效，回家复请中医 2 人诊治，有以虚治而用补，有以实治而用攻，皆未中的。据上所见，气郁证无疑矣。治本"木郁达之"立法，方用丹溪越鞠丸加减。处方：制苍术 6g，醋炒香附 6g，川芎 4.5g，酒炒山栀子 7.5g，酒炒白芍 6g，紫苏梗 9g，砂仁 6g，炒麦芽 3g，沙参 15g，佛手 6g，厚朴 1.5g，麦冬 9g，2 剂。嘱服此药时宜少量分服，不可多量猛进，因年高病久，只可循序渐进，不可急于求成。并嘱其宽心调养，服药方效。

11 月 24 日往询，上药服后连得嗝气、矢气，痞闷随减，饮食知味，已能少纳。复切其脉，右手关部可得细如蛛丝之象，此胃气稍复，病有转机之兆也。复按上法，原方加白术、西洋参各 6g，再服 3 剂。过 5 日往访，已起床矣，嘱其以饮食调理即可康复。随访 3 年，旧恙未作。

59. 心悸（风湿性心脏病）

曹某，男，55 岁，农民。1973 年 8 月 28 日往诊。患者起初自汗畏风，微热体倦，知渴而不思饮，心悸不宁，继则通身浮肿，喘促不已，头目眩晕，心悸日重。在某卫生院诊断为"风湿性心脏病"，住院 2 月余，效果欠佳。后出院回家，心悸愈甚，浮肿，喘促日剧。脉来浮沉俱细迟，舌质暗淡，苔白滑腻。此脾阳不振，心劳过度，以致水湿浸淫，上凌于心肺，外溢于肌肤，而见头晕目眩，肤肿喘促，心悸不安。治宜通阳化湿，用六君子汤化裁。处方：焦白术 15g，党参 15g，云茯苓 15g，肉桂 2.1g，象贝母 9g，朱砂 2.1g，琥珀 12g，姜皮 9g，五加皮、紫苏子各 6g，厚朴 3g，白芥子 6g，2 剂。

9 月 1 日二诊。脉、症有转机，肿消过半，喘、悸减轻。续按上法，原方加白术至 24g，另加丹参、当归各 9g，石菖蒲 3g，薏苡仁 24g，巴戟天、生黄芪各 12g，柏子仁 9g，去白芥子，再服 3 剂。服药共 9 剂，肿消悸平。

随访 6 年余，旧疾未发，农活不误。

60. 怔忡

张某，女，28 岁，已婚，职工。1977 年 9 月 14 日往诊。脉沉弦、微滑，乍隐乍现；舌质淡红，津腻。症见目眶微青，语出无序，神情呆滞。思此人素日胆怯，必因卒受惊吓，心神不宁，遂成怔忡不安之症。又见其心烦不宁之状，必多梦惊骇，以及头昏脘闷，口淡纳减，记忆力减退。患者喏喏连声，点头对症。此阴阳俱虚，兼挟痰热之证。治宜清热化痰以清心，温养气血而定志。处方：天竺黄 4.5g，石菖蒲 6g，远志 15g，竹茹 12g，胆南星 4.5g，丹参 15g，朱砂 1.5g，茯神 15g，麦冬、白术各 12g，当归 15g，附子 0.9g，炙甘草 4.5g，郁金 6g，5 剂。

9 月 20 日二诊。脉来细弱，各症稍损。患者云：已觉安宁，夜梦减少，饮食知香，头昏胸闷亦减。原方再服 5 剂，再以镇惊安神、舒郁益智丸剂善后。处方：朱砂 9g，琥珀 24g，石菖蒲 21g，远志 30g，胆南星 15g，煅石决明 30g，郁金 30g，柴胡、广木香各 21g，龙眼肉 45g，党参 30g，全当归 30g，白芍 21g，麦冬 30g，莲子、熟地黄各 45g，山药 60g，佛手 24g，丹参 60g，炙甘草 30g。共为细末，炼蜜为丸，如梧桐子大，每服 20 丸，渐加至 40 丸，1 日 2 次，早、晚温开水送下。逾年往访，上药服后未再诊治，除偶觉头昏及夜寐梦多外，余无明显不适，工作基本正常。

61. 健忘

周某，男，24 岁，技术员。1978 年 12 月 12 日初诊。患者自幼患剧烈头痛，时发时止，发时头痛如暴，多次昏迷，经用针刺、掐切及焠灯火，才得苏醒。至 21 岁时，在神农架林区请某中医诊治后，剧烈头痛未再复发。但经常头昏，记忆力衰退，腰膝畏冷，小便频数、清长等症相继出现，缠绵不愈，影响工作。脉象：两手寸、关小涩，尺部浮泛。舌质淡红，苔薄白津润。此心脾两虚，肾精不足，以致血不营心，髓海空虚，痰湿困阻证也。治宜"标而本之"，先治其标，后理其本。先拟燥湿化痰，以清宣头目而益智。处方：法半夏 6g，苍术 15g，天麻 12g，苍耳子、蔓荆子、甘菊花各 15g，橘红 12g，石菖蒲 9g，远志 18g，炒酸枣仁 12g，酒制生地黄 15g。

12 月 16 日二诊。上药已服 3 剂，头脑已感清醒，余症亦有好转，原方加五味子 6g，涩肾气而安心神。

12月20日三诊。上药又服3剂，病情续有好转，犹以头脑清醒为显著。尺脉趋下复位，两寸亦觉稍振。改拟安肾涩精、补益心脾法，以理其本。处方：酒制生地黄18g，五味子6g，山药15g，金樱子12g，沉香9g，芡实、金毛狗脊各15g，枸杞子9g，朱茯苓21g，法半夏6g，天麻9g，丹参12g，锁阳、肉苁蓉各12g（盐水浸制）。

12月28日四诊。上药服5剂，尿频好转，面有华色，精神益佳。但服药后口唇、鼻孔微觉干燥，此必半夏之燥、肉苁蓉偏温引起，无碍大局，继守原法，原方稍损，巩固疗效。处方：酒制生地黄18g，肉苁蓉12g，车前子15g，五味子6g，怀山药30g，朱茯苓3g，石菖蒲9g，远志肉15g，巴戟天12g，莲须、枸杞子各9g，甘菊花、炒酸枣仁、莲子各12g，5剂。

62. 癫狂

林某，女，23岁，未婚，工人。1970年11月23日初诊。患者姐姐代诉：患癫狂病已近两年，非哭即笑，骂詈不避亲疏，甚至裸体越墙攀树。虽时至严冬而不知其寒，或久跪地上，拒不纳食，或昏睡不起，自言不休，经多处治疗未见好转。现已数月，拒近医药，失去治疗信心。切其脉六部沉匿，寻至高骨，偶见沉细如蛛丝状，稍用力又无；舌质暗红，苔白滑腻；视其形体肥胖嫩白，两目神滞。审析其情，必是愿违之事忿郁，肝胆气逆，久则肝火烁津为痰，痰浊上蒙清窍，以致神明乱而引发癫狂矣。其治之法，须先以利害之言相陈，以损其"志"而舒其心，药饵方能奏效耳。不然，纵服仙丹亦徒劳矣！遂以五行生克乘侮之理，仿效张石顽"悲可以治怒，以怆恻苦楚之言感之……恐可以治喜，以迫遽死亡之言怖之"之法触之。视患者久久不语，面露愧情。如此虽然不中亦为不远之征兆也。即以清热化痰、开窍宁神之品，令其煎尝。处方：石菖蒲6g，郁金9g，天竺黄6g，朱砂2.1g，茯神12g，远志9g，枳实15g，香附、牡丹皮各9g，柴胡4.5g。

11月26日二诊。脉无变化。据其姐云，自病重以来，药饵即难以劝进，此次连服药5剂，均是其自煎自服。视其情状，神情稍转清醒，语言已见减少。原方加胆南星6g，续服。

12月2日三诊。脉来细弱，时见一止，寻之复来。癫狂渐息，饮食稍加。上方再加丹参15g，琥珀9g，续服。

12月8日四诊。上方又服5剂，脉来细缓、已不歇止。各症续有好转，癫狂未再发。原方加当归 12g 再服，另拟养血安神兼以理气开郁丸剂，与上方汤药相间服。处方：当归 60g，丹参、白芍、生地黄、茯神、远志各 30g，酸枣仁 24g，橘红 21g，胆南星、天竺黄、广木香、朱砂、甘草、郁金各 15g，苍术、天麻、菖蒲、川贝母、琥珀、牡丹皮各 21g，共研细末，炼蜜为丸，1 日 3 次，1 次 15g，温开水送下，20 日尽剂。

1971 年 1 月 2 日五诊。脉象缓弱，不浮不沉，一息四五至，舌象已正常。癫狂痊愈未发，饮食恢复病前量。唯剩头昏乏力，两颧骨酸痛，额角时痛，偶觉麻木。此病后气血未复，痰湿留滞阳明经所致。拟将汤药方改为轻宣化痰，温养气血兼施。处方：天麻、蔓荆子各 15g，苍术 9g，葛根 9g，当归 12g，白芷 9g，丹参 15g，菖蒲 6g，黄芪 24g，党参 15g，甘草 6g，可多服数剂。药渣再加入槐枝、牛蒡叶、荆、防、薄荷等味，量不拘多少，同熬水熏洗头目，3 日 1 次，慎避风寒。

元月中旬，患者欲赴单位上班，恐遇烦恼癫狂复发，继拟平肝潜阳与调养气血法，佐以宁神定志之味，为丸长服，以杜后患。处方：丹参、当归、龙眼肉、煅石决明、煅牡蛎、酒炒白芍各 45g，天麻 24g，柴胡、川牛膝各 21g，茯神、远志各 60g，沉香、朱砂各 9g，琥珀 21g，麦冬 45g，五味子、石斛、白条参各 30g，川贝母、甘草、胆南星、天竺黄各 15g，牛黄 1.5g（另研、和匀），研末和匀，蜜丸，每丸约 9g 净药，1 次 1 丸，1 日 2 次，温开水送下。

后信询、面访多次，癫狂症 2 年余未发。1973 年年底结婚，现已生育小孩 2 个，母子平安。

63. 狂证

闵某，男，74 岁，会计。1973 年 11 月 17 日往诊。患者儿媳介绍：平素少言寡语，为人谦和。唯两老素来不和，常呕闷气。7 日前因饮酒触怒，遂发暴狂乱骂，昼夜不休，若照看不紧，即向外跑，翻垣跳坎，难以阻止。虽连连医治，频频服药，而病不稍减。我素知患者年虽过七旬，但素体康健，嗜酒过度，喜食煎炙厚味。今见面色红赤，语声粗壮，舌质红绛、苔厚、黄腻；脉来两关数实，两寸沉伏，寻时一现复止，两尺浮洪。综上所见，乃因嗜酒日久，湿热内生，煎烁为痰，偶触暴怒忿郁，肝胆之气横逆，鼓激痰热上蒙清窍，以致心神乱而狂证随来也。治须泻火降逆、滋水潜阳之法。处方：生石膏 24g，黄芩、知母各 12g，麦冬 15g，天竺黄 6g，生地黄、玄参各 15g，珍珠母 24g，生石决明 15g，安息香、降香各 4.5g，郁金 15g，生铁落 24g，朱砂 3g。上药头剂服后未足 1 小时即安，共服 2 剂痊愈。后以饮食调理而康，今已年近 80 岁，尚继续担任会计工作，心身无异于病前。

按语：此例患者素体康健，嗜酒食肥，必体内积热；两老失和，又精神抑郁，偶因暴怒，则肝气上逆，热痰陡蒙心窍，神志乱矣。治之大法，非重镇安神与涤痰开窍同施，不能速奏其效也。

64. 癫痫

郭某，男，50 岁，干部。1981 年 3 月 1 日首诊。1976 年 12 月 28 日因患痢疾伴高热不退入院治疗，诊断为"病毒型脑炎"，治疗半月后又转为"癫痫"。现已 4 年余，每五六天或十余天不规则发作，发时突感眩晕、眼黑。家人说发作时口吐白沫，牙关紧闭，四肢抽搐，哼声不绝，几分钟后渐醒，醒来全身乏力，几天无精神。诊其脉细滑，两尺滑实。舌质绛红，苔薄白，乏津。辨证：气阴两虚，痰蒙清窍。治法：豁痰开窍，养阴宁神。汤药处方：石菖蒲 12g，茯苓 15g，朱砂 3g，琥珀 12g，郁金 9g，杭菊花 15g，连翘 12g，生地黄 21g，牡丹皮 12g，薄荷 9g，麦冬 24g，天竺黄 9g，太子参 15g，生甘草 6g，5 剂，水煎服。末药处方：青果 500g，牛黄 9g，麝香 15g，胆南星 180g，玳瑁 180g，礞石滚痰丸 500g，各研细末，混匀，密贮。每服 3g，日服 2 次，温开水送服。与汤药间服（汤药 1 日 1 剂）。

4 月 10 日二诊。患者自述：服上药头脑清醒，10 天仅小发作 1 次，醒后亦不觉太困。诊其脉、舌无明显变化，精神稍有好转，原方汤药另加入青果 12g，生地黄加至 30g，麦冬加至 30g，辰砂加至 6g，续服 6 剂。

4 月 20 日三诊。脉细弱，舌质红，苔白厚，乏津。患者云诸症有好转，服药以来共轻微发作 2 次。原方去白芷、薄荷、牡丹皮，加远志 9g，胆南星 6g，续服 8 剂。

半年后随访，患者共服汤药 19 剂、末药 1 料、安宫牛黄丸 10 盒，病情稳定，趋向痊愈。偶尔一两个月小发作 1 次，工作、生活几无妨碍。

65. 格阳危笃

郑某老母，年高望八，素禀体健，黑瘦坚韧。忽于 2 月初染疾，恶风发热，烦渴微汗，乃风温也。一老中医往诊，曰：感寒。用荆、防、羌、芷之类解表，汗出热减。1 日后热势复作，燥渴引饮，神情不安，脉数自汗；更一医，见其脉证如此，遂作"火"疗，以大剂四黄、犀角、生地黄、玄、麦、石斛、连翘等苦寒药迭进，5 剂未尽，反而烦渴大作，不时惊惕，撮空理线等症频作，如此反复治疗已 6 月有余矣！近因大进苦寒之味过甚，以至患者神昏谵语，焦躁不安，饮食拒进。凡一切热物点滴不能入咽，强食即吐，全家正料理后事矣。其媳乃来舍邀我往诊。视患者两颧红赤，满舌灰黑，苔质不分，舌尖微赤，唇色灰黑，双目上视，肌肤燥热，脉象长数虚大，长过尺泽，一息十二至，六部无根，厌厌聂聂。此因过汗伤阴，复被苦寒药频逼，乃阴盛格阳之危症也。倘再被假热迷惑，则患者殂在数日内矣。询之，患者已 3 日半不食，唯日饮人乳数匙及冷茶数小杯。当此危笃之际，不遵孙思邈"胆大心细"晰理立法，必误事耳。遂拟破阴回阳法，用仲景八味丸加味。处方：附子 4.5g，肉桂 3g，山药、云茯苓各 12g，牡丹皮 9g，山茱萸 9g，炒泽泻 6g，酒炒生地黄 12g，又恐阳拒于外，热药不受，乃以麦冬、石斛各 9g 为诱兵，仍恐难纳，令其将 1 剂两煎药汤合一起，放极冷，共分八小杯，3 小时一服，一日夜尽剂，乃热因寒用之法也。越 5 日往访，患者诸症悉平。其媳曰：上药服头剂一半，惊惕渐定，肌热随退，1 剂神清知饥思食，共服 2 剂病愈。现以饮食调理而安。

按语：此例患者初起恶风发热、烦渴微汗，乃风温时症可知，前医疏忽，未辨邪之新伏，而用辛温解表过汗，亡阳耗阴，以致温证转热而生变，此一误也。更一医失询初起及变症，独以症状为凭，轻用苦燥阴寒之剂滞阴逼阳，此又一误也。后来之医更见其一派热象，便以大剂苦寒之味迭进，致使阴极格阳，危症现矣！当此两颧红赤，脉虚长数，皮肤灼热，肢体抽搐之时，尚继用苦寒伤阳之味以治之，阳必亡矣！阳亡则阴不独存，病者尚有命乎！？当此之时，非用悬崖勒马、急流挽舟之法，焉能挽回于阴阳离散之乡！若再稍迟疑，患者必无生还之理矣。此辨寒热真假之要也。

66. 消渴（上消）

陈某，女，52 岁，农民。1976 年 7 月 13 日往诊。近十日来，先咽喉干燥，烦渴多饮，后烦渴日甚，饮水不止，日夜引饮四五十碗，而渴不能息，小便 2 日未解 1 次。我素悉患者勤劳，阴虚体弱。以前虽亦有烦渴心悸及眩晕旧恙，但从未有如此病势之暴。今见形体消瘦，目眶深陷，面色青黑，声音嘶哑，语言难出之状，必是"心移热于肺，传为膈消"之饮水多而善消，肺气不化，小便反少之上消症也。切其脉沉细而迟，细寻三部皆然。此脉与症悖也。石顽曰："历诊消瘅之脉，无有不带数象者。"又曰："消瘅之脉，亦绝无沉石之候。"又视其舌象，质深红，无苔，津干，此火烁夺津之阴虚证也。遂舍其脉而从其证治，亦急则治标之意。拟用养阴生津法，以生脉散合白虎汤与服，3 日未见好转。又改拟甘寒生津与苦寒泻火并用，以大剂恣饮，以息五火燔烁之势，速救肺胃欲亡之阴。处方：生地黄 240g，麦冬、天冬各 120g，天花粉 60g，鲜芦根 1000g，玄参 120g，白芍、石斛各 60g，地骨皮 60g，宽水煎，取药汁，再兑入梨汁 3 碗，生藕汁 2 碗，白砂糖 250g，随意饮服。上药尽剂病愈，2 剂疗效巩固。至今 2 年余，未曾复发。续访 20 年，旧恙未作。

67. 高年便秘

蔡某之妻，年过八旬。1973 年 9 月 3 日往诊。脉来虚大之象，两关虚数；舌质深红，津液不足。患者自呼头痛欲裂，目胀，口干，心下烦热，大便 3 日一行，燥涩难解，粪色油黑，坚硬，形如羊屎。长年累月如此，近来尤甚。此必胃阴不足，津液大亏，加之气血虚乏，而失润养，气阴俱虚，因而无力排便可知。治宜养阴润燥。处方：石斛 15g，郁李仁、火麻仁各 12g，麦冬、生地黄各 15g，炙黄芪 24g，菊花、当归、阿胶（烊化分冲）各 9g，甘草 4.5g。

9 月 6 日二诊。除头痛目胀及口干稍有好转外，余无变化。思患者虽年迈诸虚，肠失润养，上药服 3 剂便燥未见转机，而两关脉虚数，心下烦热，必是虚火久燥、燥热内结之证。有故无殒亦无殒，寒下轻荡，当暂施之。处方：生大黄 6g（后下），枳壳 9g，芒硝 6g（分冲），火麻仁 15g，党参 9g，麦冬 12g，甘草 3g，以通为度，不应则续服。

9 月 10 日三诊。上药服头剂病有转机，2 剂头服后解出燥屎数十枚，顿觉心下宽舒，思食。共服 3 剂，燥屎即无，大便通畅。脉来虚弱之象，舌上津回。仍用初服之方，去葛根，加入酒大黄、枳壳、当归、党参，加量，研末蜜丸，日服 9 ~ 12g，以巩固疗效。上药共服 2 料，大便未再燥秘。

68. 热伤元气

龚某，女，27 岁，农民。1980 年 7 月 12 日首诊。患者平时劳作如常，饮食、精神无异常人，但每年农历四月上旬以后，即感心悸头昏，食少气陷，全身倦怠，四肢乏力。到五月上旬，心慌掉气，甚至突然晕倒，卧床不起。连续 8 年，每到五月,最迟六月初,必住院 20 日左右,方能平息,再将养半月,才可劳作。数家医院均未明确诊断。诊患者面色苍白,唇舌色淡,苔薄白微腻;脉来细弱,按之则断。此心脾两虚、气血不足之象也。综上所见,此患者为饮食劳倦伤脾,七情内结则伤心,心脾不足,气血虚寒或虚热证见矣。总之,与虚有关,虚乃其本也。治宜辛甘温以升脾阳,甘寒润而养其心。方用补中益气汤调理。处方:炙黄芪 15g,炙甘草 6g,人参 9g,当归身 6g,陈皮 3g,升麻 6g,柴胡 6g,白芍 9g,麦冬 9g,五味子 6g,生姜 3 片,红枣 5 枚,3 剂。

7 月 16 日二诊。脉来细缓无力,按之不断,唇舌稍见血色,面色微润,精神稍振,原方续服 5 剂。

随访,共服药 8 剂,精神、饮食恢复正常,心慌气陷悉平而安。嘱其来年近四月便来诊,提前服药,以免病发再度住院。逾年三月底患者果来就诊,视其形气尚可,脉来细缓,心慌气陷尚未出现。遂用上年加减补中益气汤与服 5 剂。续访,当年病未大发,夏季安然无恙。嘱其每年于四月初照服上药,连续 3 年必愈。后续访 6 年,病已 3 载未发,劳作如常。圣人治未病不治已病,治未乱不治已乱。至言也!龚某 8 年沉疴,每发必月余方止,而仅服药 3 ~ 5 剂即免月余之患,圣训可验也。

69. 中气下陷

王某,女,35 岁,已婚,农民。1989 年 7 月 29 日首诊。患者十余年来,每逢天热便心慌掉气,头昏体困,四肢无力,睡眠多梦,心烦不宁。不到深秋天凉,病不罢休。诊视患者形质偏弱,面色苍白,唇舌色淡,舌质淡红,苔薄白津润,精神欠振,语出声颤,如声在喉下难出,脉象虚细无力。已知其性急好胜,心脾肾不足之象见矣。问及平素生活习惯,曰:酒可当饭,饭不吃无妨;平地坡地,非我不成。此人亦七情劳倦所伤,饮食习惯尤不可忽。操劳过度,心脾两伤,久劳伤肾,三脏俱虚,热则病甚,汗出多而气阴愈伤,气阴两虚之人,岂不心慌气陷,困倦多梦哉!治宜益气养阴,补脾助阳,方用赞育丹加减。处方:人参 15g,当归 9g,炙黄芪 30g,熟地黄 9g,白术 9g,枸杞子 9g,巴戟肉 9g,桔梗 9g,升麻 9g,麦冬 9g,炙甘草 9g,红枣 5 枚,煨姜 3g,肉桂 1.5g,5 剂。

8 月 6 日二诊。上药服下腰腿明显有力,心慌气短亦有好转,多梦心烦未减。原方加龙眼肉 12g,朱茯苓 9g,续服 5 剂。

随访数年,既往夏季症状已消除十之八九,偶有反应,服药三两剂便愈。

70. 脾虚脘胀

王某，男，34 岁，教师。1995 年 8 月 16 日首诊。患者胃脘时常坠胀，食欲食量不佳，饮食稍多便胃胀加重、难受，精神精力渐差，体倦嗜睡，睡眠不实。曾在多处治疗，均曰无明显疾病。转中医治疗，多用香砂六君子、沉香化滞、开胸顺气等丸药治之，药愈服胃脘愈胀。时延已近两年，体重下降十余斤。诊视患者眼眶凹陷，形体消瘦，语出声颤；面色黄白，如蒙薄尘；唇色稍淡，舌质淡红、无苔，津润；脉来虚细无力。东垣曰："形体劳役则脾病，病脾则怠惰嗜卧，四肢不收。"由上所见，患者之病必因饮食劳倦所伤，脾胃中阳之气不振，清气不升，浊气不降，而致脘胀便溏，形体消瘦，非辛甘之味以升其阳，甘润之味以养其胃，则病难除矣。夫温、散、破、降之剂俱在禁列。遂拟益气振阳、补中升提法，方用补中益气丸连服半月。

9 月 5 日二诊。视患者面色黄润，两颧下隐隐透红，精神见振，语出声畅，必病有转机矣。诊其脉，缓而无力，舌质微红，苔薄白津润，脉证已有好转。

自述：服药 5 天后气陷脘胀减轻，食欲食量渐增；半月后病已趋愈，诸症渐失。原方续服半月，巩固疗效。1 年后随访，病痊愈，体重增加 4kg。

71. 阴虚畏寒

王某，女，27 岁，已婚，工人。1980 年 6 月 15 日首诊。患者 3 年前 5 月头胎新产后得病，至今已近 3 年不愈。3 年来无论冬夏，全身畏寒，即使三伏天亦不觉温。曾在多处求治，皆罔效。托人情找教授、专家、名中医不计多少，治之均有效，但不能痊愈。视患者着衣之多、之厚，即使三九严寒亦罕见。全身上下，内外毛棉，将其裹得严严实实。再视其形色：面色虽白，两颧隐隐透红，唇色淡红而润，舌净无苔，津液不足；脉来沉细微数。由上所见，析审其证，患者必因新产月内恣食厚味，耗伤阴津，以致脾肾阴虚，阴虚日久累及阳虚，先其所因为本，后其见证为标，乃寒在骨髓，冷在肌肤也。治当引阳归本，本者肾也；育阴退热，以达治本求标，益阴回阳之目的。即"阴平阳秘，精神乃治"是也。若不依"热极生寒"治之，则误矣。遂用金匮肾气合黄芪鳖甲散加减。处方：酒炒生地黄 30g，牡丹皮、泽泻、茯苓、山茱萸各 12g，黄芪 24g，银柴胡 12g，地骨皮 12g，鳖甲 9g，肉桂 3g，盐制附子 3g，3 剂。

6 月 19 日二诊。视患者衣着比首诊时已减过半，唇舌色微红而不暗，苔薄白，津稍回，脉小缓。此为药力已中肯綮，病情明显好转。原方另加酒炒白芍9g，以敛阴养血，调和阴阳。续服 2 剂，以尽其病，促其康复。

1 个月后患者夫妇特来致谢曰：3 年顽疾久治不愈，先生 3 剂病减半，再 2 剂病痊愈，真神奇也。问及药后身体，曰：其病若失，身体渐康。衣着、精神与常人无异。

按语：此例患者首诊处方开后，其夫曰：此药恐难奏效。拿出病历、处方一大叠，其夫特意选出 3 张，视其所开方药，非黄芪建中汤即越婢汤，亦有用十全大补汤、金匮肾气汤者，其中附子最多用至 30g，肉桂用 24 ~ 30g。多为壮阳驱寒之方药，恐未细审脉证耳。我用盐制附子、肉桂各 3g，使其引火归原，以祛深在骨髓之寒；用生地黄 30g 酒炒，以率群药补肾，清而不寒，补而不腻，非纯补其阳，更非大热散寒，乃遵《内经》"其始则同，其终则异"之训，仍用古方化裁，和而调之，以治病久正邪俱虚之候也。

72. 阳虚畏寒

刘某，男，36 岁，已婚，工人。1981 年 7 月 7 日首诊。患者身体畏冷已 2 年余，尤以入夏以来为甚。虽盛暑酷热，非穿棉毛衣不可。饮食乏味，身体困倦，精神不振。视患者所着衣物，与三冬无异。诊其脉虚细而散，唇舌质淡，苔白而腻，阳虚之候也。治宜温肾助阳，方用金匮肾气汤加减。处方：炮附子 9g，干姜 6g，熟地黄 12g，山茱萸 9g，牡丹皮 9g，茯苓 12g，山药 12g，桂枝 12g，生黄芪 24g，防风 12g，白术 15g，炙甘草 9g，红枣 5 枚，3 剂。上药服至 2 剂，畏寒大减，食欲振；3 剂服下，诸症若失，衣着与常人相近。共服药 9 剂，病全愈。续访 3 年，旧疾未作。

按语：此例患者色、脉、症俱表现为阳虚证，所以用"益火之源，以消阴翳"之方药，病乃速去也。

二、外科治验

外科，俗称疮科。其发病多在体外，如痈、疽、疔、疖、丹毒、疱疹及诸癣等；生于内，则如脏腑痈、疽、菌、痔等。其中大症、险症、急症甚多，如诸癌、狼疮、肾菌、疔疮走黄及痈疽久烂不愈内见脏腑筋骨者等。体外诸疮虽望而即见，容易诊辨，但治之失当，枉死者多矣。外科门派主要有三：正宗派主张凭经并治，以托为先，施以刀针，其法铺天盖地，追随者众；心得派则温病与疡发同理，主张清温解毒，其理虽通，而附和者寡；全生派则阴阳分治，以消为贵，以托为危，其理法问世不足 400 年，却用之每验。

我受祖传，更爱全生。其理有三：①阴阳为纲，分别两治，容易把握；②以消为贵，不轻动刀针，使人少受痛苦；③全生为本，不残人体，堪为外科之最善者。我上代皆宗其理，用其法，治之无不全愈而无残伤。我临证五十余载矣，亦保全欲截残者多人，所以独遵全生一派耳。王氏洪绪以阴阳为纲，辨其阴虚阳实，红肿焮痛为阳为实证属六腑为火；平塌漫肿不痛或微痛木痒者属阴属脏为虚为寒。临证施治，皆得全生。今选辑部分验案，以证其验。我非专事疡科，所治甚少，此集验案，不过管中窥豹。小结回眸，以求渐善。

73. 乳痈初起

黄某，女，24 岁，已婚，农民。1980 年 3 月 17 日首诊。3 月 11 日夜半时，猝感右乳房胀痛发热，未满月婴儿口含乳头，抱开婴儿，乳房仍痛。未及天明乳房红肿，全身发热畏寒。在当地诊断为"急性乳腺炎"。用抗生素治疗 5 天未见好转，乳房红肿高大，按之肿硬焮痛。诊脉来洪实，舌质红，苔白厚乏津，乃乳痈阳实证也。治宜清热解毒，消肿散结。方用仙方活命饮加减。处方：金银花 15g，陈皮 9g，防风 9g，白芷 9g，当归 15g，贝母 9g，天花粉 9g，制乳香、没药各 9g，山甲珠 6g，黄芩 9g，柴胡 9g，蒲公英 15g，生甘草 9g，3 剂。1 日 1 剂，1 剂三煎。水、酒（清黄酒）各半煎浓汁，饭后温服。上药服头剂身热退，肿痛减，3 剂服下肿痛全消而愈。

74. 乳痈

余妻王某，27 岁。1973 年 7 月 9 日，怀抱半岁幼儿含乳午睡，醒后猝觉身发寒热，头痛似裂，右乳头以上红肿焮痛。诊其脉浮数，舌苔薄白，质红少津。辨其病因病机，必为乳子含乳不咽，呼吸吹气，以致乳汁瘀阻，管络失畅；复因午睡不慎，夹感暑湿，以致营卫失和，脉络受阻，欲成乳痈也。治宜解表祛暑，活血通络，方用香薷饮合仙方活命饮加减。处方：香薷 9g，藿香 9g，白扁豆 9g，黄芩 12g，柴胡 9g，当归 12g，川芎 9g，炙穿山甲 9g，白芷 9g，制乳香、没药各 6g，蒲公英 12g，生甘草 6g。

上药服至 2 剂，身热头痛减，乳房红肿不见明显消退。速用鹿角刮细末，每用1.5g，温黄酒送服。服后2小时，红渐退而肿亦随消，诸症悉除而愈。后用鹿角末单方治疗乳痈初起，多获良效。

75. 贴骨疽坏症

李某，71岁，农民。1987年9月10日邀诊。3个月前一夜晚，患者猝感左下肢外踝上缘痒痛交加，身发寒热。到某医院诊断为"丹毒"。治疗不及3日，患处渐生小疱如粟米大，连片；又三四日，小疱串成大疱，形如樱桃，破流黄水，痛痒仍不减。未及10日，患处溃破长约3寸、宽2寸余一块，其痛更剧。不满半月，肉烂见骨，又诊断为"腓骨下端骨髓炎"。治疗半月，脓血渐无，骨露变黑，其痛益剧，寝食难安。后欲截肢未允，出院回家。曾请数人治疗仍无效，且疼痛愈甚，至今已3月余。诊视患者精神委靡，面无华色，如蒙尘垢，脉细弱，微兼弦数。患处骨露色黑，干如木炭，患肢自膝至足背灰暗水肿，按之深陷不起，此贴骨疽之坏症也。

综上所见，初起为丹毒无疑，但皮破肉烂见骨，仍用寒凉之药确为不妥。患者年逾七旬，本已不足，加之疼痛日久，正气复损，以致毒邪深陷、皮破、肉烂而见骨。如此坏症，岂只患者骇然，即使医者亦鲜见矣。为验其预后，令自采白菜连根、萝卜连叶、蒜苗、生姜、野黄菊全株连根、蒲公英、紫花地丁七味，量不拘多少，去净泥土，放砂锅内加水煮数滚，去渣，再熬至稀糊状，放一日夜，涂患处，干则随换。3日后往视之，见露出干枯之骨表面湿润，患者曰：痛稍轻，夜睡得眠片刻。此用药应验之兆也，可治之。遂拟温阳解凝、扶正化毒法，内服外敷。内服处方：生黄芪60g，当归24g，熟地黄15g，麻黄3g，肉桂3g，炮姜3g，炙穿山甲6g，炒白芥子9g，陈皮9g，金银花30g，生甘草9g，牛膝6g，7剂，水煎，兑温黄酒服，1日1剂。外用：生肌玉红膏少加麝香、冰片、天然牛黄为细粉混匀，厚涂患处，1日一换。

9月17日二诊。露出之骨面层微软，腿肿略消，疼痛渐轻，嘱上方金银花减半，加鹿角胶9g（烊冲），续服7剂。外用药不变。

9月25日三诊。患肢水肿消去大半，灰暗之色已退。用煎好的生姜水温洗患处，露出之骨表层灰黑而软，边有裂缝，用手揭之离骨而脱，如皮状，厚约0.7cm、长宽约10cm。见骨面色白有光泽，骨质未坏也。复用前膏厚涂，内服自拟冲和汤加减。内服处方：生黄芪60g，党参15g，当归15g，金银花15g，熟地黄15g，鹿角胶9g（烊冲），炒白芥子6g，陈皮6g，肉桂3g，炮姜1.5g，牛膝

3g，生甘草9g，7剂。外用：每日用生黄芪煎汤温洗2次，外敷加味生肌膏2次。

10月5日四诊。患肢水肿消尽，露出之骨新肉已长平，色如桃花，脉症续有好转。原方续服7剂，外用药不变。

10月14日五诊。患者饮食、睡眠已恢复正常。仅新生肉芽无皮，擦之流血，色鲜红。用生皮法（自配），内服药原方续治。

1个月后往访，患处愈合，新肉生皮，已不出血，而痊愈。

按语：此例患者起初本属热证、阳证，失治溃烂后渐转虚证、寒证，以至毒陷见骨。经我治后，遂从虚寒转为半阴半阳，继而正复痊愈。此乃分阴阳虚实治之又一证也。

76. 脱疽坏症

余某，男，19岁，农民。1974年6月7日首诊。患者因劳动时不慎，被柴草扎伤右足大趾大敦穴处，未在意。不及2日，患处水肿，疼痛麻木，曾在某医院外科清创治疗，但患处时流臭水，淋沥不净。5天后右足大趾皮肉烂尽露骨，骨色灰黑，患肢自膝下通肿，色灰暗，按之深陷不起，疮口流水增多，医院要求果断截趾，以免影响足踝，导致肢残。视患者右足大趾上一半的肉已烂去，趾骨半露，色微枯黑，时浸臭水。此脱疽溃后虚证，当速温补气血，以化其毒凝。方用千金内托散加减。处方：党参9g，生黄芪15g，防风、白芷各6g，当归12g，肉桂2.1g，苍术、白术各12g，牛膝12g，乌附子1.5g，生甘草6g，5剂。外用：生姜、荆芥、防风、雄黄、枯矾各等份煎水洗患处，再涂以玉红膏，膏外撒以二味拔毒散，盖以净纱布，以防尘染。上法治之两日夜，患处所露之骨已长出嫩红色新肉，俗称"肉芽"，覆盖趾骨。如法调治7日，坏水渐少，腿肿缓消，足背皱皮，色转红润。内外治法不变，续调5日。

7月17日三诊。疮上已长满新肉，肿势大消。但疮口仍浸淫不干，嘱上法内服药中附子、肉桂各加至6g，续服5剂。

7月23日四诊。见疮上已长满的新肉又烂了一半，趾骨复露，我甚诧异，问及何因？曰：梦中偶失精2次，即见疮上新肉溃化，疼痛加剧。大病不可夺精，夺精益虚。遂用大剂扶正托毒，以期早日治愈，缓则恐再生变。处方：生黄芪24g，党参15g，当归18g，川芎9g，金银花21g，白术18g，苍术15g，肉桂4.5g，附子4.5g，陈皮9g，生甘草9g，炮姜4.5g，芡实、金樱子各12g，取10剂，一日夜1剂，日3、夜1空腹温服。外用生皮法（方略）调治。又10日，肿全消，皮色复原，水湿亦无，疮口愈合，皮亦老化，色见浅棕，病告痊愈矣。

随访二十余载，至今健康，无异常人，毫无他症遗留，屈伸自如。

77. 颊车疔

闵某，女，23 岁，已婚，工人。1978 年 7 月 8 日来诊。患者初觉右腮麻木，微痒隐痛，以镜照之，有一小疱如粟米大，色白光亮，用手抓破，不及半日腮肿头痛，饮食及语言都不便。西药治疗 3 日未见效，现右齿亦痛，时感恶心烦躁，全身不适。诊视患者右侧颜面漫肿，颊车穴处红肿，中间有一暗红色硬粒，触之痛甚。舌质鲜红，舌尖深红，苔少乏津，脉数。辨证：风血相搏，热郁毒凝。治宜清热解毒，消肿散结。方用五味消毒饮加减。处方：野菊花 15g，紫花地丁 24g，蒲公英 15g，金银花 15g，天花粉 9g，白芷 9g，连翘 15g，赤芍 9g，板蓝根 15g，皂角刺 9g，薄荷 9g，生甘草 9g，2 剂。外用拔疔膏（自配）敷患处。

7 月 15 日患者来舍曰：上药服头剂，头痛、牙痛减轻，疔头已破，自出脓血夹杂；2 剂服后，疔根出，脓尽，肿全消，疮口收敛而愈。

78. 蛀节疔 1

焦某，女，35 岁，已婚，农民。1975 年 7 月 8 日首诊。自诉：右手食指中节内侧猝感麻木疼痛，身发寒热；未及 1 日，患指三节通肿，中节内侧隆起，痛如针刺。经当地卫生所打针、服药及外敷药膏 10 天，不见好转，以致右手通肿至腕以上，疼痛难忍，寝食俱废，精神烦乱。诊脉洪数，舌质深红、无苔，乏津。综上所见，乃热毒为患，时日太久，内脓已成。视其患指，三节被脓串通，恐其毒深侵蚀骨节，即使速溃，亦难保其原状。遂拟清热解毒、溃透托脓法，方用五味消毒饮加减。处方：金银花 30g，野菊花 15g，紫花地丁 24g，鲜白茅根 60g，白芷 9g，皂角刺 9g，生地黄 15g，连翘 15g，赤芍 12g，天花粉 9g，生甘草 9g，3 剂，1 日 1 剂，水煎，食远微温服。外用拔疔膏（自制）厚涂患指，留中节内侧，外以膏药贴之。

7 月 12 日二诊。上药服第 2 剂，疮头溃破，黄稠脓血流出。溃后第 2 日，食指三节通溃，筋骨暴露，疼痛却大减，全身症状消退。上方白茅根、皂角刺溃透疮毒之味去之，加陈皮 9g，黄芪 15g，以扶正托毒。外用黄芪、金银花等份煎水，微温洗患指，1 日洗三五次，外涂生肌玉红膏。

7 月 16 日三诊。上法内服外洗涂膏治疗又 3 日，脓血将尽，新肉复生，色红嫩。外洗、内服药不变，续治。

7月19日四诊。患指新肉已长平，周围红肿全消。唯新肉皮不老化，触之出血。遂用老皮法简易方治之，又7日痊愈。但因来治太迟，脓蚀骨伤，愈后皮肤浅棕色，首节变细，屈伸不如健指灵活，余无他症。

79. 蛀节疔2

罗某，女，36岁，已婚，农民。1975年9月3日首诊。自诉：右手食指中节内侧初起小疹状亮疱，微觉麻木隐痛，抓破后手指随肿，全身冷热不适，用蒲公英根捣烂敷之，无效，且肿痛愈甚。此亦蛀节疔疮也。治宜清热解毒，方用五味消毒饮加减。处方：紫花地丁30g，金银花30g，赤芍9g，连翘15g，黄芩12g，柴胡9g，蒲公英15g，野菊花12g，陈皮9g，当归尾9g，甘草9g，1日1剂。

9月6日二诊。上药已服2剂，身热退，疮头破，脓未出，原方加皂角刺6g，水煎酒引服。

9月7日三诊。患指中节内侧破流黄稠脓液，以野菊花水洗之，见有疔根，色白，形如细面条，长约0.6cm。遂涂拔疔膏，内服药去皂角刺、柴胡、当归尾，加生黄芪15g，全当归12g，续服。

9月9日再诊。疔根已化，脓尽，另用生肌玉红膏涂之（先洗净），内服原方3剂。1个月后随访，共调治12日，新肉长平，疮口愈合而愈。愈后活动自如，无疼痒遗留。

按语：疔疮虽然患小而毒深，且其变化甚速。故此证务须早治为上，以免毒蚀筋骨关节，致成指残。若疔毒内陷，神识昏迷，则谓"疔疮走黄"，治之稍有不当，亦可危及生命。故疔疮患小，切勿小视！

80. 湿毒（湿疹）

余某，男，65岁，居民。1995年5月7日首诊。见患者头顶至足心，全身各处长满红白相间、干湿交错的小硬疹，几乎身无完肤。患者诉全身瘙痒，小疹出一层又一层，抓破流淡血水，随后干痂色白，经用熏洗、涂抹药膏，到专科医院诊治，均无明显效果。后用敌百虫泡化洗涂，仅可止痛一时。诊脉浮滑，舌质暗，苔厚滑腻。究其病因，患者做小生意，长期处在室内，少见阳光，加之房屋矮小，通风差，地潮湿，且患者嗜酒过度，酒助湿生热，加外受阴湿，湿热交蒸，毒蕴肌腠，汗出不畅，浸淫日久，以致皮肤瘙痒，而成顽疹。治宜清热燥湿，杀虫止痒。方用二妙散加味。处方：苍术 15g，黄柏 15g，苦参 15g，白芷 15g，白鲜皮 15g，荆芥 9g，防风 9g，薏苡仁 30g，僵蚕 9g，乌梢蛇 9g，生甘草 6g，5 剂。1 日 1 剂，水煎 3 次，早、中、晚各服 1 次，药渣宽水煎数滚，去渣，趁热熏全身令汗出，待温自上而下洗浴之，每日如此。外用尿素软膏涂抹全身患处。须忌饮酒，勿食海鲜半年。

5 月 12 日二诊。全身已不出新疹，瘙痒明显减轻。原方加土茯苓 30g，金银花 15g，地肤子 15g，续服 5 剂。内服、外洗同前。

5 月 18 日三诊。舌质红泽，苔薄白，有津，脉缓和。病续有好转，原方续服 5 剂，病可痊愈。

5 月 23 日四诊。患者全身大痒复作，身半以上又出新疹，皮肤呈现片片潮红。问其是否犯禁饮酒？答："我以为已经好了，仅饮 3 次酒，1 次饮三四两，随即瘙痒如初。"诊其脉浮滑，舌质厚滑，乃湿热复盛也。治法不变，续服 5 剂治之。并嘱其戒酒 1 年，方保无虞。

随访，患者忌酒半年，服药 20 剂痊愈。1 年后饮酒如初，3 年未见复发。

三、妇科治验

妇科病，除经、带、孕、产外，余病均与内、外科同。今整理四十余例验案中，重在"屡堕不育"一症，因此症我见之较多。其余诸症如月经病、带下病、不孕症等，虽每日都有来治者，但较为疏忽总结，故病案不多。其中原发性不孕症治之最难，其次为不明原因小产、引产次数过多者，若欲再孕保胎，亦非容易。因其冲任屡伤、胞宫受损也。屡见今之年轻女性，大多缺乏卫生知识，尤其是经孕知识。仅重外表，不重内在，是今之通"病"。光美容远远不够，重健康才是真谛。诚希女性月经越来越少、甚至过早不来、屡堕不育、难孕不孕者越少越好！

81. 月经先期

杨某，女，已婚，28 岁，工人。1977 年 7 月 14 日首诊。患者 13 岁行经，每月超前，甚至一月两行。血色紫黑，气味极腥，量多。经期常感头胀心烦，五心发热，食欲不佳，体倦乏力。诊患者面色暗红，形体偏瘦，舌质绛，乏苔，少津；脉来弦数有力，时兼微洪。婚后 3 年未孕。

综上所见，属五阴不足、血热先期之候也。治宜滋阴凉血，疏导调经。方用逍遥散加减治之。处方：生地黄 24g，牡丹皮 12g，玄参 12g，白芍 12g，当归 12g，地骨皮 12g，龟甲 12g，炒栀子 12g，黄柏、知母各 9g，丹参 15g，柴胡、泽兰各 9g，5 剂。1 日 1 剂，水煎 2 次，早、晚空腹温服。外用：吴茱萸（为末）15g，独头蒜（去皮）1 头，蓖麻仁（去壳）10 粒，3 味共捣如泥，做两饼，贴两足心涌泉穴，连贴三日夜去之。

7 月 20 日二诊。患者自感头痛心烦，五心发热明显减轻，脉来洪数之象已缓，原方加续断 12g，枸杞子 12g，益肝肾精血。续服 5 剂。

7 月 30 日三诊。自诉：二诊药服至第 3 剂月经至，血色由紫黑转为深红，量适中，4 天结束。经期不适症状减去十之八九。为巩固疗效，促其怀孕，嘱用丹参 60g，浓煎，少兑黄酒临睡时温服，连服 3 日。10 月底患者来告：已怀孕 2 月余，特来告知。随访，1978 年 5 月生一男婴，母子平安无恙。

82. 月经后期 1

张某，女，已婚，23 岁，农民。1967 年 5 月 2 日首诊。患者面色黑黄，眼眶微黑，偏瘦，性情偏急。舌质暗淡，苔花剥，有津，脉来沉迟微弦。婚前月经正常，无错前错后，无经期不适症；婚后 2 年，先是月经超前错后，以后只错后不超前。血色黑红，有块状，经期腰酸腹痛，经后黄带不绝，全身不适，易怒。辨证：肝气郁结，经行后期。治宜疏肝解郁，活血调经，方用逍遥散加减。处方：柴胡 12g，当归 12g，白芍 12g，茯苓 12g，白术 9g，牡丹皮 12g，炒栀子 9g，茜草 12g，红花 9g，香附 9g，川芎 9g，5 剂，1 日 1 剂，水煎，兑黄酒少量，空腹温服。

6 月 5 日二诊。上药服后 7 日经血至，5 日结束，色深红，无块状，腰腹痛减去大半，与上次比后错 3 天。诊其脉稍沉，舌质转红，病情显见好转，原方加干地黄（酒炒）15g，丹参 30g，续服 5 剂。

半年后随访，服中药 10 剂后月经正常，经期无明显不适症状。

83. 月经后期 2

裴某，女，24 岁，已婚，农民。1964 年 3 月 5 日首诊。患者自 15 岁行经至今，每月行经滞后八九天，量不多，色淡，三四日结束。行经前两天腰酸乏力，畏冷，婚后 2 年未孕，现正在经期。诊患者面色黄白，正气欠实，唇舌淡红，苔不厚，津润，脉来细弱之象。显见禀赋不足，气血虚寒之证，治当益气养血，暖宫调经。方用八珍合胶艾汤加减。处方：人参 9g，白术 12g，茯苓 9g，当归 9g，川芎 9g，熟地黄 9g，阿胶（烊冲）15g，艾叶 9g，肉桂 6g，炮姜 6g，炙黄芪 15g，炙甘草 9g，1 日 1 剂，水浓煎 2 次，兑红糖 15g，黄酒适量，空腹温服。每月服 6 剂。

5 月 10 日二诊。患者精神显振，唇色转红，脉转缓和，稍显乏力，脉证明显好转，原方续服 3 剂。

9 月初患者来告知：2 个月来经期正常，每月只错开一两天，色正红，经期无明显不适感。已停经 2 个月，有望怀孕。

84. 月经量少

赵某，女，21 岁，工人。1991 年 3 月 5 日首诊。14 岁月经至，连续 3 个月时间正常，量少，一两天结束。6 年多来从未一次月经来 3 天者，其量极少。诊患者面无病色，语言温和，舌质、舌苔无异常人，切其脉缓细之象。问及平时生活喜恶，曰：食量少，不爱动，爱看书，恶大肉海鲜，喜蔬菜淡饭，上班工种不累。综上所见，乃素体虚弱，加之所进饮食平淡，以致血之生化之源不足，冲任血海亏虚，故而量少也。治宜健脾养血，方用归脾汤加减。处方：人参 15g，炙黄芪 30g，白术 15g，茯苓 12g，当归 12g，龙眼肉 15g，川芎 9g，阿胶（烊冲）12g，炙甘草 9g，红枣 5 枚，陈皮 6g，肉桂 3g，7 剂。

3 月 15 日二诊。上药服后自感精神好，睡眠多，食欲食量未变，再 5 天月经欲至。原方加砂仁 9g，以醒脾和胃，续服 7 剂。

4 月 1 日三诊。这次月经量增加，3 天半结束，食欲食量稍增。原方加熟地黄 9g，增强补血之功，续服 7 剂。

秋末随访，经服中药 21 剂后月经正常，每次经行 4 ~ 5 天结束，量适中，经期前后无不适反应。

85. 闭经腹痛

陈某，女，29 岁，已婚，农民。1993 年 6 月 5 日首诊。平素月经正常，每月前后错 3 天左右，4 ~ 5 天结束。月经欲潮时小腹微痛伴腰酸半天，余无不适。仅这次月经应至未至，延迟已半月，小腹阵痛，口苦胁满，心烦不宁。诊脉沉涩，时见弦象，舌质暗，苔腻。问及生活习惯，曰：喜饮冷酒，常冷浴。

综上所见，必是经血欲潮、血室正开之时，骤遇冷饮冷浴，寒邪直客下焦，血为寒凝，滞留血海，以致闭经不行也。治宜温经散寒，活血行瘀。方用温经汤加减。处方：乌药12g，莪术9g，肉桂9g，当归12g，桃仁9g，青皮9g，益母草24g，川芎12g，红花9g，牛膝9g，炮姜6g，炙甘草9g，2剂。水煎，兑黄酒，空腹温服，忌生冷3个月。

6月13日，患者来告知：上药服后腰腹阵痛，第2日经血至，量较往常稍多，色暗红，3日后量减，5天结束。诊其脉虚缓之象，舌质红润，瘀积已去，当续调之。用柴芩四物汤加味。处方：当归12g，川芎9g，白芍9g，熟地黄12g，柴胡9g，香附9g，延胡索9g，泽兰15g，丹参24g，益母草12g，生甘草6g，3剂。随访半年，月经如期而至，经期腰腹疼痛消失。

86. 经期鼻衄

靳某，女，22岁，未婚，居民。1965年5月6日首诊。每月经期超前7天以上，兼有头痛，鼻衄，口苦，胁痛，食欲乏味，心绪不宁。诊患者面赤唇红，舌质绛，苔少乏津，脉沉数有力。综上所见，属肝气偏旺，血热上逆，以致经期鼻衄。治宜凉血降逆。处方：鲜白茅根90g，生地黄15g，玄参15g，牛膝12g，茜草、当归各12g，仙鹤草15g，炒栀子12g，牡丹皮12g，龙胆草12g，决明子15g，木香9g，甘草6g，3剂。水煎，兑鲜藕汁适量，饭后温服。

8月2日随访，上药服后经期未再鼻衄，头痛、心烦等症亦明显减轻。

87. 经期发热

胡某，女，28岁，已婚，理发员。1990年3月2日首诊。每月行经发热头痛、全身不适已四五年。3年前发热月经结束即止，后1年余行经前四五日即感全身不适，腰痛发热，纳差乏力，月经结束仍持续四五天。诊视患者面色黑黄，眼眶暗青，舌质红，苔少乏津，脉沉弦无力。辨证：气阴两虚，肝脾失和。治宜和解少阳，益气养阴。方用小柴胡汤加减。处方：柴胡12g，人参9g，甘草9g，黄芩12g，当归9g，白芍12g，茯苓9g，生地黄9g，酸枣仁9g，知母12g，龟甲9g，红枣3枚。月经将净时连服5剂；月经将来提前7日续服5剂。1日1剂，加生姜3片，水煎温服。

7月5日二诊。自诉：上药服10剂后，第2个月经期症状减去大半；第3个月经期症状完全消除。诊其脉转细缓，面色黄润，青黑之色明显退去。阴虚肝郁已解，原方加白术 9g，丹参 15g，续服 5 剂，以健脾胃，调和经血，寄希痊愈。随访 1 年，患者旧恙未作，体重增加，面色红黄而润，食欲、劳作无异病前。

88. 居经

张某，女，24 岁，已婚，居民。1976 年 4 月 25 日初诊。自 15 岁行经至今，最短时间为 3 个月经潮 1 次，最长为 5 个月行经 1 次，量不多，有块状，色暗红，经期前后腰酸腹痛，头昏心烦。已结婚 2 年，未能怀孕。诊患者面色黑红，形体偏瘦，舌质暗红、苔少，脉来沉涩。综上所见，证属冲任化源不足，脾肾两虚，肝失条达无疑。治宜补脾益肾，养血调经，少佐疏导之味。方用八珍益母汤加减，每月于经后服 7 剂，连服 3 个月。处方：炙黄芪 24g，当归 12g，白芍 12g，熟地黄 12g，川芎 9g，人参 12g，白术 9g，续断 12g，制首乌 12g，益母草 12g，柴胡 6g，炙甘草 6g，阿胶（烊冲）12g。

8 月 2 日二诊。服中药 14 剂后，月经来潮，3 个月共来 2 次。经期症状已去大半，精神、食欲明显好转。诊其脉沉涩之象已有变化，六部细缓，病愈不远，怀孕有望矣。原方加龟甲胶（烊冲）12g，鹿角胶（烊冲）12g，枸杞子 12g，以补益精血。于每月经净时连服 5 剂，1 日 1 剂，水煎，少兑黄酒、红糖温服。

11 月底随访，自诉：已连续 3 个月，每月经水来潮，前后仅错四五天，色红无块，全身无明显不适。后续访，1 年后生一男婴，母子平安。

89. 血崩

王某，女，26 岁，农民。1971 年 8 月怀孕，10 月 7 日午后突感腰腹阵痛，继而前阴出血，随之血出如崩，成块成条，即感头晕目眩，不能站立，血出不止，胎随之亦流，但血出仍不止。病势甚猛，不及细诊。急则治标，止崩刻不容缓。遂用升提止血法，中药速煎，急急服之。处方：炙黄芪 90g，党参 15g，升麻 15g，当归 9g，白芍 12g，炙甘草 9g，水一大碗，急火煎取半碗，兑入陈香墨汁七八钱，搅匀，温服。上药服下约 15 分钟血渐止。二煎加入白术 15g，杜仲 12g，续断、阿胶（烊冲）各 15g，红糖 30g（兑入药液搅化），缓煎温服。

随访至 1975 年初，王某于 1973 年后生两胎，母子安然无恙。

90. 红崩

蔡某，女，40岁，已婚，工人。1993年9月3日晚10时来诊。其夫代诉：平时月经过多，有时1个月2次，七八天结束，量多，时夹有血块。常感头晕乏力，精神不振。近十日来持续出血，某中医开药3剂，第1剂头煎服下约半小时，出血量加大，气息微弱，四肢发凉，其势甚危。见患者面色淡灰，声微气弱，脉来细弱，气随血脱之危象也。非大剂参、芪、桂、附以升提回阳，则难以挽回失脱之险。处方：人参30g，炙黄芪60g，当归15g，续断15g，杜仲15g，升麻15g，阿胶（烊冲）15g，蒲黄炭（包煎）12g，卷柏炭12g，地榆炭12g，附子6g，肉桂6g，炙甘草9g，红枣5枚。上药速速浓煎，少量频服。并嘱："如药服下半小时内无明显好转，速来叫我。"

9月5日患者亲属来告知：头煎服下约20分钟，患者四肢渐温，语出有声，出血渐少；二煎服下已天亮，出血全止，已无大碍。顺便将某中医所开药2剂带来，请您看看。视之，除破血行气之味别无他药，红花、桃仁、苏木、土鳖虫、三棱、莪术、香附、木香、柴胡等。

按语：蔡某素禀气虚，又常经水偏多，是气血两亏，冲任血海失固，岂堪经受一派破血行气之品？！我不解也。

91. 绝经后乳房胀痛

范某，女，55岁，职工。1979年10月5日首诊。停经已6年，6年前月经欲行乳房胀痛，经行3日后便消退如常，停经后乳房又时感隐痛微胀，甚则1个月十数日疼痛不减，双乳胀硬，心绪烦闷，多梦口苦。诊患者面色萎黄，隐见淡青，舌质暗、无苔、乏津，脉来沉弦，一息六至。辨证：思虑气结，肝气不舒。治宜疏肝解郁，理气养血。方用逍遥散加减。处方：当归12g，川芎9g，白芍12g，干地黄12g，柴胡9g，甘草9g，牡丹皮12g，山栀子9g，薄荷9g，香附9g，乌药9g，酸枣仁9g，麦冬12g，蒲公英12g，4剂。

10月11日二诊。诸症明显减轻。原方加党参15g以补气，气血和则方无虞。续服5剂。

10月16日三诊。脉来细缓，面色黄润，舌质微红，苔薄白津回，病去正复之象也。嘱其以饮食调养，情绪安定，便可全愈。

随访2年，病愈未发，心身康健。

92. 杂色带下

张某，女，35 岁，已婚，职工。1979 年 7 月 2 日首诊。患者带下黄白相兼，偶夹如茶色状，气浓，淋沥不净。尤以月经前后为甚。常感头昏脑胀，腰背沉重，小腹坠胀，心绪不宁。诊患者面色黄青，舌质暗红，苔花剥不匀，乏津，脉来弦滑，一息六七至。辨证：肝脾失和，湿热下注。治宜疏肝解郁，清热利湿。方用侧柏樗皮丸加减。处方：樗根白皮 15g，黄柏 12g，黄连 9g，香附 9g，白芷 9g，白芍 12g，白术 12g，茯苓 12g，侧柏叶 12g，龙胆草 12g，薏苡仁 30g，5 剂。每剂头、二煎空腹温服，三煎外用熏洗外阴。

7 月 8 日二诊。上药服后头昏心烦减轻，带下转色白，量稍减。原方加白果仁 12g，煅龙骨 15g，山药 15g，以加强益肾收敛之功。续服 5 剂。

随访，共服药 10 剂（加外洗，即用药渣宽水再煎坐浴），带下痊愈。

93. 非血非带淋沥不休

晏某，女，40 岁，已婚，工人。1990 年 3 月 5 日首诊。近两年来月经失调，时前时后，前可一月两行，后则二月一至。每次经期必 10 天左右，红白相间，一月几无净时。常感腰腿酸软，小腹坠痛。诊患者面色萎黄，干燥乏润，语出声微，精神不振。舌质淡，苔少而腻，脉来细濡。辨其证因，必为劳倦伤脾，七情内戕，以致脾肾不足，冲带失固。冲脉伤则经血乱，带脉失约则带浊时下淋沥不止，所以红白相间，连绵不休也。治以益脾肾、固冲带为本，止带为标，方可收完全之功。方用沈氏断下汤加减。处方：人参 15g，熟地黄 12g，当归 12g，川芎 9g，阿胶 12g（烊冲），鹿角胶 12g（烊冲），醋炒艾叶 9g，煅海螵蛸 9g，炮姜炭 6g，续断 12g，杜仲 12g，白芍 12g，炙甘草 9g，5 剂。

3 月 12 日二诊。上药服后红已止，白稍减，精神明显好转。诊其脉细缓，舌质、舌苔变化不明显。原方续服 5 剂。

3 月 16 日三诊。舌质微红，苔薄津润，脉缓。带下红白已无，腰腹不适等症明显减轻。原方加煅牡蛎 15g，巴戟天 15g，以益肾涩敛。续服 5 剂。随访 3 年，共服中药 15 剂后，诸症悉除，精力恢复，劳作如常，旧疾未见复作。

94. 老年白崩

魏某，女，70 岁，已婚，居民。1978 年 10 月 3 日首诊。患者 48 岁绝经，二十余年无带。5 日前不明原因白带淋沥而出，一日夜数阵，气味不浓。近两日带下如注，势如崩堤，头昏眼花，心慌气短，小腹冷痛，全身无力。诊患者面色苍白，精神委靡，唇舌色淡，苔少乏津，脉来沉细，一派虚象显露也。乃脾肾阳虚，带任不固，以致精脱而下，带出如崩。急宜温肾培元，升提固涩。方用内补丸加减。处方：炙黄芪 60g，人参 15g，白术 15g，鹿角霜 15g，菟丝子 15g，桑螵蛸 12g，肉苁蓉 12g，杜仲 15g，巴戟天 12g，乌附子 9g，肉桂 6g，金樱子 15g，龙骨 15g，芡实 15g，山药 30g，2 剂。

10 月 6 日往视，上药服 2 剂将尽，带下减去十之七八。切其脉缓而无力，邪去正虚之象也。原方加煅牡蛎 15g，鹿角霜改用鹿角胶 12g（烊冲），乌附子、肉桂减至 3g，以补益精血，收敛止带。续服 2 剂。

随访半年，自服中药 4 剂后，病愈未发。

95. 恶阻（妊娠反应）

王某，女，23 岁，已婚，居民。1969 年 3 月 3 日首诊。婚后停经 3 月余，近 10 日食欲渐差，时欲呕吐，头晕恶心，脘腹不适，精神不佳。诊脉细滑，微弦，舌质红，苔少，乏津。辨证：胃气失于和降，肝气失于条达，以致脘腹不适，时欲呕吐。治宜和胃降逆，佐以疏肝安胎之味。方用芦根汤加减。处方：竹茹 12g，麦冬 9g，芦根 12g，陈皮 6g，茯苓 9g，砂仁 9g，白术 9g，黄芩 9g，厚朴 6g，2 剂。

3 月 6 日二诊。脉转缓滑无力，恶心呕吐已减。原方加党参 12g，白芍 6g，以益气平肝。续服 2 剂，呕吐平息，胎孕无恙，身体渐健。

按语：恶阻一证，多为胃气失于和降、冲脉之气上逆所致。无论素禀脾胃虚弱，或肝热气逆，湿滞痰盛等证，均宜和胃安中为先，兼以佐药调之。凡一切辛燥升散、破气行瘀、大苦大寒、泻下滑利，以及峻补、有毒之味俱当禁用、慎用，以防伤胎。《内经》虽有"有故无殒亦无殒也"之训，而有伤胎气之药，切不可轻而用之。即使病情非用不可，亦应"衰其大半而止"。

96. 妊娠腹痛

熊某，女，25 岁，已婚，居民。1990 年 6 月 5 日首诊。自怀孕 4 个月后，小腹偶感微痛。数日前因乘车颠簸，遂感小腹坠痛，昨日前阴出血数滴，腹痛不减。诊脉弦滑，舌质淡，唇淡红，面色黄白，形体薄弱。究其证因，必素体虚弱，冲任不实，复因乘车颠簸，而动胎气，以致小腹下坠，出血少量。幸诊疗及时，胎无大碍。治宜养血安胎，补脾益肾。方用泰山磐石散加减。处方：人参 15g，白术 9g，当归 9g，续断 12g，杜仲 12g，阿胶 12g（烊冲），炙黄芪 15g，熟地黄 9g，酒炒黄芩 9g，川芎 6g，酒炒白芍 9g，砂仁 6g，炙甘草 6g，糯米一撮，2 剂。随访，上药服后腹痛渐止，痊愈康复，后顺生一男婴。

97. 胎动不安

陈某，女，28 岁，已婚，职工。1980 年 7 月 2 日首诊。患者怀孕不满 3 个月，平素无恙。前日因替同事肩扛约 15kg 物品上至 2 楼，随感腰腹不适，继觉小腹微痛，当晚见红，出血数滴，至今仍腰酸腹坠，时有点滴血下。诊患者形体偏胖，唇舌色淡，脉来虚滑。问及生活起居，曰：上班常坐，饮食不择，爱静少动。综上所见，患者形体虽盛，气虚可知。平素少于活动，猝因负重上楼，震动胎气，冲任失固，以致气血紊乱，胎孕失于托养，故见腹痛腰酸，胎动不安。治宜养血安胎，益肾固本。方用安胎饮加减。处方：续断 12g，杜仲 12g，菟丝子 9g，桑寄生 9g，阿胶 12g（烊冲），人参 9g，白术 9g，当归 9g，炙黄芪 15g，醋炒艾叶炭 6g，生地黄炭 9g，2 剂。1 日 1 剂，水煎 2 次，不拘时少量、多次温服。

7 月 5 日二诊。脉转缓滑，诸症悉平。原方去艾叶、生地黄炭，加砂仁、黄芩各 6g，续和胃安胎。每月服两三剂，以固冲任，养血安胎。

随访，翌年 4 月底顺生一女婴，母女平安。

98. 胎位不正 1

王某，女，25 岁，已婚，教师。1980 年 8 月 9 日首诊。已婚 2 年，怀孕已 7 月余。经妇检多次，胎儿头向左上位，每天做"正位操"1 小时，做 2 个月无效。诊视患者无病象，遂用丹溪达生散（又名束胎饮）与服。处方：酒洗当归 9g，酒炒白芍 9g，人参 6g，白术 6g，紫苏 6g，炙甘草 6g，大腹皮 6g，陈皮 6g，葱叶 5 根，杨柳嫩枝尖（约 1 寸长）7 段，3 剂。1 日 1 剂，食远温服。

8 月 16 日二诊。服上药 2 剂后，胎动异常，似人转位之状。经妇检胎儿正位，医生多人均感惊异。随访，王某于 8 月 29 日晚 8 时突感腰腹阵痛，随即羊水夹血而下，急请医生接生，不及半小时，医生未到即顺利产下一男婴，体重 3.25kg，母子平安无恙。

99. 胎位不正 2

黄某，女，31岁，已婚，教师。1979年10月2日首诊。结婚6年，现怀第2胎已8个月，头胎难产"莲花生"，胎儿屁股先出，二日夜产下；2胎5个月后多次妇检胎正位，3日前猝感腹部不适，微痛，经医院检查胎儿头转上位，心惧不安。诊视患者无病象，遂用束胎饮与服。处方：人参9g，白术9g，当归9g，白芍9g，紫苏6g，大腹皮9g，陈皮9g，炙甘草9g，葱叶5根，杨柳细枝尖7段，3剂。

10月8日二诊。服上药期间胎动频繁，停药后胎动已不甚。经妇检胎儿头向右胁位，仍不正。原方加川芎9g以行血中之气，助胎运转，续服3剂。

10月16日三诊。服后胎动更剧，显觉胎儿转动之状。经妇检头向下位。

随访，12月初顺生一女婴，从腰腹阵痛羊水破到生下未及4小时，母女平安无恙。

100. 妊娠感寒腹痛

李某，女，25岁，已婚，农民。1991年6月25日首诊。患者面黄无华，舌质淡，苔厚腻，脉来弦滑，微浮紧。思之，必因夏日纳凉，恣意饮冷，或冷浴贪快，寒邪所伤，寒则凝，子脏冲任失和，必小腹痛也。询之，患者夏日露天劳作，热渴难耐，3日前先饮冷水一大碗，后冷浴过久，当晚夜半即感脘腹不适，小腹隐痛，如下坠状。已怀孕4月余，恐妨胎儿。辨证：寒客子脏，气滞不舒。治宜温经散寒，舒郁安胎。方用艾附暖宫丸加减。处方：醋炒艾叶6g，当归9g，川芎9g，续断9g，乌药9g，砂仁9g，柴胡6g，酒炒香附6g，紫苏梗9g，甘草6g，煨姜3g，红枣3枚，藿香6g，2剂。

6月28日二诊。上药服头剂腹痛渐止，2剂后诸症悉除，唯觉全身困倦。诊其脉缓滑无力，舌质微淡，苔薄白而腻。寒邪已去，胎无大碍矣。然暑多夹湿，今寒虽去，湿邪未尽，故体倦乏力，脉缓滑不实。遂改拟祛暑化湿、和胃醒脾法，用六和汤加减。处方：党参12g，白术9g，茯苓9g，厚朴6g，砂仁6g，车前子9g，佩兰6g，藿香6g，甘草6g，红枣3枚，黄芩6g，2剂。上药服后诸症悉除，劳作如常，后亦顺生。

101. 妊娠寒热似疟

王某，女，25 岁，已婚，农民。1969 年 3 月 20 日首诊。怀孕 3 月余，3 日前身发寒热，全身拘紧，甚则四肢抽颤，约 2 小时后汗出冷退，随之又头痛发热，大汗淋漓，烦渴欲饮，每日如此，发无定时。口微苦，食欲减，精神渐差，体倦乏力。诊脉来弦滑，按之不实，舌质红，苔白厚而腻。辨证：妊娠感冒风寒，邪在半表半里，故症见先恶寒发热，寒热往来，继见口苦食减，烦渴欲饮，神疲，脉弦。治宜和解少阳，清热安胎，方用小柴胡汤加减。处方：柴胡 9g，黄芩 9g，人参 6g，紫苏梗 6g，白芍 9g，荆芥穗 6g，续断 9g，炙甘草 6g，薄荷 6g，生姜 2 片，红枣 3 枚，2 剂。

3 月 23 日二诊。上药服后冷热已退，口苦体乏尚未减轻。诊其脉缓滑无力，苔白厚略减。表证已解，正气待复。原方去薄荷、生姜、荆芥穗等疏散之品，加知母 9g，砂仁 6g，白术 6g，当归 9g，麦冬 9g，柴胡减半，以养血和胃安胎。续服 2 剂。随访，寒热未作，病愈而安。

102. 胎漏

王某，女，28 岁，已婚，会计。1974 年 10 月 3 日首诊。婚后怀第 2 胎，已 5 个月。怀头胎至 3 个月时，前阴常点滴出血，色浓淡不一，至生不绝；2 胎怀至 2 个月亦如头胎，时下豆汁状，如血似漏，点滴不止；3 日前复因闪挫惊吓，遂感小腹不适，血出渐加，恐致小产。诊患者形体瘦弱，面色白里隐青，舌质淡，苔少，津不足，脉来细滑。辨其证因，素禀心脾两虚，生化之源不足；复因跌仆伤挫，冲任受伤，血海不宁，以致腰腹不适，出血遂多。幸出血虽久而量极少，腰腹虽感不适而未阵痛，肾元根蒂未受大损，故胎尚未堕可保也。遂拟补肾固冲、养血安胎法，方用泰山磐石散加减。处方：人参 9g，炙黄芪 15g，白术 9g，当归 9g，熟地黄 9g，白芍 9g，阿胶 12g（烊冲），桑寄生 9g，杜仲 12g，续断 9g，仙鹤草 9g，黄芩 6g，砂仁 6g，炙甘草 6g，柴胡 6g，3 剂。

10 月 7 日二诊。脉转缓滑，出血全止。视其精神尚欠振，原方去仙鹤草、黄芩，加龙眼肉 12g，以养血宁神。续服 3 剂。上药共服 6 剂，未再出血，精神、饮食渐加。足月顺生，母子无恙。

103. 产后腹痛

李某，女，25岁，已婚，农民。1963年8月10日首诊。已婚3年，生头胎12日，余血淋沥不净，小腹疼痛不止，食欲不佳，乳汁不足。诊视患者面色黄瘦，精神欠振。唇色无华，舌质偏淡，两边隐隐瘀斑，脉来虚弦。显见产后血虚夹滞，瘀行不畅，以致腹痛也。治宜养血活瘀，行滞散寒，方用生化汤加减。处方：酒洗当归12g，川芎、醋制艾叶各9g，炮姜炭9g，红花6g，桃仁3g，炙甘草6g，焦山楂6g，王不留行3g，2剂。上药2剂服后恶露渐无，腹痛亦止。加以饮食温补，乳汁亦充。

104. 产后恶露不止

张某，女，29岁，已婚，农民。1965年3月5日首诊。产后已十余日，恶露淋沥不绝，腰腹时感隐痛，精神不振。诊观患者唇色暗淡，舌质淡而腻，脉象缓弱，时兼沉弦。辨证：气虚失摄，血失温煦，以致小腹时感空坠隐痛，恶露虽连绵不绝而量不多。治宜补气摄血，温煦下焦。方用十全大补汤加减。处方：炙黄芪24g，党参15g，酒炒白芍9g，熟地黄9g，当归12g，川芎9g，白术9g，肉桂6g，炮姜1.5g，鹿角胶9g（烊冲），炙甘草6g，醋艾炭6g，3剂。

3月10日二诊。脉缓，唇舌微红，恶露渐无。原方去姜、桂，续服3剂。随访，上药共服6剂，病愈康复。

105. 恶露不止

王某，女，26岁，已婚，农民。1990年7月2日首诊。产后已半月，瘀血淋沥不绝，时感眩晕，心绪不宁，咽干，乏味，多梦恐惧。诊患者唇色暗红，面垢隐红，舌质暗、无苔，津乏，脉细数。辨证：阴虚生热，热迫血行，以致恶露逾期不止，咽干食减，恐惧不宁。治宜滋阴生津，养血止露。方用保阴煎加减。处方：酒炒生地黄12g，熟地黄12g，白芍9g，续断12g，仙鹤草12g，炒酸枣仁9g，墨旱莲9g，阿胶12g（烊冲），麦冬12g，石斛12g，甘草6g，3剂。3剂服后恶露已止，诸症悉除而安。

106. 产后发热

刘某，女，25岁，已婚，工人。1989年9月20日首诊。婚后头胎，产后3

日身发寒热，十余日后发热畏冷，恶露未尽，腰腹酸痛，食欲不佳，身体虚弱，乳汁不足，西药治疗效果不佳。诊视患者形质不实，面色苍白，两颧潮红，唇色淡，舌质淡红，苔薄白津润，脉来虚数。辨证：新产血虚，感冒风寒。治宜养血扶正，解表退热。方用加味四物汤。处方：当归 12g，川芎 9g，酒炒白芍 9g，熟地黄 9g，荆芥 9g，防风 9g，柴胡 9g，黄芩 9g，紫苏梗 9g，炙甘草 6g，党参 15g，红枣 3 枚，生姜 3 片，2 剂。

3 日后往访，上药服后热退，原方去荆、防、柴、芩、生姜，加白术、砂仁、杜仲、续断、阿胶各 9g，王不留行 6g，以健脾养血。续服 3 剂。

续访，二诊后恶露净，腰腹酸痛若失，食欲渐增，乳汁亦充。

107. 乳汁不足

黄某，女，25 岁，已婚，教师。1980 年 8 月邀诊。产后 1 月余，乳汁极少，乳房不胀。曾用猪蹄、鳜鱼、黄花菜根熬汤加黄酒、红糖服食多日，效果均不明显。诊患者面色黄白，皮肤干燥，唇舌色淡无华，脉来虚细无力。食欲不佳，尤厌油腻荤腥。常感头晕体困，精神不振。由上所见，乃气血虚弱，乳汁化源不足，无乳可行，故乳房不胀，乳汁缺乏。治宜补益气血，佐以通乳。方用通乳丹加减。处方：红参 15g，炙黄芪 30g，当归 12g，川芎 9g，白术 12g，陈皮 6g，炙穿山甲 6g，王不留行 9g，肉桂 3g，炙甘草 9g，3 剂。上药浓煎，兑黄酒、红糖搅和温服，另炖猪蹄汤间服，主食多加营养之品，以助药力。

随访，上药服后 5 天乳汁渐充，双乳觉胀，乳汁有余。

按语：凡产后气血不足，或气血虚寒，或肝郁气滞等证，均以补益气血为大法，再视体之虚实，或有兼夹他症，仅以佐药应变之，勿失本虚大则，少则二三剂，多则五六剂，每获佳效。皆产后气血大虚为本也。我用此法曾治愈产后 4 个月无乳汁者，用药 3 剂，乳汁即通，且哺乳至 1 岁，乳汁尚有剩余。

108. 无乳汁

余某，女，27 岁，已婚，农民。1992 年 9 月 5 日首诊。婚后生两胎，2 胎已满月。两胎均无乳汁，产前后无任何疾病，产后饮食如常。唯乳房不胀，乳汁几无。视患者脉色无病，精神与常人无异。仅以产后多虚为据，用十全大补汤加减与服。处方：炙黄芪 30g，人参 15g，白术 9g，茯苓 9g，当归 12g，川芎 9g，熟地黄 12g，炙穿山甲 9g，王不留行 9g，白木通 9g，肉桂 6g，炙甘草 9g，5 剂。

9月15日二诊。服药2剂后乳房有微胀感，并有少量清稀乳汁；停药不及3日，乳胀若失，乳汁又无。原方加海马6g，炮姜6g，续服5剂。

随访，二诊药服下与首诊药效果相同。

按语：与余某类同者，已遇4人。虽经多方治之，均无效终治。论其形体，并无疾病，仅为产后乳汁全无，明显气血不足，或食欲不佳，生化之源不足，或夹气滞肝郁，或偶感他症者，药食调治均不见乳汁，至今未解其故。疑为个体生理原因所致，非病理耳。不然，5例中不仅我治之无效，且多处、多人、多方治之均无效，终以代乳品喂养之。

109. 乳汁自出

田某，女，25岁，已婚，农民。1970年8月2日首诊。新产后3日乳汁来，且自溢不止。今已满月，乳汁仍沥沥不断，乳房不胀，婴儿吮之又不足。诊视患者面色黄白，唇色淡，舌质淡，苔白微厚而腻，脉来虚细。辨证：脾胃虚弱，气血不足。治宜补气养血，佐以固涩。方用十全大补汤加减。处方：炙黄芪24g，白术9g，云茯苓9g，人参12g，当归12g，白芍9g，熟地黄12g，五味子9g，芡实15g，煅牡蛎12g，炙甘草9g，红枣5枚，3剂。

8月9日二诊。上药服后乳汁外溢渐少，乳房有微胀感。原方黄芪加至30g，以补气摄血。续服5剂。服药8剂后，乳汁自溢全止，哺吮已正常矣。

按语：曾治多例乳汁自出属肝气郁滞，乳胀烦躁而自溢者，用逍遥散加减，平肝降逆、清热解郁法治之亦三五剂痊愈，不可概用补益固涩方治之，以免辨证不明，误补益疾，而犯虚虚实实之过也。

110. 屡堕不育1

程某，女，32岁，已婚，职工。1978年11月1日初诊。1968年10月结婚至今已10年，连续小产8胎。第1胎怀孕近7个月，第2胎五个多月；第3胎不足3个月；第4～8胎均不足2个月流产。自1976年11月至今已2年不怀孕。经多家医院检查，生殖脏器无明显异常。自觉头昏脑胀，心烦易怒。月经超前10天左右，甚则一月两潮，血色暗红，时有块状。经期头痛心烦更甚，口苦胁满，腰腹酸痛，食欲不振。诊脉弦数，舌质暗红乏苔，面色黄里透青。辨证：肝阳偏亢，肾阴不足。治宜平肝潜阳，滋肾调经。方用柴芍地黄汤加减。处方：生地黄24g，泽泻12g，山茱萸9g，山药9g，牡丹皮12g，生牡蛎15g（先煎），白芍 12g，丹参 24g，柴胡 9g，香附 9g，甘草 9g，5 剂。

11 月 7 日二诊。脉转小弦，头痛胁满稍减。原方加生酸枣仁 12g，酒大黄 6g，续服 5 剂。

11 月 13 日三诊。头痛心烦、口苦胁满明显减轻，月经已潮，经期不适症状亦减，血块亦少，色正红。诊其脉，虚缓之象，舌质红，苔薄有津，面色黄润，肝气已舒之象也。原方去酸枣仁、大黄，黄芩减半，加当归 12g，续断 12g，续服 5 剂。

11 月 25 日四诊。上次月经 5 天结束，色红无块。脉、舌如上诊。月经已调顺，阳亢气旺已平，改用一味丹参 60g，浓煎，兑黄酒于晚睡时温服，连服 7 日，2 个月后复诊。

1979 年 3 月 10 日五诊。脉细缓而匀，经血 2 个月未至。嘱其在医院尿检。3 月 11 日患者示尿检单，妊娠试验阳性，已怀孕。遂另拟固肾安胎法，以防滑堕不育。方用三合保胎丸加减，每月中旬服两三剂。处方：酒蒸熟地黄 12g，当归身 12g，漂白术 9g，黄芩 6g，厚杜仲 12g（盐水炒断丝），酒炒川续断 12g，酒炒白芍 6g，杜仲、菟丝子各 9g（酒蒸）。另嘱：10 个月内禁房事，情绪安静勿烦怒，勿体劳过度，勿食辛辣热燥伤阴之物，禁服他药至产后满月。

10 月 30 日程某怀抱婴儿来曰：顺生一女婴，母子平安无恙，特来告谢。

111. 屡堕不育 2

袁某，女，27 岁，已婚，职工。1978 年 3 月 12 日首诊。1971 年 5 月结婚至今流产 6 胎。头胎怀孕 6 月余，因负重而致腰酸腹痛、淋沥出血 4 日小产；2 胎怀孕近四个月，因弯腰取物，稍用力即感腰酸腹坠，继见出血，不及 3 日胎堕；3 胎怀孕近 3 个月，露天看电影，腰部被飞来蚕豆大石子击中，突感腰酸，随之小腹下坠阵痛，不及 3 日小产；第 4、5 胎怀孕未及 2 个月即流。第 6 胎怀孕约 50 天时，因脘闷腰酸，某中医开保胎药 3 剂，服头剂一煎后未 1 小时即感腰酸腹坠，随即出血，小腹阵痛。问及某中医可否续服？曰：急宜速服。待头剂二煎服下 2 小时许，出血量加，小腹痛剧，未及半日下血块至小产。后经人看药，内有大黄、半夏、薏苡仁等味。诊患者面色苍白，形体偏胖，声微气短，脉来细弱，舌质淡，苔薄白。一派阳虚血亏之象。治宜温补脾肾，养血固冲。用补肾助孕方加减。处方：人参 15g，白术 12g，茯苓 12g，当归 12g，熟地黄 12g，鹿角胶 12g（烊冲），炙黄芪 15g，淫羊藿 12g，仙茅 9g，巴戟天 12g，杜仲 12g，香附 6g，炮附子 6g。上药于每月经血将尽时连服 7 剂。

8 月 2 日二诊。上药已服 21 剂，停经 1 月余。复诊其脉，细而匀，似带微滑，已受孕矣。另拟补益脾肾、养血安胎法，方用泰山磐石散加减。处方：人参 9g，炙黄芪 15g，白术 9g，茯苓 9g，当归 9g，续断 9g，杜仲 12g，熟地黄 9g，砂仁 6g，菟丝子 9g，炙甘草 6g，糯米 15g，每服 3 剂。如有异常，及时来诊。另嘱：10 个月内禁服他药，慎食生冷及辛燥之物，约束房事，勿负重，保持心情平和。患者于 1979 年 4 月下旬顺生一男婴，母子平安无恙。

112. 屡堕不育 3

丁某，女，29 岁，已婚，护士。1981 年 9 月 3 日首诊。结婚 6 年，流产 5 胎，已近一年不孕。第 1 胎怀孕不及 5 个月，因感冒发热夹恼怒胁痛，伴腰酸腹胀，前阴淋沥出血不止，至第 5 日出血增加而流产；第 2～5 胎均不及 3 个月，原因不明出现腰酸腹坠，以致出血流产。平时常头痛烦躁，多梦失眠，口苦咽干，手足心热，食欲不佳，精神困乏。诊视患者形体消瘦，面色暗红，精神欠振，舌质尖红，苔少津乏，脉来沉弦而数，按之则散。月经多数超前，量不多，色暗红，三五天结束，经期常头昏心烦易怒，口苦胁胀，腰腿乏力。综上所见，患者素体阳盛，易怒伤肝，下扰血海，迫血妄行，而致胎动小产矣。治宜养阴清热、舒郁调经。方用柴苓四物汤加味。处方：当归 15g，川芎 9g，白芍 12g，生地黄 15g，柴胡 9g，黄芩 12g，酸枣仁 9g，栀子 9g，丹参 15g，知母、黄柏各 9g，龟甲 12g。经后连服 7 剂，1 日 1 剂，水煎，空腹温服。

10 月 13 日二诊。上次月经除头痛心烦、口苦多梦减轻外，余无明显变化。原方加红花 6g，以活血调经，续服 7 剂。

11 月 12 日三诊。脉转弦细，舌尖红退，精神稍爽。问及经事，答：时间错后 2 天，血色转红，血块减少，量适中，4 天半结束。经期反应不明显，多梦心烦亦有好转。原方加续断 12g，以补肝肾，续服 5 剂。

12 月 30 日四诊。服上药 19 剂后月经正常，不适症状基本消失，上月停经，尿检示弱阳性。诊其脉细缓之象，可能怀孕。遂另拟养血安胎、益肾固冲法，方用寿胎丸加味，以益其精血，固其冲任，防其堕胎。处方：酒蒸菟丝子 12g，桑寄生 12g，续断 12g，阿胶 12g（烊冲），杜仲 12g，熟地黄 9g，当归 9g，黄芩 9g，砂仁 6g，3 剂。嘱：如无异常，每月服 3 剂即可；如稍感不适，须及时诊治。10 个月内禁止性生活，保持安静情绪，勿食辛辣热燥之物，勿过度劳累，谨记勿忘。

1982年5月患者亲属邀我往诊。见患者精神不爽，面带愁容。自怀孕至今已5个月足，每月服药3剂，无明显异常出现。3天前因洗衣数件，遂感腰腹不适，继而小腹阵痛、点滴出血，卧床未动已2日。诊其脉动滑，胎动不安之象也。急令将上药加糯米15g，人参9g，麦冬12g，五味子6g，以补脾肺，益气阴，救损安胎。令其速服。上药服1剂后诸症渐平，出血全止。复诊其脉，缓滑之象，胎已安也，原方续服2剂。每月保胎药3剂勿间断，有异常随诊。

随访，患者于1982年10月初顺生一女婴，母女平安，合家欣然。

113. 屡堕不育4

刘某，女，27岁，已婚，农民。1979年8月2日首诊。已婚5年，小产4胎。头胎不足3个月人工流产；1年后怀2胎，未及4个月不明原因流产；3胎未至3个月，因负重至腰酸腹痛，出血3日不止流产；第4胎怀孕至8个月时，胎儿不动1月余，经医院妇检查为死胎，人工流产后年余不能怀孕至今。诊视患者体胖质弱，面色黄垢，唇色暗淡，舌质淡灰，苔腻津滑，脉来沉滑。月经前后无定期，前后错10天左右，血色暗淡，淋沥10日不净。带下灰白，似黏冻状不绝。常感头昏腰酸，四肢乏力，甚则双足微肿，精神不振。综上所见，证属脾肾阳虚，冲任不固，带脉失约，湿注下焦胞宫，精血不得营养胎孕，以致滑胎、死胎也。治宜燥湿健脾，温肾固冲。方用补肾安胎饮合完带汤加减。处方：人参12g，白术12g，山药12g，苍术9g，薏苡仁15g，杜仲12g，续断12g，益智仁9g，补骨脂9g，菟丝子12g，艾叶9g，炙甘草9g，5剂。

8月9日二诊。腰酸腹痛及带下淋沥明显减少，余无明显变化。原方加煅龙骨12g，以收敛止带。续服5剂。

8月16日三诊。脉来缓而无力，沉滑之象已减，面色黄垢明显减退，下焦胞宫湿浊已除，另拟养血固冲、益肾促孕法，方用补肾安胎饮加减。处方：杜仲12g，续断12g，巴戟天12g，人参12g，白术9g，菟丝子9g，当归12g，熟地黄12g，炙黄芪15g，鹿角霜9g。每月经后服7剂，连服3个月。

11月30日四诊。上药服至2个月后停经。现已近四十天月经未来。诊其脉细缓之象，六部虽弱而不绝，有孕之征也。原方去鹿角霜，加砂仁6g，每月服三五剂至分娩，如有异常及时诊治。并嘱：禁房事10个月；勿过度劳累，尤忌负重；勿忧思恼怒，情绪保持舒畅；勿食生冷滑腻及辛燥动火之物。

随访，于 1980 年 8 月中旬顺生一女婴，母女平安无恙。

按语：以上程、袁、丁、刘 4 例屡堕不育治法不同，方药亦异，而均得治愈者，在于辨证也。如程姓证属肝气偏旺，气有余便是火，火盛则阴血耗，故冲任受损，血海不宁，以致胎孕失养而堕矣。袁某则属脾肾阳虚，阳虚则胞宫寒，寒则胎孕失其温煦，冲任无力以育养，故堕而流产矣。丁、刘 2 例亦各有所主，一主阳旺血枯，一主湿淫胞宫，终为冲任受损，难以摄养而致死胎、滑堕也。故肾不可以怯弱，肝不可以刚燥，脾不可以伤败，冲任不可以受损，如有弱、躁、败、损，胎孕必失其所养，非夭则堕矣。夫精血宜充，冲任宜固，若此则胎得以孕育也。此为治屡堕之关要，舍此不为良法。《内经》云："知标本者，万举万当，不知标本，是谓妄行。"我临证治愈百例屡堕不育者，少则连流 2 胎，多则 8 胎俱夭，经治无一例再堕者，皆求其本，审其因，辨其证，慎用方，病变药变，守其所本，不失活法，故难必克，治必愈也。

114. 不孕症 1

喻某，女，28 岁，已婚，工人。1989 年 2 月 3 日首诊。结婚已 4 年，夫妻同居，双方无明显疾病，至今不孕。月经滞后，每月错后七八天，血色淡红清稀，量不多，常夹白带同下。经期腰背沉重，小腹时觉冷痛，全身困乏，口淡，食欲差。曾在某医院检查双方生殖系统无明显异常。诊患者形体偏胖，面色苍白，唇色淡，舌质淡嫩，苔薄白津润，脉虚细，沉取似断、无力。

综上所见，证属脾肾阳虚，胞宫寒冷，湿淫带下，以致难以受精而不孕也。治宜温肾助阳，暖宫止带。方用毓麟珠加减。处方：人参 12g，白术 12g，茯苓 12g，酒炒白芍 9g，当归 12g，熟地黄 12g，酒制菟丝子 12g，盐制杜仲 12g，鹿角胶 15g（烊冲），巴戟天 12g，乌附子 6g，艾叶 9g，炙甘草 9g。每月经血将净时连服 7 剂，水煎，少加黄酒空腹温服。

5 月 10 日二诊。见患者精神大振，面色微红，唇舌之色已不淡，脉来缓而匀，沉取不绝。乃肾气精血渐旺，脾胃生化之源复振之象也。问及月经，答：上月错后 3 天，血色正红，已不清稀，带下已除，经期症状已不明显。原方去乌附子、艾叶，加续断 12g，山药 12g，助其补肝肾之力，服法同首诊。

10 月 2 日三诊。已怀孕 2 个月，偶感脘闷不适，时有呕吐已十余日。诊其脉滑匀，已怀孕无疑。改用和胃安胎法，以保胎助育。处方：人参 9g，白术 9g，茯苓 9g，当归 9g，熟地黄 9g，芦根 9g，砂仁 6g，陈皮 6g，厚朴 6g，杜仲 9g，续断 12g，菟丝子 9g，黄芩 6g，炙甘草 6g，红枣 3 枚。每月服三五剂，水煎温服。随访，喻某于 1990 年 6 月初生一男婴，母子平安无恙。

115. 不孕症 2

黄某，女，27 岁，已婚，职工。1991 年 7 月 5 日首诊。已婚 5 年，4 年前人流一胎，至今未孕。经医院检查夫妇无大碍，仅月经失常，或一月两潮，或二月一行，色暗红，有块，杂色带下，时感腰腹酸痛，失眠多梦，精神欠佳。诊患者面色黄白乏泽，唇色淡，舌质暗，苔滑腻，脉来沉滑兼弦。辨证：肝脾不和，经血失调。治宜疏肝健脾，调经止带。方用侧柏樗皮四君汤加减。处方：侧柏叶 12g，樗白皮 12g，人参 12g，白术 12g，茯苓 12g，白芷 9g，白芍 9g，柴胡 9g，香附 9g，酸枣仁 9g，炙甘草 9g。月经前服 5 剂，经血将净续服 5 剂。

9 月 10 日二诊。脉转沉细，弦滑势退。服药 20 剂，行经 2 次，现正在经期。经期症状明显减轻，血色深红，无块。病变药亦变，遂改拟益肝肾、养精血、固冲任、促受孕为大法。方用毓麟珠加减。处方：人参 12g，白术 9g，茯苓 9g，白芍 9g，川芎 9g，当归 9g，熟地黄 9g，酒制菟丝子 12g，酒制杜仲 12g，续断 12g，鹿角胶 12g（烊冲），炙甘草 9g。于月经将净时连服 5 剂，1 日 1 剂，水煎空腹温服。

1992 年 4 月随访，黄某二诊药服 10 剂后，于当年 12 月停经，经医院尿检，妊娠试验阳性。续访，9 月底生一男婴，母子平安无恙。

116. 不孕症 3

郝某，女，31 岁，已婚，工人。1985 年 8 月 6 日首诊。已婚 8 年，医院检查生殖脏器无异常，无明显疾病，夫妻生活在一起，至今不孕。近 3 年黄带渐多，尤以经期前后为甚，月经前后无定期，时有块状，色暗红，或淡红，或如茶水。经期常头昏心烦，失眠多梦，腰腿酸软无力。诊患者面色萎黄，精神欠振，唇色暗淡，舌质红，苔花剥状，津乏；脉来沉细无力。

综上所见，患者显属思虑伤脾，生化之源不足，心脾肾俱虚，血海胞宫难以受孕所致。治宜养血调经，方用八珍汤加减。处方：人参 15g，白术 12g，茯苓 12g，当归身 12g，川芎 9g，白芍 9g，熟地黄 12g，阿胶 12g（烊冲），炒酸枣仁 9g，鹿角胶 12g（烊冲），炙甘草 6g。于每月经血将净时连服 7 剂。

11 月 6 日二诊。上药连服 3 个月，失眠、头昏等不适症状消除，月经正常，仍不怀孕。诊视患者精神气色、脉象均如常人，而不受孕，恐另有原因。要其夫陈某到医院检查生殖脏器及精液常规。经查：无精虫。诊视陈某，脉色无病态，遂拟温肾助阳法，用肾气丸加减治之。处方：熟地黄24g，山药12g，泽泻9g，牡丹皮9g，茯苓9g，山茱萸12g，巴戟天15g，杜仲12g，制首乌24g，鹿茸3g（为末，酒送服），乌附子6g，肉桂6g，1日1剂，连服1个月。

12月15日三诊。女方仍无孕象，月经正常。嘱男方续服上药1个月。

1986年2月四诊。女方仍未孕。男方再查精液，提示：无精虫。此例治疗至此，已无生育希望，不予再方。

随访10年，陈某陆续在国内多处治疗，甚至买进口药服用，均无效果，后抱养他人女婴，停止医治。

附记：汪某，女，29岁，已婚7年，职工。于1984年9月诊治2月余未孕。其夫安某经医院精检，精子成活率为7%，经服补肾壮阳药2个月再查，成活率上升至37%。续服补肾方加鹿胎膏2个月，精子成活数未上升而停治。随访10年仍未孕，亦抱养女婴，放弃治疗。

孟某，女，26岁，已婚4年，工人。医院妇检，输卵管不通，经治疗无效转中医续治。患者形体过胖，3个月行经1次，量极少，白带过多，畏冷。以温肾补血、调经止带方治疗3个月，带止，体重下降3kg，月经仍3个月以上一行，量少。改服调补冲任血海之方又3个月，月经仍无变化而不孕。随访3年，月经如旧，怀孕无望。

按语：我临证30年（90年代前），经治不孕症数十例，未愈者唯郝、汪、孟3人。究其原因，郝、汪2例属男方精亏精无所致；孟某则经血不足，加之湿胖之体，输卵管阻塞，虽经中西医治疗2年余而无效停治。

上3例治之未愈，古人谓"五不男"之属，如郝某夫无精虫，汪某夫则属"怯"，孟某又属"五不女"之"脉""绞"，均为不孕之列也。若用人工授精法，或可获效。

117. 不孕症4

胡某，女，32岁，已婚，农民。1980年3月5日初诊。已婚9年余，夫妻生活在一起，至今未怀孕。曾在某医院妇检，提示：子宫靠后、偏小，不易受孕。经多处治疗俱无效果。每月经期超前10天左右，三五天结束，量少、色黑。经期头晕心悸，烦躁易怒，口苦胁胀，腰酸，小腹隐痛。平时常失眠头昏，食欲不佳。诊视患者形瘦色黑，性情急躁，唇色暗红，舌质绛，苔少乏津，脉来沉涩。阴虚血枯之象显矣。阴虚则生内热，热盛则灼耗阴血，冲任失调，不能摄精受孕之理亦明矣。治宜补肾养血，调经促孕。方用养精种玉汤加减。处方：熟地黄 24g，当归 15g，白芍 12g，山茱萸 12g，阿胶 12g（烊冲），紫河车 15g，杜仲 15g，续断 12g，每月经后 1 日 1 剂，连服 10 剂。

6 月 5 日二诊。上药已服 30 剂，脉转沉细，唇色红润，津回。上月经来量加，色红，5 天结束。经期症状减去过半，精神亦有好转。治疗已有起色，可望近期怀孕。原方加鹿角胶（烊冲）12g，人参 15g，龟甲 9g，服法同上。

9 月 10 日三诊。停经已近五十天。诊其脉细微滑，有孕之象初显。嘱其暂不服药，下月再诊。

10 月 12 日四诊。切其脉滑而匀，已怀孕无疑矣。为保其胎孕，以防滑堕，另拟养血安胎法，方用泰山磐石散加减。处方：人参 9g，炙黄芪 12g，当归 9g，白芍 9g，川芎 6g，白术 6g，熟地黄 9g，续断 9g，杜仲 9g，黄芩 9g，砂仁 6g，炙甘草 6g，糯米 15g，每月服三五剂。如有他症，及时诊治。

随访，胡某于 1981 年 5 月底生一男婴，母子平安。

118. 癥积 1

张某，女，26 岁，已婚，农民。1978 年 5 月 6 日首诊。患者形体偏胖，面黄垢浊，舌质暗红、无苔，脉弦滑。月经 50 日一潮，白带过多。脐下有一硬块，按之牵痛，仰卧见硬块凸出肚皮，固定不移，起自 2 年前产后，恶露断续不绝数月，小腹隐痛，得热稍缓，硬块初起不显，渐大如鸡卵。月经不调，血带杂下，每行必淋沥不绝十余日，伴小腹疼痛不息。综上所见，必因产后调理失度，风寒湿邪乘虚客留胞宫，或情志所伤，忧思气结，或暴怒伤肝，气逆血滞，久而癥积，以成此患。患者复曰："现已离异 2 年余，因产后多次怄气打架，得病后夫妇更加失和，我病渐重。"聚散无常者为瘕，属气；固定不移为癥，属血。此例病属气滞血凝，积而不散，乃癥也。治宜温经活瘀，方用少腹逐瘀汤加减。处方：肉桂 6g，川芎 9g，当归尾 15g，赤芍 12g，桃仁 9g，莪术 9g，厚朴 12g，木香 6g，柴胡 6g，青皮 9g，炮姜 6g，3 剂。

5 月 9 日二诊。服药后腹痛加剧，包块中心似觉变软，原方加酒大黄 6g，苏木 6g，红花 9g，续服 3 剂，加温黄酒为引。

5 月 10 日三诊。脉沉、小滑，瘀血已见下，有块状，色暗红，杂色夹下，大便干黑而硬。癥块稍软而不移，大如掌，边缘可触及，尚硬，按之仍痛。原方加香附9g，鳖甲9g，五灵脂9g，虻虫1.5g，酒大黄加至9g，去肉桂、炮姜，续服3剂。

5月14日四诊。续下坏血3日，量不多，癥块已大消。改拟活血散瘀法，用加味抵当丸续服。处方：当归尾9g，桃仁6g，虻虫1.5g，大黄9g，水蛭（油炒枯）1.5g，莪术（醋炒）3g，三棱（醋炒）3g，党参15g，甘草6g，香附（醋炒）9g，红花3g，续服3剂。隔日1剂，水煎酒引，空腹温服。

5月21日五诊。患者自诉：癥块已摸不到，肚皮已柔软，痛已止。饮食、精神渐佳。患者有不愿再服药之意。遂另拟补脾益肾、调养气血法，消补兼施，以助康复。处方：党参15g，白术9g，茯苓9g，全当归9g，川芎9g，白芍9g，熟地黄9g，三棱（醋炒）3g，莪术（醋炒）3g，酒大黄3g，鳖甲6g，炙甘草6g，7剂。隔日1剂，水煎兑黄酒温服。

随访近两年，患者劳作如常，月经应期而潮，腹痛尽失，白带几无，饮食、精神、睡眠均如病前。

按语：癥积一证，乃妇科较为常见一大症。患者在初服前6剂药时，再三恳求药力加大，思其年轻，正气尚实，故加虻虫、水蛭等破瘀峻剂，以攻癥结，方下恶血而癥积得除，非独医者用药之功，更得患者正气不衰之力也。随访患者20载，后再婚又生两子女，至今心身康健，无异常人。

119. 癥积2

余某，女，27岁，已婚，居民。1989年3月20日首诊。患者面色青黑，消瘦，性躁，唇舌质暗、无苔、光润，脉来沉弦。月经推后，或二月一行，色暗有块，多见黑水状，经期淋沥十余日不净，小腹左侧有硬块如鸡卵大，疼痛缠绵，经期益剧。常感头痛脑胀，口苦咽干，心烦多梦，精神日渐不振已4年余。经某医院妇检，诊断为"子宫肌瘤"，予以手术切除未允，后经多处治之无效至今。经细询得知，患者婚前后并无腹痛包块，因头胎新产未满月，数次心绪不顺，复饮冷酒，亦行房事，即感恶露猝止，小腹不适，随之小腹隐痛，触之有块，按之不散，缓缓增大，疼痛愈甚。

病因病症已明，病机辨证续审，患者亦为新产血虚，恶露未尽，正气未复之时，郁怒伤肝，气逆血瘀，加之行房饮冷，寒凝胞宫，以致气滞血聚，渐积成癥是也。治宜疏肝散结，活血攻积。方用大黄䗪虫丸加减。处方：酒制大黄12g，酒制黄芩 9g，甘草 9g，桃仁 9g，赤芍 9g，干漆 3g（烧令烟尽），虻虫 1.5g，水蛭 3g，土鳖虫 6g，干地黄 12g，党参 15g，炮姜 6g，炙穿山甲 9g，4 剂。水煎，兑黄酒空腹温服。嘱：服药后腹痛更剧，忌生冷 1 个月。

3 月 25 日二诊。服药半日后腹痛增剧，小腹胀气，1 日后腹泻，日两三次，色黑，质稀，包块似有缩小之感。药力已中病所，正气无损耗。不可易方，原药加鳖甲 9g，续服 5 剂。

4 月 7 日三诊。自诉：不知为药力所攻，或月经应至？上药服至 3 剂，腰腹并痛，经血来而量多、色暗，夹块状黏物同下，一连 5 日不绝，故迟数日来诊。诊其脉虚芤，面色黄白，唇舌色淡，显为邪去正虚之象。遂改拟益气养血、活瘀散结法，标本兼治。方用通瘀煎加减。处方：全当归 15g，红花 9g，炒山楂 15g，香附 12g，乌药 9g，青皮 9g，木香 9g，炙穿山甲 9g，鳖甲 9g，炙黄芪 15g，党参 30g，肉桂 3g，牛膝 9g，炙甘草 9g，虻虫 0.9g，干地黄 12g（酒炒），5 剂。

4 月 14 日四诊。脉缓，唇微红，舌苔薄白，津润，质稍淡。问及症状，曰：包块已难摸到，腹痛减去大半，精神、食欲日渐向好。原方鳖甲、炙穿山甲各减至 3g，去虻虫，续服 5 剂。

随访 5 年，病痊愈，包块、腹痛若失，月经正常，食欲、精神如常人。

120. 瘕聚

耿某，女，25 岁，已婚，职工。1980 年 10 月 3 日首诊。产后至今已近一年，小腹不时疼痛，起初痛时触之有包块，按之则散，热敷即可止痛。数月后包块按之不散，热敷亦不能止痛，且疼痛渐重、渐剧，月经由正常变滞后、量多、有块状，色暗红，夹杂白带同时下，食欲、精神日见不佳。诊患者面色淡青、萎黄，似蒙垢尘，舌质暗，边有瘀斑，苔少而腻，脉来沉涩。

综上所见，多由产后胞宫空虚，饮食起居不慎，非饮冷纳凉，即新产恶露未尽行房，以致气血凝滞，久聚不散，而成瘕聚也。问之，夫妇同曰：年青不知经产卫生，于新产 1 周内即行房，遂见恶露猝减，腹痛日加。病因已明，此症即俗称"月积"是也。治宜温经散寒，行瘀散结。方用桂枝茯苓丸合香棱丸加减。处方：当归 12g，干地黄 9g，茯苓 9g，牡丹皮 9g，桃仁 9g，赤芍、肉桂各 9g，丁香 9g，小茴香 9g，三棱 6g，莪术 6g，青皮 9g，炮姜 6g，3 剂。1 日 1 剂，水煎，兑黄酒、红糖适量，空腹温服。忌生冷、房事。

10月6日二诊。服药期间腹痛频作，矢气增多，小腹有热感。此为药已中病之征。原方加酒制大黄9g，虻虫1.5g，续服3剂。

10月11日三诊。上药服至第2剂，腰腹阵痛益剧，半日后月经来，量多，色暗，有块夹膜胨状同下；2日后量减，腰腹痛显轻。思在经期，另以焦山楂60g，红花9g，3剂，浓煎，加黄酒、红糖，空腹温服。

10月15日四诊。脉见细缓，面黄微润，舌两边瘀斑消退，病势已衰大半，不可续用攻伐，改拟温肾助阳、暖宫固冲法，用自拟温肾固冲汤加减续治，以巩固疗效，杜其复发。处方：党参24g，茯苓12g，白术12g，熟地黄12g，川芎9g，当归15g，杜仲12g，巴戟天12g，菟丝子12g，鹿角霜12g，小茴香9g，肉桂6g，焦山楂12g，炙甘草9g，红枣3枚，5剂。

随访5年，四诊后月经正常，腹痛、包块若失，身体较病前益健。

121. 子宫脱出

杨某，女，39岁，已婚，农民。1975年8月12日首诊。生2胎后，因未满月即操持家务，挑担重活亦常有，遂感腰腿乏力，心悸气短，胃脘下坠，大小便时子宫下垂，初起托之即上，日久则脱出益甚，托之不易上，小腹坠胀，时有带下，腰腹不适。诊患者面色黄垢，精神不振，舌质淡，苔腻，脉来虚细无力。辨证：气虚下陷，脾肾不足，以致阴挺不缩，小腹下坠，心悸气短；湿浊乘虚下陷，故时见带下。治宜健脾益肾，补气升陷，佐以固肾止带之味。方用补中益气汤加减。处方：炙黄芪24g，人参9g，白术9g，甘草9g，陈皮6g，当归9g，升麻9g，柴胡6g，杜仲9g，巴戟天9g，煅龙骨12g，煅牡蛎12g，红枣3枚，生姜3片，5剂。外用生黄芪30g，苦参15g，煎水熏洗外阴，并勤换内裤。

8月19日二诊。内服外洗治疗5日后，诸症悉有好转。除大便时用力子宫轻微脱出外，余无明显异常。原方加熟地黄9g，续服3剂。

8月25日患者来告知：病已痊愈，不再服药。为杜其复发，嘱其自购补中益气丸续服10日，经期注意饮食劳作，勿暴怒。常用土黄芪、忍冬藤煎汤少加盐少许，熏洗外阴，节减房事，方保无虞。随访多次，旧疾未犯，劳作如常。

122. 阴脱（阴道肌弛）

列某，48岁，家庭主妇。1971年3月10日首诊。患者阴道肌肉外脱近十年。婚后小产2胎，正产4胎，病起于第6胎后。当时因农活重，生活差，产后未满月即上工劳动，不久即感小腹坠胀，腰酸气陷，阴中不适，随之阴道肌肉脱出。经卧床休息后，脱出肌肉可缓缓收回。2 年后脱出频繁，尤以体劳过度及性交为甚。在某医院诊断为"阴道肌肉松弛症"。经治疗好转，遇劳又发，甚至解大便用力亦脱。近四五年脱出更甚，治疗效果欠佳。诊视患者面色惨白，语出声微，唇舌色淡，苔少津润，脉来虚细，重取似无。

综上所见，患者证属脾虚气陷、冲任损伤所致。脾虚则中气下陷，冲任损则肾气不实，故见脉细声微，遇劳阴脱。治当补脾益气，固肾止脱。方用补中益气汤合归肾丸加减。处方：炙黄芪 30g，人参 15g，当归 12g，升麻、柴胡各 9g，熟地黄 15g，菟丝子、杜仲、枸杞子、山茱萸、山药各 12g，肉桂 6g，鹿角胶 9g（烊冲），炙甘草 9g，5 剂。宽水文火缓煎浓汁，每剂三煎，一日半尽剂，早、中、晚空腹温服，渣再煎，趁热熏洗外阴。

3 月 18 日二诊。上药服第 3 剂后小腹觉暖，下坠感显轻，阴脱已未见，精神稍振。诊其脉、舌无明显变化，唯面色稍泽，嘱原方续服 5 剂。

3 月 26 日三诊。阴脱未反复，腰腹不适续有减轻，食欲、精神明显好转，唇舌色见润泽，舌苔薄白，脉缓欠实，病已趋愈。原方去菟丝子、柴胡、升麻、肉桂各减半，加龙眼肉 15g，每月服三五剂。注意个人卫生，保持情绪安定，勿体劳过度，远房事 1 年，以巩固疗效。

随访 3 年，患者除偶感小腹不适及疲劳外，别无他恙，旧疾未见复发。

按语：上二例，一为子宫脱出，一为阴道肌弛，即《千金方》所谓"阴脱"。究其病因病机，总为脾虚气陷，肾气不实。上例虚挟湿注，故见白带偏多；此例脾肾俱虚，病延日久，遇劳便脱，久治不愈。治之大法，均以补益升提为主，辨其兼症，施以佐药。故用龙骨、牡蛎之涩止其带；鹿角胶、菟丝子固其肾，而使子宫脱出、阴道肌弛同收痊愈之功，是同中求异耳。毫厘千里，不可不辨也。

四、儿科治验

儿科古称哑科，喻其诊治比之他科病尤为难也。据长期临证体验，亦难亦不难。小儿病较为单纯，无七情六欲及劳倦所戕，其发病多与六淫、饮食有关，诊治及时，用法无误，其病多可速愈（脐风、胎黄、麻疹、五迟五软及先天遗传病例外）。但小儿乃纯阳之体，犹如春生嫩苗，既生机盎然，又无力抵御戕伤，易虚易实，病变迅疾，故诊治小儿病尤当细心审慎，不能稍有懈怠，不然，必会失之毫厘，差于千里也。故称小儿为清灵之体，用药不可杂、滥、重、毒、浊、燥、苦寒，药宜轻灵对证，切勿杂乱无章！尤其小儿痘疹、高热、脐风诸症，变化最速，用药护理稍有不当，即变症迭起，甚则危及生命。故治小儿病，尤当加倍谨慎，轻重缓急，不可稍忽！

123. 脐风

冯某，女婴，7 天。1990 年 9 月 10 日来诊。视患儿面色暗青，不时抽搐，哺乳不知吸吮，乳汁顺口角外流，观指纹风、气、命三关直透，色淡青，目睛不转，斜视啼哭，声音嘶哑，头向后仰，喉间痰声不息。问之，其母曰："婆母土法接生，剪刀未加消毒，脐带不及 3 日自落，落后肚脐浸淫不干，时渗血水；产后未及 3 日，初感患儿吮乳口松，随之发热；第 4 日已见抽风，四肢颤动，惊惕不安。到某医院儿科诊断为'破伤风'，治疗 3 天无效，令速出院。将患儿抱回途中，虽已半死，但还有气息，便请您死马当活马医。"

综上所见，乃小儿脐风也。古人称此"最为恶候"。多为接生时所用器具不洁，或"洗三"时脐带被水浸渍，风邪水湿侵入脐中，经络营卫壅阻，肝风内动，而见四肢抽搐，舌强目呆，甚则角弓反张，呼吸急促，或口吐白沫，汗出不止，气绝命危。治宜祛风通络，豁痰镇痉。方用撮风散加减。处方：蝎尾 1.5g，蜈蚣 0.9g，僵蚕 1.5g，钩藤 3g，蝉蜕 3g，生黄芪 3g，人参 1.5g，茯苓 3g，朱砂 0.9g，胆南星、钩藤各 1.5g，生甘草、天麻、防风、秦艽各 1.8g，2 剂。水浓煎，兑鲜竹沥汁调服。少量、多次、频频温服。外用麝香线（自配，备急用）蘸麻油烊人中、颊车、百会、眉心、二少商及神阙穴各 1 燋。

9 月 13 日二诊。患儿已能吮乳，抽搐减去 4/5，病情得以控制。原方加白术 3g，生姜一薄片，红枣 1 枚，以健脾温胃。续服 3 剂。

随访 5 年，自服中药 5 剂后，诸症悉除病愈，未见任何后遗症。续访 15 年，患者已上初三，俊秀健康，学习成绩优良。

124. 鹅口疮

余某，女，1 个半月。1978 年 8 月 10 日首诊。视患儿面色红润，唇红，指纹红而沉，满口如白霜状，仅露舌尖红绛，乃俗称"雪口"也。问及二便、体温等，其母曰：满口雪白而厚，洗之不去，哺乳时儿口热异于平常，小便微黄，大便尚未"积肚"，虽糊状而臭，色深黄。辨其证因，先天禀受母热，邪毒蕴于心脾，舌为心之苗，口为脾之窍，如产后婴儿口腔不洁，或复感邪毒，发于口舌，故见口舌糜烂，白如凝膏。治宜清脾热，退心火。方用泻脾散加减。处方：黄连1.5g，黄芩2.1g，生地黄3g，石膏6g，茯苓6g，淡竹叶1.5g，白木通1.2g，酒大黄0.9g，生甘草0.6g，麦冬3g，桔梗1.5g，2剂，灯心草为引（0.9g）。2日1剂。1剂两煎，一煎服1日，少量、多次温服。另用淘米水，用手指裹净纱布蘸湿轻拭其口舌，日三五次。再用冰硼散（成药）少许涂之，或轻轻吹之。吹时切勿对向咽喉，以防呛肺致咳。随访，上药2剂4日服尽，病已痊愈。

125. 胎黄 1

吴某，男，17天。1992年10月5日首诊。其母曰：生后3日即见头面皮肤发黄，五六日后黄渐加深，体微热，白睛微黄，小便微黄，10日后尿量减少而黄，大便成形，偶见呕吐。观患儿头面肤色鲜黄，舌质红，苔白厚，指纹紫暗，乃湿热阳黄也。宜用清热利湿法治之，切勿任其自退，以致延误病机。方用茵陈蒿汤加减。处方：茵陈6g，山栀子3g，酒大黄1.5g，薏苡仁6g，车前子6g，茯苓6g，2剂。1日1剂，水煎，少量多次温服。

10月7日二诊。面目皮肤发黄退去大半，指纹红，舌质嫩红，苔白薄津润，湿热之邪已显退，脾胃之气速当顾之。原方加党参6g，白术3g，续服2剂。上药共服4剂，诸症若失。

126. 胎黄 2

王某，男，29天。1965年9月3日首诊。其母代诉：出生后7日见婴儿面目微黄，余无异常。半月后皮肤色黄渐重，吐乳烦啼，脘腹胀，体热，小便微黄，大便时燥时溏。视患儿全身皮肤黄暗，脘腹胀满，舌质暗红，苔白微黄而厚，指纹紫暗、沉滞。由上所见，患儿亦为先天禀受母体湿热，出生后复感湿热之邪，由表及里，湿热交蒸，失于疏泄，溢于皮肤而见全身发黄。湿热之邪最易犯脾，况其时日延至二十余天，故而脘腹胀满，或吐或泻，或溺黄便秘，烦啼不安。古人有"见肝之病，当先实脾"之训，此儿已显见湿热熏蒸日久，脾胃受累，故见全身皮肤虽黄而不鲜，大便时溏时秘，身虽热而不甚，加之吐乳腹胀，皆脾虚邪恋之候也。治宜健脾胃，利湿热。方用四君子汤合茵陈蒿汤加减。处方：党参6g，白术6g，茯苓6g，茵陈9g，车前子、栀子各3g，酒大黄1.5g，陈皮3g，鸡内金3g，砂仁3g，3剂。

9月8日二诊。肤黄已退小半。脘腹胀亦见消软，吐乳已止。原方加黄芩1.5g，以利三焦湿热。续服3剂。

9月13日三诊。肤黄已退，体温正常，诸症随之若失。嘱其母不可服药饵，谨防感冒，哺乳有节，常用白开水与饮可也。

127. 风疹

赵某，男，3岁。1969年3月3日首诊。见患儿头面四肢及全身各处出满淡红色细小疹子，体微热，偶咳无痰，无涕，精神微烦不宁，舌质红，苔白乏津，指纹淡红而浮。问及他症，其母曰：2日前无异常，偶听咳嗽，体温不热，随见颜面出满小疹，一日夜小疹出满全身。饮食、二便正常。

由上所见，乃小儿风疹也。因外感风热时邪，郁于肌表，发于皮肤，故见体微热咳嗽，小疹随出全身。治宜疏风清热，和营解毒。方用升麻葛根汤加减。处方：升麻6g，葛根6g，荆芥6g，防风6g，僵蚕6g，蝉蜕6g，牛蒡子9g，柴胡6g，黄芩6g，玄参6g，紫草6g，桔梗3g，甘草1.5g，3剂。1日1剂，1剂两煎，早、晚温服，取微汗。药渣宽水再煎，趁热避风熏洗全身，宜慎风寒，忌生冷。中药3剂内服外洗，未及3日，疹退身安。

按语：风疹一症，多于春秋见之，亦与时行有关。多为风热相搏于肌腠而致，较之麻疹，病轻易愈。此症见热见疹，亦有不热而一日夜间疹出全身者，其治法与麻疹初起相近，总宜疏风清热、和营化毒为要。

128. 麻疹顺证

余长子鑫，1岁时，即1970年8月上旬，先见发热咳嗽，继而喷嚏连声，泪水汪汪，2日后身大热，烦渴欲饮，用红纸捻蘸麻油燃烧照之，额、面、耳后、项背等处见有红色疹点，皮肤隐隐潮红，乃麻疹也。此病证属热毒，变化无常。故初起欲出之际，最宜透发通彻，遂拟辛凉透疹法，方用家传麻疹一方加减。处方：荆芥穗6g，防风6g，葛根6g，升麻6g，薄荷6g，蝉蜕6g，牛蒡子6g，桔梗3g，柴胡3g，黄芩3g，芫荽子3g，甘草1.5g。头、二煎内服，三煎去渣，趁热避风自上而下擦洗全身。

上药服头剂后，全身遍出红疹，色鲜而匀。2剂服下眼、鼻、口、耳及前后阴、手足掌心、甲缝、发间红疹密布，热渐退，咳嗽略轻。此时麻毒已表透，宜以清热解毒之剂续服。方用家传麻疹二方出入。处方：金银花6g，连翘6g，杭菊花 9g，红花 3g，赤芍 3g，玄参 6g，川贝母 6g，麦冬 6g，桔梗 3g，桑白皮 6g，杏仁 1.5g，甘草 1.5g。

上药连服 2 剂后，头面、项背等处先出之疹已缓缓减退，体温已近正常，咳嗽续减，唯食欲欠佳，精神微烦。至此麻毒已解，肺胃气阴急宜养之，遂拟养阴润燥法，方用家传麻疹三方化裁。处方：沙参 6g，麦冬 3g，石斛 6g，紫草 3g，玄参 6g，金银花 6g，黄芩 3g，漂白术 3g，熟玉竹 6g，车前子 6g，生甘草 1.5g，陈皮 1.5g。上药续服 3 剂后，诸症悉除，食欲、精神渐复。

从发热见疹到出透疹去、热退身安共 11 天，除疹后皮肤微见干糙及浅棕色斑痕外（后四五天消退），余无他症遗留。

夫麻疹一病，如患者体实正旺，又无他症兼夹，则邪毒易出，出必透彻，收而缓慢，诸症随减，正气得以速复者，为顺也。从发热见疹至疹收痊愈多在 10 ~ 15 天收全功。其中，谨避风寒，切勿重感新邪及室内洁净，勿食荤腥油腻之物，尤为重要也。若能慎禁忌，善护理，用药三阶段十八字总则无误，必收全功。十八字为：初起辛凉透疹，出齐清热解毒，疹去养阴润燥。此为治顺证也。如逆证邪毒闭肺，肺炎喘嗽，喉痹失音，泻痢毒陷，口舌生疮，神昏惊抽者，则又当随证应变。

129. 麻疹正虚邪恋

余次子熙，8 个月时，即 1973 年 8 月下旬。初见喷嚏连声，微热微咳，2 日后复见眼泪汪汪，耳后发际、唇内隐疹，舌质微红，苔薄白，指纹淡红而浮，欲出麻疹之兆也。急与辛凉透疹法，用家传麻疹一方（方见"麻疹顺证"），速煎温服，三煎擦洗全身。上药连服 3 剂，疹方自头至足出齐，口、眼、鼻、耳等处淡红细疹密密麻麻。此时患儿精神不振，食欲大减，咳嗽无力。遂拟清热解毒法，用家传麻疹二方加党参 6g，生黄芪 6g，以扶正，续服。又服 3 剂，麻疹从先出部位缓缓收没，发热咳嗽等症亦随减，精神、食欲稍增，麻疹至此尚属顺证。遂改用养阴润燥法，以家传麻疹三方续调。

上药已服下 3 剂，胸腹疹退，体温反升，咳呛声哑，精神委靡，食欲又减。观其指纹淡青，面色失荣，正虚邪恋之象也。急以扶正透邪法，用麻疹一方加减与服。处方：党参 6g，黄芪 6g，葛根 6g，升麻 3g，僵蚕 3g，荆芥穗 3g，薄荷 3g，紫草 3g，白术 6g，陈皮 3g，桔梗 3g，甘草 6g。

上药又服 2 剂，疹仍出没无常，低热、咳嗽持续不止。原方加黄芩 6g，柴胡 3g，再服 2 剂。热退神清，咳呛声哑略轻，疹毒缓缓消退，续用麻疹三方加减与服。处方：党参 6g，黄芪 6g，玉竹 6g，石斛 6g，麦冬 6g，黄芩 3g，桔梗 6g，川贝母 6g，炙桑白皮 6g，玄参 3g，白术 6g，陈皮 3g，甘草 1.5g。

上药服至 2 剂，咳止声清，食欲复振，精神见振。后以饮食调理康复。

按语：余次子因早产体弱（怀孕 7 个半月生），加之未及半岁又乳食夹杂，多食便溏，脾胃又伤，先后天不足是其本也。正虚则邪恋，毒出不畅也。故当麻疹出齐欲收时，正气无力以托毒，毒去不彻而反留，以致疹回复出，诸症退而又增，此例虽不属麻疹逆证，但为正虚邪恋，服药 15 剂，调理半月余方瘥。

130. 麻疹逆证

余女玉，半岁时，即 1975 年 3 月中旬。初起咳嗽，半日后咳而气逆，呼吸急促，发热烦啼，鼻涕眼泪不止，前额、项背随出红疹成片，2 日内全身密布细疹，喘嗽、体热益剧。遂以清热透疹法，用家传麻疹一方与服，1 剂服下，口、眼各处细疹出满，2 剂服后热退咳稀，精神随振；接服麻疹二方 2 剂，诸症若失；复用麻疹三方与服，未及 2 剂，体热复升，前症又起，且伴烦啼不安，喘嗽气急，红疹又满全身。观其双目微红，泪涕并出，指纹淡紫、沉隐。小便微黄，大便成形。细审其证，由于疹出疹收太速，毒邪不能随疹尽出，滞于营卫，留恋肌肤；或因正出疹时护理不当，复感外邪，邪正相争，以致体热又升，咳喘随起，疹亦复出。如此热退热起、疹出疹没已十余日矣。

小小婴孩，岂堪再延时日！至此，非大剂扶正祛邪之味，则难以化逆陷之邪毒也。遂拟扶正祛邪、和营透毒法，用麻疹二方加减。处方：党参 6g，黄芪 6g，金银花 6g，杭菊花 6g，紫草 6g，红花 3g，葛根 6g，升麻 6g，玄参 6g，荆芥穗 3g，杏仁 3g，桔梗 3g，川贝母 3g，1 日 1 剂，少量多次，不分昼夜温服，另用芫荽子 15g，煎水趁热熏擦全身，勿令感冒。

上药日夜频频服至 2 剂时，身出微汗，红疹复出如初，色鲜，身热渐退，精神见振。服至 3 剂，热续退而疹始缓收，唯咳嗽气喘无减，烦渴不宁又现，此邪恋日久，肺胃阴虚，肺气失肃所致也。上方去葛根、升麻、荆芥、红花，加百合、知母、炙桑白皮、玉竹各 6g，续服，以滋阴润肺。上药又调治 5 日，麻疹毒尽，正气渐复。后续以养阴润肺、止咳平喘法，用沙参麦冬汤加川贝母、杏仁、桔梗、桑白皮等味，与服 3 剂，咳喘尽除，病愈而安。

131. 麻疹险症

曾某，男，3 岁。1975 年 8 月 10 日半夜往诊。患儿四肢抽搐，双目上视，牙关紧闭，面色暗青。急以拇指、食指掐切人中、地仓、百会等穴，无效。遂用三棱针刺手足十宣、颊车、人中、百会，仍无效，患儿至此已是肢体僵直不动矣。再用灯芯蘸麻油燃焠人中、百会、地仓，患儿四肢似见微动，烧至商阳、大敦穴时，患儿"哇呀"出声，四肢随之能动、渐软，神识亦苏。诊视患儿面色灰暗，隐隐斑疹可见，色暗红，唇舌色暗，苔厚而腻，指纹三关直透，色紫暗沉滞，闻其声呼吸气粗，胸喉间有痰声，体壮热，神不宁，时欲惊惕。

综上所见，必为麻疹透发不畅，或复感外邪，闭遏肌腠，肺气失宣，加之壮热痰盛，肝风内动，以致神昏惊厥，肢体抽搐也。问及前症，其母曰：初起当感冒治，热不退，咳喘气逆，后用单方芫荽子煎水内服外洗，半日后见头、面、耳、项等处细疹成片，3 日内遍体红疹如麻，形如粟米色红。此时从发热至疹出全身已七八日，以为疹出病愈，管护懈怠，疹未收外出感寒，未及半日见呼吸气粗，身热不宁，烦渴欲饮，以冷糖水频频与饮。随之红疹渐暗而没，神识不清，四肢逆冷，惊啼抽搐。病因病证明矣。急当透发疹毒，息风镇痉。方用葛根升麻汤加减。处方：僵蚕 9g，蝎尾 1.5g，钩藤 6g，胆南星 3g，柴胡 6g，黄芩 9g，紫草 9g，葛根 9g，升麻 6g，杭菊花 9g，麦冬 6g，桔梗 6g，2 剂。

8 月 13 日二诊。患儿服药后未见惊抽，麻疹再次透出，身热缓退。咳嗽气逆，食欲、精神未见好转。观患者面色黄垢，舌质红，苔少乏津，头面等处麻疹色暗褐。毒滞营分未解也。改以和营解毒、养阴润肺，方用沙参麦冬汤加减。处方：沙参 6g，麦冬 6g，玉竹 6g，金银花 6g，黄芩 6g，紫草 6g，红花 6g，桔梗 6g，川贝母 6g，桑白皮 6g，杏仁 3g，甘草 1.5g，3 剂。

随访多年，患儿自服上药 3 剂后诸症渐退而愈，无他症遗留。

132. 麻疹危症

余某，女，6 岁，小学生。1994 年 9 月 14 日首诊。视患儿面色灰暗，隐隐透出淡紫，双目内外眦淡红，口唇、鼻孔干燥，色暗，舌质暗红，苔黄厚微腻，指纹淡紫直透三关。精神委靡，目无神光。一派正气羸弱，邪恋日久，气营两伤之象。问其初起何症，其母曰：初起发热咳嗽，涕泪涓流，某中医诊断为"上感"，中药汤、丸并进，西药激素、抗生素、解热治感冒药同用，治疗十余日无好转。患儿两眼发红，泪水汪汪，不思饮食，精神委靡。经中西药口服、打针治疗已15天，病情毫无好转。某中医仍以"上感""肺炎"治，患儿则日见垂危。综上所见，再细视患者耳后色暗红隐隐，唇内隐疹可见，两眼泪水浸润，语出声哑，加之本地域内有数例麻疹患者应诊，经审析，此患者必是麻疹失于透发，毒陷不出，壅遏肌腠，以致气营两燔，肺胃津伤，正虚邪陷之危候也。速当和营透疹，方用葛根升麻汤加减。处方：荆芥穗9g、薄荷9g、葛根9g、升麻9g、柴胡9g、黄芩9g、紫草9g、红花6g、玄参6g、金银花9g、川贝母9g、桔梗6g、麦冬9g、石斛12g、鲜芫荽15g，水煎，2剂。头、二煎内服，三煎趁热避风擦洗全身。并叮嘱：服药后全身必出红疹如麻，务须谨忌一切污秽，慎避风寒，室内保持温暖清洁；立即停止服用其他药物，包括输液！以上反复叮嘱，其母一一应允。

当日凌晨2时，患者母亲来问："中药服下约6小时，患儿全身出红疹密密麻麻，精神稍爽，是否异常？"余曰："我嘱在先，服药后全身出红疹乃为顺，如疹毒不出，患儿必危！再嘱续服二煎，切记勿服他药！"

15日5时许，患儿母又来问："患儿疹出全身，语出有声，精神见好，不知何故红疹突隐，声音嘶哑，神识又萎？"余曰："你必服了他药！当速回煎服2剂，加芫荽为引。"15日晚8时许，患儿母又来曰："2剂头煎服下，为何又出红疹？"余曰："尔照服勿误！"

15日晚12时患儿母复来问曰："患儿疹出全身，精神稍佳，不知为何患儿又惊惕不安，神昏乱语，皮肤灰暗，红疹全无？"余曰："你瞒我夹服他药无疑矣！速将患儿抱来，分秒勿延！"数分钟后患儿已来，急视之，患儿面色淡紫而暗，呼吸急促，双目半睁，四肢颤动，手足逆凉，身发壮热，唇舌质暗，神情极萎。此为疹毒一闭再闭，毒陷营血，肺气遏郁，已成重症肺炎矣！当速入院治疗。

少时，业务院长及内、儿科主任邀我会诊，并曰："此患儿前医漏诊误治，处方已查实。患儿现已九死一生，你当尽力用药表之，务使疹毒透出，中西医结合，尽力救之。"遂以和营解毒透疹法，用14日方续服，以麻疹透出为度。

16日晚患儿父母来家曰："在医院方知，我女儿前医15天所用药物全属悖证，且多种药物为麻疹所禁用。你诊断无误，用药对证，服下约半日疹出全身，前中医亲到我家说：'是麻疹，我开两味药，速速煎服！'可是服下他的药不到15分钟，疹点即迅速淹没，皮肤晦暗，精神委靡，病速加重，再服你药疹又出。前医又来，叫快服他所开之药，服下少顷麻疹又回……你责我等瞒你加服他药不虚，今来道歉，恳求海谅。"患儿住院第 6 天麻疹方表出而脱险。共治疗 12 天，病愈出院。随访至患者 18 岁，无恙健康。

俗语云："生儿不出麻，不属自家娃。"意谓麻疹是小儿一大关，如稍有不慎，不言可知。如余某例，明显误治，不许纠正，再三嘱忌，家属无主，险些丧命，是谁之过？幸数十年来预防有效，反之，俗语不虚矣！

133. 水痘

李某，男，4 岁。1989 年 9 月 2 日首诊。其母代诉：出水痘已四五天，曾用单方外洗止痒，新旧迭出，好一层又出一层，起初发热，微咳，后烦躁口渴，大便微干结，小便渐黄而量少，日夜呼痒，抓破流水，食欲亦差，饮水增多。视患儿皮肤干糙，有新疱，有旧疱瘢痕。新疱微黄而浊，根脚暗红。舌质红绛，苔黄厚乏津，口唇内亦有小疱溃烂，指纹沉滞而紫。乃水痘失于早治，邪毒滞留气营，久而化热，热毒不得宣泄，故见痘出不休，烦躁便秘。治宜清热解毒，方用黄连解毒汤加味。处方：黄连 6g，黄芩 6g，黄柏 6g，栀子 6g，麦冬 9g，天花粉 6g，金银花 9g，紫草 6g，薄荷 6g，酒大黄 3g，车前子 9g，2 剂。1 日 1 剂，头、二煎内服，三煎趁热避风熏洗全身。

9 月 5 日二诊。水痘已去十之八九，烦渴等症大减。原方去黄芩、栀子，加玄参 6g，白鲜皮 6g，2 剂。服法同首诊。经内服外洗治疗 4 天，诸症悉愈。

134. 湿温

余次子熙，3 岁时，即 1975 年 7 月下旬，初起似冒暑，寒热微咳，烦渴引饮，用祛暑解表药无效。继而吐泻兼作，用六和汤、藿香正气汤加减与服，吐泻渐止。未及 2 日，又大便溏泻，小便黄赤，用五苓散加减调治亦效。时又大便燥结，小便清长，腹膨胀，食量突增，甚至大便燥结如羊屎，用酒大黄、瓜蒌仁、火麻仁各 6g，水煎与服，二便正常。不及三五日，大便又溏稀，频频欲解，色暗腥臭，用参苓白术散加减治之，大便复正常，但潮热起伏不止。如此一连 3 年所患略同，发病俱在农历六月底至八月初方愈。曾多次在某医院诊断为"小儿夏季热"，但诸法莫能根治，每发必延六十余日。此次患病又月余不解，患儿已是形气羸弱，饮食少思，潮热日甚，早轻晚重，腹膨胀肠鸣，呼吸微弱，四肢逆冷，指纹淡青，脉象细弱，多人治之皆罔效，我深忧之！

后以《伤寒论》"荣气微者""是阴阳之气大虚，四逆汤以复阴阳之气"及

"手足厥者，脉细欲绝者，当归四逆汤主之"，以辛甘大热，疏调阴阳，方用当归四逆汤。处方：当归6g，白芍6g，附子3g，干姜3g，甘草3g，红枣3枚，水1碗，浓煎至1/3，温分三服。1剂服后四肢稍温，病有转机；2剂头身热退，欲思饮食。《内经》云："小毒治病，十去其八""食养尽之，无使过之，伤其正也"。后以牛乳粉、蜂蜜和服，以饮食调理半月余，诸恙悉除，病愈康复。自此以后，病未复作。

135. 潮热虚喘

鲍某，男，8岁。1976年7月12日首诊。视患儿形气怯弱，眼睑浮肿，呼吸抬肩，喘嗽无力，面色萎黄，唇见淡紫而暗，舌质淡红，舌尖鲜红，苔薄白，指纹淡青而浮，脉促，一息九十至，时见促止复来。问之，其父曰：自半岁至今已患3次大病，某医院曾先后诊断为"先天性风心病与肺结核"，并说患儿寿命不超过16岁。虽经长期治疗，而体弱喘嗽、潮热不清未见好转，尤以夏秋益甚。审其色脉，证属脾肺气虚，心阴不足也。拟用益气养阴法，方以参苓白术散加减。处方：白人参9g，焦白术9g，生黄芪9g，茯苓9g，五味子3g，麦冬6g，薏苡仁6g，炒扁豆6g，杏仁6g，桔梗6g，百合9g，甘草2.1g，红枣1枚，3剂。

逾4日复诊，气促稍缓，潮热微减，脉稍缓。存上法，处以末药1料缓服。处方：白人参24g，焦白术24g，生黄芪30g，茯苓15g，白扁豆（炒）30g，薏苡仁（炒）30g，百合30g，五味子12g，麦冬12g，桔梗12g，丹参15g，白芍（酒炒）12g，怀山药21g，地骨皮9g，冬虫夏草15g，杏仁12g，厚朴（姜汁炒）9g，枳壳（麸炒）9g，龙眼肉15g，陈皮9g，砂仁9g，炒鸡内金9g，制鳖甲9g，炙甘草12g。上药共为细末，炼蜜和为丸，如梧桐子大，晒干，勿令霉蛀。每服10丸，渐加至20丸，1日2次，米饮（稀粥）或温开水空腹送服。忌食绿豆、生冷，慎食辛辣醋类之品，谨防感冒。共调治二十余日，服汤药3剂、丸药1料，诸症渐平，精神日复。随访二十余年，已成家有后。

136. 大便溏白，小便如泔

余某，男，2岁。1972年7月5日往诊。患儿面色萎黄，两眼无神，指纹淡淡，舌体瘦小，质淡红，大腹膨胀，呼吸气弱，大便溏稀色白，小水如米泔水状量多，此脾肾阳虚也。问之，其母曰：自出生至今二便如此，虽经多处治之，未能痊愈。遂拟补火生土法，方用附子理中汤加减。处方：人参6g，茯苓6g，炒泽泻 3g，薏苡仁、土炒白术各 6g，附子 0.9g，炒扁豆 3g，炒山药 6g，砂仁 3g，肉豆蔻 3g，车前子 6g，炮姜、甘草各 0.9g，2 剂。2 日 1 剂，水煎缓服。上药 2 剂服后痊愈，半年未发。

137. 肝疳

余某，男，8 岁。1974 年 3 月 5 日往诊。视患儿左眼正中有白翳一块，大如绿豆，细视颇似白疔，闭其右眼，则患目视物不清，自感酸痛，手足心发热，入夜尤甚，面色黑而隐青，印堂青筋浮露，舌尖深红，苔少，脉象弦数，指纹青紫，腹大筋露，饮多于食，消瘦，常发鼻衄。《张氏医通》云："肝疳……白膜遮睛，羞明畏日，肚大青筋，口干下血，用芦荟丸以杀虫，地黄丸以滋肾。"

据上所见，即拟清肝滋肾法，方用《证治准绳》九味地黄丸加减。处方：生地黄（酒炒）、山茱萸各 30g，赤茯苓、炒泽泻、牡丹皮、山药、当归、川楝子、使君子肉（微炒）各 18g，芦荟、煅石决明、茺蔚子、石斛、地骨皮、广木香、陈皮、炒鸡内金各 12g，制鳖甲、制龟甲各 15g，银柴胡、木贼、刺蒺藜、胡黄连、砂仁各 9g。上药共为细末，炼蜜为丸，如梧桐子大，每服 10 丸，渐加至 20 丸，1 日 2 次，温开水送服。

随访，药服至 2/3，白翳退尽。续访至三十余岁，双目无障。

138. 疳积（营养不良）

余某，男婴，1 岁半。1986 年 7 月 2 日首诊。视患儿四肢消瘦，肚大，青筋浮露，两眼无神，头发稀疏而黄焦、卷曲，颈细头大，面黄神萎，舌质淡，唇淡紫，苔薄腻，指纹淡紫。询之，其母曰："因我夫妇婚后近十年不孕，经检查无生育希望，故抱他人遗弃之子，时常发热腹泻，越养越瘦，1 岁半方 7kg。经多处治疗未见起色。"综上所见，患儿乃先天不足，后天失养，以致脾胃虚弱，运化失常，兼有虫积，而成疳也。治宜健脾助运，驱虫除积。方用资生健脾丸加减。处方：党参 9g，白术 6g，山药 6g，炒扁豆 6g，炙鸡内金 6g，炒山楂 6g，胡黄连 6g，炙鳖甲 6g，使君子仁 3g，槟榔 6g，酒大黄 1.5g，3 剂。

7 月 5 日二诊。上药服后食量微增，肛内寸白虫（蛲虫）入夜外出，大便稍溏，见蛔虫 3 条随便而出。上方续服 3 剂。

7 月 9 日三诊。大便续有虫出，食欲、精神续增。上方加肉豆蔻 6g，红枣 3 枚，续服 3 剂。四诊时已服药 9 剂，蛔虫、蛲虫已无，腹大渐消，面见黄润，唇色微红，病情明显好转。遂改拟健脾养血法，方用家传肥儿饼加减续调。处方：潞党参15g，炒薏苡仁12g，莲子（去心）12g，芡实12g，炒山药15g，焦白术12g，石斛、茯苓各12g，使君子仁（炒）9g，炒扁豆9g，当归身9g，鸡内金9g，净砂仁9g，陈皮6g，木香6g，炙甘草6g。共为细末，炼蜜为丸，梧桐子大，每服6丸，日服2次，渐加至10丸，稀粥或温开水送服。忌食荤腥油腻及生冷不易消化食物。随访，四诊药共服12剂、丸药1料，渐见面色红润，身体相称，年底体重10.5kg。已2个月便不溏、溺不黄，无感冒等。续访10年，患儿心身康健，智力、体重与同龄人无异。

139. 血虚（营养不良、贫血）

王某，女，12岁，小学生。1990年2月5日来诊。自述头晕，腿痛，学习同班中最差，吃饭不愿吃菜，爱喝水，边吃饭边喝水，以水代菜，爱睡懒动，稍加活动便汗出不止，身体明显不及同龄人。诊其脉，细弱无力，沉取则无；唇色淡白，面色萎黄；舌质淡，形薄小，苔薄白津润。以上所见，乃脾胃虚弱，运化无力，以致生化之源不足，营养亏乏，而成此气血两虚证也。治宜首健脾胃，以待仓廪纳运，五味复常，能进食谷蔬荤腥时，则气血生化之源有望矣。方用参苓白术散加减。处方：人参12g，白术12g，茯苓9g，炒山药12g，炒扁豆9g，炒薏苡仁12g，砂仁6g，陈皮6g，炒麦芽6g，炒鸡内金6g，焦山楂6g，炙甘草6g，红枣5枚，7剂。

2月15日二诊。上药服后饮食增加，偏食已不明显。原方续服7剂。共服药14剂，胃口大开，偏食及吃饭时饮水习惯已除。至此，可用大补气血药续治。方用当归补血汤接服。处方：炙黄芪60g，当归身9g，红枣5枚，隔日1剂，连服15剂。随访，患者血红蛋白从62g/L已升至121g/L，红细胞从2.52×10^{12}/L升至4.2×10^{12}/L，精神已振，身体康复。

140. 肝脾不和，头昏智弱

冯某子，7岁，时呼头昏，不愿上学，平素懒于活动，沉默寡言；凡做功课，必叫头昏，读书近两年，成绩落后于同学。其母无奈，于1992年7月上旬邀我治之。视患儿面色黑黄，山根隐青，形体消瘦，语出声微，唇色微淡而暗，舌质微绛乏泽，苔微厚而糙，脉来沉细微弦，肝脾不和之象也。《内经》云："诸风掉眩，皆属于肝。"肝风掉眩，肾水虚也；面黄消瘦，懒动寡言，脾不足也。此儿所以头昏、智弱，脾肾不足为其本，掉眩头昏乃其标也。治当本而标之，先治其本，标证自息。方用自拟脾肾双补法调治。处方：生地黄（酒炒）60g，熟地黄（酒蒸）60g，茯苓（人乳拌蒸）60g，泽泻（炒）60g，牡丹皮 60g，山药（炒）60g，人参 90g，白术（黄土炒）60g，炙甘草 30g，枸杞子 60g，决明子（微炒）60g，白蒺藜（焙）60g，天麻 60g，白芍（酒炒）60g，远志（炙）60g，石菖蒲 30g，龟腹甲（醋炙）60g，共为细末，炼蜜为丸，每丸 3g，每服 1 丸，日服 3 次。服 10 日后加至每服 1 丸半，温开水送服。

半年后随询，上药服至一半，头痛头昏已止，精神渐振；服药尽剂，其病若失。现体重已正常，智力中上，无异于常人矣。

141. 久泻不止

王某，女，2 岁。1975 年 7 月 12 日首诊。患者初起泄泻烦渴，发热溺黄，指纹红绛，舌质红，苔黄腻。其父为乡医，作伤暑积滞治，用五苓散、藿香正气汤、保和汤治之，泻不能止，时延将 10 日，其母邀我诊治。细问之，其母曰：因泄泻日久，今已形气极虚，所泻之物完谷不化，清稀色青，不思饮食，头身发热，四肢不温，小便微黄，睡后露睛。由上所见，证属脾肾阳虚也，不可再作伤暑积滞治。遂拟温补脾肾法，用附子理中汤加味。处方：附子 2.1g，肉桂 0.9g，诃子肉 3g，党参 6g，白术 9g，炙甘草 1.5g，茯苓 6g，罂粟壳 1.5g，车前子 6g，炒扁豆 6g，2 剂。水煎，少量，缓缓温服。另嘱：如头剂服下病愈，第 2 剂即勿再服，宜以饮食调养，使其康复。

后随访，患者父母曰：头剂服头煎后，泄泻即止，遂思饮食；勉以二煎服之，泄泻痊愈。第 2 剂未服，仅以饮食调理而安。

142. 暑温夹积滞

胡某，女婴，10 个月。1978 年 7 月 13 日初诊。其母曰：小儿发热，38℃左右，时高时低，二十余日不退。曾 2 次住院、转院，中西药口服、输液，均未能退热。视患儿哺乳同健康婴幼，时见呕吐乳汁，面色黄垢，舌质晦暗，苔厚腻，小便清长，大便时燥时溏，气味腥臭，时或完谷不化，精神不振，体温 38.7℃。指纹沉而滞，色青紫。综上所见，乃暑湿留恋，夹乳食积滞证也。治宜祛暑消积，方用香薷饮加减。处方：香薷 3g，藿香 1.5g，柴胡 1.5g，黄芩 1.5g，枳壳 1.5g，木瓜 1.5g，陈皮 3g，麦芽 3g，砂仁 3g，甘草 0.9g，2 剂。

7月16日二诊。服药期间发热，吐乳稍减，药停病又复原，乃药轻于病也。另拟荡涤积滞法，方用小承气汤加味。处方：酒大黄3g，枳壳3g，姜厚朴2.4g，炒麦芽3g，山楂（姜汁炒）3g，黄芩3g，柴胡3g，白芍2.4g，藿香1.5g，草果2.4g，甘草0.9g，鲜荷叶一角，党参3g，2剂。水煎温服。忌生冷，节饮食，慎避风寒。上药头剂大便轻泻2次，热退，2剂后诸症悉去而愈。

按语：此例所以久久热不退者，内夹积滞失于早下也。初起表热宜解，久则化热夹滞宜下，或表里双解，则热自不能久留也。

143. 食积发热

王某，男，6岁。1977年11月往诊。其母曰：发热，自汗，腹胀，不思饮食，食即呕吐。在某医院治疗近十天，腹胀不食，偶尔发热，不能痊愈，至今已17日。视患儿面色黄垢而润，舌苔黄厚而腻，舌尖鲜红，指纹沉滞，色淡紫，脉来弦滑。乃宿食为患耳。新食宜下，宿食宜消。遂拟消食导滞法，方用香砂养胃汤加减。处方：党参6g，焦白术9g，制苍术6g，茯苓6g，陈皮6g，炒莱菔子6g，焦山楂6g，厚朴6g，黄芩6g，香附6g，酒大黄3g，2剂。

上药服后身热退，腹胀渐消，精神稍爽，知思饮食，已能起床。上方去大黄、苍术，加麦芽6g，砂仁6g，木香3g，续服2剂。共服药4剂，病痊愈。

144. 吐泻交作

杨某，男，2岁。1998年12月3日首诊。其母曰：4日前晚饭时，患儿因食排骨加藕块及瘦肉过多，当夜即腹胀肠鸣，随之吐泻交作，次日晨吐泻未减，且伴发热。经西医输液、中药调理肠胃，治疗3天无效，吐泻依旧，好在食欲未减。观患儿两眼眶陷，形体消瘦，腹胀如鼓，精神委靡，指纹淡青，舌质淡，苔白津乏。综上所见，加之患儿平素脾胃虚弱，陡食荤腥难消之物过多，复感风寒，以致发热腹胀，肠鸣吐泻也。当此吐泻交作四日夜，正虚失水之际，急当温中益脾，速止吐泻，不容稍缓。方用理中汤加减频服。处方：人参6g，白术6g，干姜3g，附子3g，肉豆蔻6g，诃子6g，焦山楂6g，炒麦芽6g，藿香3g，厚朴6g，砂仁6g，车前子9g，姜半夏3g，炙甘草3g，红枣1枚，2剂。

12月5日二诊。上药已服1剂，吐泻全止，发热亦退。唯见患儿微烦不宁，腹微胀，余无异常。至此标证已平，缓调可也。嘱其上药停服，另以保和丸、健脾生血冲剂调理。随访，病愈渐康，吐泻未作。

145. 脾虚便溏

张某，男，5 岁。1965 年 8 月 3 日往诊。其母代诉：患儿从 1 岁半至今，经常大便溏泻，一日二三次，食量可，身体干瘦。近一年多来常叫头晕，易患感冒，精神差，曾多次治疗，仅管一时。视患儿面色萎黄，形体消瘦，腹微膨胀；脉来虚细，时兼微弦；舌质淡，苔少，津不足；语出声颤。一派先天不足、后天失养之象。治宜健脾益肾，涩肠止泻。方用寿脾煎加减。处方：焦白术 9g，茯苓 9g，炒山药 9g，炒远志 6g，莲子 9g，人参 6g，炮姜 3g，诃子 6g，肉豆蔻 6g，砂仁 6g，煨木香 3g，车前子 6g，炙甘草 3g，红枣 3 枚，3 剂。

8 月 7 日二诊。患儿便溏已减半，余无明显变化，原方续服 3 剂。

8 月 11 日三诊。大便成形，日解 1 次；面色微润，舌质淡红，苔薄白，精神亦有好转。原方加益智仁 6g，天麻 9g，取 5 剂。合研细末，炼蜜为丸，梧桐子大。每服 6g，日服 2 次，早、晚温开水送服，忌生冷、绿豆百日。

11 月上旬，患儿之母携子来曰：丸药服下一半，头晕已愈，精神好转，二便正常，感冒明显减少，体重增加 1kg。

146. 久病新瘥，暴食病复

余女玉，4 岁时，即 1974 年 5 月 4 日。前数日微咳，猝然于 4 日晚高热达 40℃，咳嗽加剧，烦躁发渴，频欲饮而量少，服西药安乃近 1/3 片，遂见大汗淋漓，热退，渴而大饮，量多；5 月 7 日晚到露天处看电影重受风寒，当晚咳嗽发热复作，体温 39.5℃，再服前药及肌内注射青、链霉素，无效，遂往某卫生所中西药治疗，前症益剧，不思饮食，精神烦躁；至 5 月 12 日，高热 40℃，两眼白睛发红，指纹淡紫，纹向内弯，啼哭不休，病势日进。思其持续高热，津液大伤，遂拟甘寒养阴法，方用沙参麦冬汤加减与服。处方：麦冬 9g，沙参 9g，玉竹 9g，柴胡 3g，黄芩 6g，甘菊花 9g，白芍 6g，桔梗 6g，川贝母 6g，甘草 1.5g，柏子仁 6g，2 剂。与西药解热、抗炎同用，加服安宫牛黄丸，针刺。上药调治未及 2 日，高热仍不退，且伴双目上视，烦惕不安，手足颤动，已 5 日未进食，仅饮水少量。

至 5 月 14 日晨 4 时，卒发惊叫，目瞪惊惕，手足乱舞，体温 40℃，遂送某医院，诊断为"肺炎"，经治疗 6 天，诸症平息，饮食、精神渐复。因患儿拒不服药，出院后再输液抗炎数日，除咳嗽微烦、胸背有痰声、喜饮冷及大便微燥外，余症俱除。思其痰嗽未清，微烦便秘，乃肺与大肠余热尚存，遂以清肺化痰、养阴通便之味清之。处方：炙桑白皮 6g，炙枇杷叶 6g，瓜蒌仁 3g，麦冬、沙参各 9g，川贝母 6g，炙马兜铃 3g，黄芩 6g，甘草 1.5g，2 剂。上药服后咳嗽止，饮食、精神恢复，唯小便微黄。上方加车前子 6g，淡竹叶 6g。服 1 剂诸症消除而痊愈。

此时患儿连呼欲食肉，作为父母心疼其病久体虚，望其速能康复。于 5 月23 日中、晚两餐连食猪肉二三两，至 24 日晨即大便溏稀而量多，色如浓茶，气味极浓，随又精神不宁，体温复升，再服消食导滞退热药加针刺手足井穴，至25 日上午热退，精神、饮食好转。遂用参苓白术散加减 2 剂调理脾胃。药服尽剂，体温又升，五心尤热，腹胀啼呼，恐为久病新瘥，虚不容补，所食猪肉停积为患。处方：焦山楂 9g，草果 3g，炒麦芽 6g，陈皮 6g，鳖甲 3g，酒大黄 1.5g，厚朴 1.5g，黄芩 6g，柴胡 3g，白术 6g，水煎与服。头煎服后半日，腹痛便泻，所下之物多为未消化果蔬、肉块，气味腥臭，其色深黄。体温渐降，精神欠佳，委靡不振，邪退正虚之象也。

如此反复已二十余日，用药用食已觉畏首畏尾，唯审慎将养观之。未药未食未及 2 日，忽又高热 40℃，神识昏糊，呼之不应，水米拒进。守护至 28 日凌晨 3 时，见其口唇微动，以温开水喂之，不咽，患儿至此已虚弱至极。恍忆病数日时欲食新玉米粉，煮稀糊半小碗试之，不仅缓缓食下，且见全身微汗潮润。待 28 日 7 时，体温 36.5℃，神识渐苏，但见其一派脾虚正怯之象，遂拟扶脾益胃法，消补兼施。党参 9g，黄芪 9g，白术 9g，茯苓 9g，炙甘草 3g，制鳖甲 6g，柴胡 3g，白芍 6g，炒麦芽 6g，陈皮 3g，厚朴 3g，红枣 1 枚，2 剂。文火缓煎，少量，多次温服。自服玉米粉与上药后，正气渐复，饮食、精神缓增，二便、体温正常病愈。

按语：此案持续发热，反复无常 26 日，病情曲折，原因昭然：病初愈夜露受寒为一折；中途住院病瘥，脾胃已虚，突食荤腥难消之物猪肉为二折；正虚积滞，发热复起，为至虚有盛候，未敢及时"衰其大半"为三折。为父母论，未尽养护之责；为医者论，菩萨心肠可嘉，而姑息养患则为责不可脱。两者皆余也。故记此例以自警，不可再误也。

147. 急惊风

余长子鑫，不及 1 岁时，即 1970 年 7 月上旬。初起发热，用中药解表退热，西药解热镇痛抗感冒，效不佳；发热 2 日，即昏睡不宁，猝然惊叫，牙关紧闭，四肢抽搐，呼之不应。此为热入心包，肝风内动，而成急惊风也。急则治标，遂用针刺人中、百会及手足十宣令微出血，即见抽搐渐缓，口开神清，微汗出，热亦速退矣。由于小儿稚阳之体，脏腑娇弱，外感时邪变化甚速，如热入心包则神昏；复因肝风内动，则必发抽搐，故症见神昏惊厥，即急惊风候也。急则治标，平其惊抽也。待其惊平搐止，再治其本。本者，有本于热，有本于痰，有本于肝风气逆，有本于神气怯弱等，总由外感时邪，速发高热而致。治之大法，以清热息风、涤痰镇惊为主，视其标本，以意消息。方用羚羊钩藤汤加减。处方：羚羊角 0.6g（磨汁兑服），钩藤 3g，霜桑叶 3g，甘菊花 3g，川贝母 3g，竹茹 3g，黄芩 3g，白芍 3g，茯神 3g，朱砂 0.6g，蝉蜕 1.5g，白僵蚕 1.5g，胆南星 1.5g，甘草 1.5g。1 剂热退神清，诸症若失。

148. 慢惊风

朱某儿，3 岁半。因发热呕吐 3 日，住院治疗 7 日未见明显好转，且昏迷不醒，不时惊惕，双目半睁，四肢微颤。朱某甚急，于 1992 年 10 月 13 日邀我诊治。视患儿精神委靡，时欲惊惕，面色淡青晦暗，睡卧时张口撒手，双目半掩，肢体抽颤，唇舌色暗，舌质淡，苔厚微腻，脉弦细，指纹直透三关，色淡青。万全曰："因病后或吐泻，脾胃虚损""手足时瘛疭，昏睡露睛，此无阳也""调元汤合小建中汤主之"。遂拟温肾助阳、益气复元法，方用小建中汤合保元汤加减。处方：人参 6g，黄芪 6g，桂枝 3g，酒炒白芍 6g，红枣 3 枚，炮附子 1.5g，天麻 6g，白术 6g，橘红 6g，炙甘草 3g，石菖蒲 3g，2 剂。另加服安宫牛黄丸 0.3g，为 1 丸，分 3 次以汤药化服，1 日 1 丸。

10 月 14 日往询，上药服头剂头煎，患儿即缓缓苏醒；头剂服下惊惕瘛疭已定，知思饮食，用生姜 3g、大米 100g 煮稀粥与服，患儿似微汗，神清；15 日再访，热全退，神识清。上方天麻、石菖蒲各减半，续服 3 剂。隔日 1 剂，加蜂蜜一匙和服。后访，药服尽剂，病愈康复。

149. 小儿痰厥

鲍某，男婴，1 岁半。1977 年 7 月 5 日初诊。患儿面色黄垢，隐隐透出淡青，微肿；舌质晦暗，苔厚而腻，指纹如串珠形，沉滞淡青；呼吸声音粗油，喉间痰阻气急，目光呆滞，唇色晦暗。问及初起病状，其母曰：未及半岁时发高热数日不退，在某医院诊断为"先天性风心病"，并说此儿难以活过9岁，几度要我们放弃治疗。数次住院近十个月，常发高热不解，时见昏厥，四肢抽搐，喉中痰声辘辘，咳喘气逆，四肢抽掣，面色灰暗，双目半睁，精神委靡。

综上所见，乃脾阳不振，肺失清肃，加之肝风内动，挟痰上扰，以致时发惊搐，喘嗽气急，面青唇绀，而成痰厥也。治宜健脾化湿，肃肺涤痰。方用涤痰汤加味。处方：党参6g，白术6g，茯苓6g，橘红6g，胆南星（姜汁制）3g，半夏（姜汁炒）3g，干姜2.1g，枳壳2.1g，竹茹（姜汁炒）3g，木香0.9g，炙甘草1.5g，红枣1枚，3剂。水煎，多次少量温服。

7月10日二诊。喘嗽略减，食欲稍振。原方续服3剂。

7月16日三诊。咳喘续减，惊厥未作。原方加减续服。处方：人参15g，白术12g，茯苓12g，橘红（姜汁炒）9g，半夏（姜汁炒）9g，胆南星（姜汁炒）9g，厚朴（姜汁炒）9g，五味子（姜汁炒）9g，川贝母9g，柴胡6g，黄芩9g，木香6g，僵蚕（姜汁炒）9g，冬虫夏草15g，炙甘草9g，桔梗9g，枳壳（姜汁炒）、制鳖甲各9g。上药共为细末，用红枣煮熟，去皮、核，以枣肉糊和药为丸，大如莱菔子，晒干，收贮，勿令霉变虫蛀。每服1.5g，日服2次，早、晚温开水送服，忌生冷油腻及难消化食物1年。

随访，上药服至半料，诸症缓缓消除，精神、饮食续有好转。续访23年，旧疾未作，心身康健。

我疑初诊"先天性风心病"是否准确？案中2例鲍姓患者，一说活不过16岁，一说活不过9岁，2人皆随访至30岁以后，均无心脏病征兆，且都结婚生后。每忆起类似病案，总难释惑。

150. 阳虚自汗

周某，男童，2岁。1996年8月2日首诊。患儿面色苍白，形体消瘦，气息微弱，语出声微，唇舌色淡，苔薄白津润，指纹淡青隐隐，全身自汗不止，四肢、额头不温，体温35℃，一派阳虚不足之象也。问及患儿素况，其母曰：素禀体弱，经常感冒。此次因发热咳嗽日久，住某医院半月余，身体日见羸弱，且四五日汗不止，体温下降，最低时34.5℃，治疗无效出院。综上所见，脾肾阳虚、命火不足之候已显见。阳虚则表卫不固，汗出不止，正气复夺，虚虚之候不可再延也。急当补脾肾之阳，固表卫外。方用当归四逆合玉屏风散加减。处方：生黄芪9g，白术6g，防风6g，当归6g，白芍6g，干姜、附子各0.9g，人参6g，浮小麦 9g，炙甘草 3g，红枣 3 枚，3 剂。

8 月 6 日二诊。汗出减半，精神稍振，体温升至 35.8℃。原方续服 5 剂。

8 月 12 日三诊。面色黄润，唇舌微红，汗已全止，体温 36.3℃，精神渐振。病去十之七八，当用和平王道之剂续调。遂改拟补脾益肺法，方用天真丸加减。处方：黄芪 9g，人参 6g，白术 6g，山药 9g，天冬 6g，麦冬 6g，当归 6g，龙骨 6g，牡蛎 6g，五味子 1.5g，炙甘草 3g，红枣 3 枚，3 剂。

随访 2 年余，患者精神、体温正常，食欲、体重增加，旧疾未见复作。

151. 紫斑

孙某，男，7 岁，小学生。1989 年 4 月 3 日首诊。其母代诉：患儿常流鼻血，大腿内侧、上肢等处散布乌斑，由小到大，成块，按之不散，先乌黑、暗红，后变为深黄色，继而消退，连续不断已 1 年余。视患儿两颧暗红，眼眶淡青，唇舌色稍暗红，苔微黄而糙，脉数有力。乃血热血瘀也。热则妄行，或离经上行而为衄，或溢皮下而成斑，即此候也。治宜凉血活瘀，引血归经。方用犀角地黄汤加减。处方：水牛角（刮薄屑）9g，大蓟 9g，生地黄 9g，牡丹皮 9g，鲜白茅根 60g，牡丹皮 9g，全当归 6g，赤芍 6g，侧柏炭 9g，4 剂。

4 月 8 日二诊。鼻衄已止，紫斑微退，未见新斑。上方加紫草 9g，丹参 15g，以凉血活血。续服 5 剂。

4 月 13 日三诊。鼻衄未反复，紫斑明显减少，手足心已不热。原方水牛角、大蓟各减半，加三七粉 1.5g（吞服），川牛膝 6g，续服 5 剂。隔日 1 剂，水煎缓服。随访，紫斑已愈，半年未发。

152. 水肿（肾炎）

夏某，男，8 岁，小学生。1975 年 8 月 13 日首诊。视患者全身微肿，眼睑浮肿下垂，面色萎黄似蒙尘垢，口角、双手背、双小腿及足背稀布脓疱，溃烂，流出黄色稀脓，旧痕新疱叠现，下肢水肿明显，按之深陷不起，舌质红绛，苔白厚而腻。查尿常规：蛋白定性（+++），隐血（++），白细胞（++）。问其始末，其母曰：生脓疱疮十余日，偶见发热，尿量少，自呼腰酸胀，食欲不佳，嗜睡，精神不振。综上所见，多属外感时邪，内停水湿，加之脓疱疮毒袭染，湿积毒陷，热郁气营，以致脾肾运化失常，水湿滞留，酿为此候。治宜清热利湿，消肿解毒。先清解疮毒，和其营血，继扶其脾肾，则湿毒去而水肿消，脾肾健则病自愈。方用三妙散合仙方活命饮加减。处方：金银花 9g，生黄芪 9g，牡丹皮 9g，白芷 6g，土茯苓 9g，生黄芪 9g，当归尾 9g，土牛膝 9g，苍术 9g，黄柏 6g，薏苡仁 15g，车前子 9g，4 剂。头、二煎内服，三煎多加水，避风洗涤全身。

8 月 19 日二诊。患者脓疱疮明显好转，水肿已消去 1/3。原方去金银花、黄芪、当归尾，加茯苓 9g，白术 9g，桑白皮 9g，大腹皮 9g，以健脾燥湿，利水消肿。续服 4 剂。

8 月 24 日三诊。肿已消尽，疮毒发热未复，复查蛋白尿（＋）、隐血（±）、白细胞（＋）。病势已退，脾肾待固。另拟补肾益脾法，方用真武汤加减。处方：白术 12g，茯苓 12g，干地黄（酒炒）9g，生薏苡仁 15g，芡实 12g，巴戟天 9g，杜仲（酒炒断丝）9g，附子（泡淡）1.5g，牡丹皮 9g，车前子 9g，5 剂，水煎温服。上药又服 7 剂后，查尿常规各项正常，诸症悉除而愈。随访数年，旧疾未作。

153. 水肿（小儿急性肾炎）

王某，女童，5 岁。1995 年 7 月 20 日首诊。其母代诉：初起似感冒，发热咳嗽数日，继见两眼水肿，后颜面、双下肢亦肿。在某卫生所诊断为"小儿急性肾炎"，打针吃药治疗 7 天，肿不见消，热退。视患儿全身浮肿，以两眼及下肢为甚，唇舌色淡，苔白厚而腻，脉来沉细。精神欠振，脘腹微胀，面色黄白，如蒙垢尘，脾虚湿滞之象也。平素食欲不佳，身体素弱，常便溏腹胀，喜在溪沟冷浴。脾主湿又恶湿，司运化水湿。水湿浸淫，中阳不振，脾失健运，水湿滞而不行，泛溢肌肤，水肿成矣。治宜健脾助阳，温化水湿。方用五苓散加减。处方：白术 9g，茯苓 9g，苍术 6g，炮附子 1.5g，桂枝 3g，猪苓 9g，泽泻 6g，生姜皮 6g，车前子 9g，炒薏苡仁 12g，3 剂。

7 月 24 日二诊。水肿明显减退，精神稍振，原方加大腹皮 6g，续服 3 剂。服药 6 剂后水肿消尽，原方附子减至 0.6g，去桂枝、猪苓，加党参 9g，陈皮 3g，红枣 3 枚，续服 5 剂。服中药 9 剂，病愈身安，精神、饮食正常。

154. 遗尿

杨某，男，8 岁，小学生。1967 年 5 月 6 日首诊。患儿面色苍白无华，精神欠振，形体瘦弱，唇舌色淡，脉来细弱。一派先天肾气不足，封藏失固，以致膀胱虚冷而失约，而成此候。治宜补肾壮阳，固脬缩尿。方用缩泉丸加减。处方：熟地黄 9g，山药 12g，山茱萸 6g，桑螵蛸 9g，覆盆子 9g，附子 4.5g，肉桂 3g，乌药 6g, 砂仁 9g, 金毛狗脊 9g, 5 剂。

5 月 16 日二诊。上药服后遗尿减去大半, 精神、食欲渐加。原方附子、肉桂减半, 另加杜仲 9g, 以增补肾之功。续服 5 剂。嘱每日找公猪尿脬 1 个, 洗净, 将药 1 剂放入脬中扎紧, 放净砂锅内, 加水四大碗, 文火熬取两小碗, 分 2 次 1 日服下, 每日如此。随访多年, 上药服后遗尿痊愈, 后未再犯, 且体质、精神、智力较治疗前有明显好转。

五、杂病治验

所谓杂治, 即眼、耳、口、鼻、痧症等病, 皆列其中。所辑案例, 多有急症。如急乳蛾、痧症、外伤等。虽然案例不多, 不属大病, 但为医者, 与治重病无别, 均宜分秒必争施治。不然, 往往因迟延而致夭枉者时有之。或因起病暴急, 见者一时辨不清疾病, 而不敢轻治, 以致乳蛾塞死咽喉要道, 久而窒息; 痧症不明何病, 迟疑不疗, 以致九窍堵塞, 气血不通而毙者, 时有发生。至于皮肉外伤, 看起来病实不大, 但万一邪毒感染, 而致破伤风者, 时亦有之。此举例而言, 喻为医者, 勿论大病小病, 轻症重症, 皆当全力以治之, 不可稍存懈怠之心。

155. 脱肛不收

涂某, 男, 37 岁, 农民。1975 年 2 月 11 日邀诊。询悉患者素来嗜酒无度, 常发脱肛。此次因 8 日前酒醉不慎, 跌于大粪坑中, 稀粪淹没身半至腰, 洗浴时即见直肠脱出 3 寸许, 色赤肿痛。已邀中西医调治至今, 病无好转。视患者坐卧不得, 站行艰难, 直肠外出紫黑, 水肿浸淫, 疼痛不堪, 其苦状难以详述。切其脉来细弱, 舌质淡滑。思患者近日饮食渐减, 又经用苦寒之药屡清, 正虚邪亦不实之证显露矣。速当补中收脱, 迟则溃烂难疗。方用东垣补中益气汤加减。处方: 炙黄芪 24g, 党参 15g, 当归 9g, 升麻 6g, 柴胡 6g, 白术、葛根各 9g, 金银花 12g, 槐花、地榆各 9g, 甘草 6g, 红枣 5 枚, 3 剂。外用清热解毒、消肿润燥药, 如金银花、当归、生黄芪、槐花等份煎水, 待微温熏洗肛周, 并用此药汁时时涂搽, 勿使干燥, 保持洁净, 以期速愈。忌食辛辣食物至病愈巩固。

2 月 14 日二诊。脱出直肠已转红润, 肿势已有消意, 但仍不能上升复位。原方加黄芪至 45g, 升麻至 9g, 再服。另用蓖麻子 9 粒, 捣融做饼, 将百会穴处头发剃净，贴之，以助升提。外搽药用活蜗牛（去壳），放冰片少许，令其自化为水，和外洗药水适量调匀，先洗后涂。上药共服 6 剂，脱出直肠肿消、复位。后仅用饮食调理旬余而康，今已二十余载，旧疾未作。

156. 经期受热，右目暴肿

杨某，女，28 岁，已婚。1973 年 8 月 7 日，因经期不慎，恣食辛辣，加之天气尚热，露天劳作，顶日暴晒，又因家事不顺，暴怒伤肝，以致肝气上逆，火热上攻，而致右眼猝发赤肿，大如桃，红丝满布，瞳神模糊，热泪涌流，痛不可忍。诊其脉浮数，舌质红绛，苔黄厚而糙。辨证：肝气暴逆，热入血室，上攻于目，以致赤肿。治宜平肝降逆，清热散瘀。方用羚羊钩藤汤加减。处方：羚羊角1.8g（磨汁兑服），生地黄 15g，钩藤、杭菊花、赤芍、当归尾各 9g，薄荷 15g，黄芩 12g，白蒺藜 9g，决明子 12g，茺蔚子 9g，车前子 24g，生甘草 6g，2 剂。头、二煎内服，三煎洗眼。上药服 1 剂肿消痛减，3 剂其病若失。

157. 酒毒上攻于目

张某，男，40 岁，农民。1977 年 6 月 3 日来诊。左目猝发赤肿，赤翳遮瞳，视物不清，疼痛难忍，眵泪胶黏，泪出热烫，经当地治疗无明显好转，今已十余日。诊舌质红绛，苔黄厚而腻，脉来弦数。平素三餐不离酒，喜食辛辣。自入夏以来便时常头脑胀痛，睡眠多梦，口干口苦。戴复庵认为：赤眼有三，有气毒，有热毒，有时眼，无非血壅肝经所致。证属血壅肝经。遂拟平肝降逆、活血解毒法予治。处方：羚羊角2.4g（磨汁兑服），犀角3g（磨汁兑服），牡丹皮、当归、红花各 9g，青葙子 12g，木贼 15g，杭菊花 15g，车前子 15g，薄荷 6g，石膏24g（先煎），生地黄 15g，甘草 6g，3 剂，1 日 1 剂，1 剂三煎。

6 月 5 日二诊。患者左眼肿消红退，赤翳尚有芥子大一小点，遂用养肝肾之味服之，用杞菊地黄汤加减。处方：生地黄24g，枸杞子 15g，牡丹皮、泽泻、云茯苓、山药、山茱萸各 12g，青葙子 12g，谷精草 24g，薄荷 9g，菊花 15g，蝉蜕 12g，车前子 24g，石斛 15g，5 剂。上药服后白翳退尽而愈。

158. 急乳蛾

靳某，男，14 岁，学生。1973 年 8 月 25 日晚 10 时，急促邀诊。视患者颜面红赤，呼吸壅塞，脉促，肢冷，患者以手指喉，急以筷压舌视之，咽喉右侧有指顶大一血疱，色暗红，此单乳蛾也。急用三棱针刺之，吐出恶血，疱消痛仍剧。吹以冰黄散，冰片 1.5g，牛黄 0.3g，麝香 0.3g，天竺黄 3g，玄明粉 9g，硼砂 6g，朱砂（水飞）2.1g，雄黄（水飞）6g，甘草 6g，各研极细粉，和匀，瓷瓶密贮。用时以少许吹患处，1 日 2～3 次。另用薄荷 9g，金银花 15g，桔梗 9g，甘草 1.5g，滚开水冲泡，漱口并当茶饮。不及 3 日痛定而愈，数载未发。数日内竟有多人病同，皆以上法治之而愈。

159. 鼻渊

刘某，男，22 岁，职员。1991 年 9 月 2 日首诊。鼻孔似物堵塞，前额经常闷痛，鼻孔时流黄水，嗅觉减退。经医院检查诊断为"过敏性鼻炎"，治疗效果不佳。诊脉象浮数，舌质红，苔白厚微燥。辨证：上焦风热壅滞，肺胃痰湿上阻，治宜清热宣肺，方用辛夷汤加减。处方：辛夷 15g，细辛 3g，白芷 9g，防风 9g，藁本 9g，升麻 6g，黄芩 12g，山栀子 9g，桔梗 9g，甘草 6g，玄参 15g，贝母 9g，薄荷 9g，5 剂。隔日 1 剂，缓服。

9 月 13 日二诊。头痛、鼻流黄水已减去过半，嗅感通气尚未见轻。原方加石膏 24g，再服 5 剂，1 日 1 剂，急服，紧攻。

9 月 18 日三诊。头痛、鼻流黄涕已无，嗅觉渐复。依原法，用辛夷 9g，薄荷 6g，细辛 0.9g，桔梗 3g，甘草 1.5g，1 日 1 剂，开水泡，当茶饮，连用半月。忌辛辣食物 3 个月。随访，上药服未尽剂病已愈。

我用此法治疗多例鼻渊，有痊愈者，有显效者，尚未见无效者。

160. 耳鸣欲聋

朱某，女，29 岁，已婚，个体屠户。1997 年 7 月 18 日首诊。左耳内响声如雷鸣，头痛头昏，多梦失眠，心烦易热，易怒，上症已 2 年。曾在多处治疗并住院，均未治愈。且耳鸣脑胀日甚，体重持续下降，十分着急。诊视患者面色暗红，皮肤干燥；两颧隐隐淡青，唇干燥失润，舌质绛，无苔，津不足；脉象细数，右手兼弦。辨证：肝气上逆，心肾阴虚。治宜平肝降逆，清热养阴。方用龙胆泻肝汤合六味地黄汤加减。处方：龙胆草 12g，黄芩 12g，酸枣仁 9g，决明子 12g，白木通 9g，车前子 15g，生地黄 30g，牡丹皮、泽泻、云茯苓、山茱萸、山药各 12g，蝉蜕 9g，磁石 12g，通草 9g，5 剂。

7 月 24 日二诊。上药服后耳鸣减轻，心烦稍宁，大便微燥，小便淡黄而热。

上方去决明子、山茱萸，加黄柏、大黄各6g，续服4剂。

7月28日三诊。耳鸣续有好转，心烦、多梦及便秘渐正常。原方续服5剂。

随询，耳鸣头痛已去十之有九，多梦、心烦已愈，劳作已无影响。

161. 牙痛腮肿

黄某，男，40岁，工人。1972年正月十九首诊。素日喜食鱼虾，且饮酒有瘾。春节前几日因连续饮酒，加上夜班，遂感头痛牙痛，继而腮肿，心烦口渴，张嘴困难。春节、元宵节只能喝些稀饭。经数人治疗，毫无效果，牙痛腮肿日甚一日，寝食难安。诊患者双目微赤，两腮红肿连耳，上下牙龈瘀肿，舌质绛，苔厚黄糙，脉洪滑而数，按之不实。《张氏医通》云："牙者，肾之标，实则坚牢，虚则浮动，热则祖动，作痛不已。"综上所见，乃肾阴不足、火毒上攻证也。治宜大剂滋补肾水、清热解毒之药治之。方用犀角地黄汤加减。处方：犀角3g（磨汁兑服），生地黄24g，山茱萸、山药、茯苓各9g，牡丹皮12g，地骨皮15g，车前子12g，葛根15g，石斛15g，麦冬24g，薄荷12g，细辛3g，石膏30g（先煎），金银花15g，3剂。上药服至2剂，肿大消，痛大减，能食，得眠；3剂服后，诸症若失而愈。5年随访，饮食如常，病未复发。

162. 胃火牙痛

张某，男，37岁，农民。1963年7月3日来诊。患者5日前夜间猝感右上牙痛，次日右腮微肿、发热，疼痛益甚，口干渴，喜冷饮，咽痛，右腮红肿，吞咽不爽。诊其脉，六部洪实有力，舌质红，苔黄厚，干糙。辨证：阳明燥热，胃火上攻证也。治宜清泻胃火，解毒消肿。处方：生石膏60g（先煎），紫花地丁30g，忍冬藤30g，天花粉15g，葛根15g，麦冬15g，土牛膝24g，金果榄3g，3剂。上药宽水轻煎，微温，任意饮。另取手足十宣穴针刺出血，针合谷、内关、外关、颊车穴行泻法，1日1次。忌饮酒及食辛辣鱼虾半月。

上法治疗4日，肿消痛止而愈。如虚火牙痛者忌用此法。

163. 聤耳

余次子熙，1岁半时，即1974年夏。右耳不时流黄水，呼痒不止，继见脓血兼出，气味腥臭，久久不愈。舌质红，苔黄厚，指纹暗紫，尿微黄，大便微燥，乃足少阳经湿热为患也。以清热利湿法，用龙胆泻肝汤加减与服。处方：龙胆草 3g，黄芩 3g，赤芍 3g，白木通 3g，通草 3g，车前子 6g，金银花 6g，葛根、生地黄各 3g，甘草 1.5g，白芷 1.5g，2 剂，水煎，分多次温服。

外用：蚕茧 1 个（内有死蚕蛹者佳），蛇蜕 1 条（装蚕茧内，线扎紧），放炭火内烧存性，去净灰杂，研细粉，加冰片 0.3g，麝香 0.09g，轻粉 0.3g，青黛 1.5g，共研极细粉，和匀，密贮。每用少许，先用金银花煎水去渣，温洗耳内外，擦净患处，以棉签蘸药粉掺患耳内。如耳内干者，以麻油调药粉滴耳内。内服中药 3 剂，加外用药调治，未 5 日即脓血全无而愈，至成年未再复发。

聤耳，即今之化脓性中耳炎，唯 7 岁左右儿童为多，成人偶亦有之。如治不得法，每多缠绵时日，甚则数年不愈，偶有鼓膜烂穿而聋者。其病虽小，不可忽之。

164. 喋口痧

张某，男童，7 岁。1993 年 12 月 27 日邀诊。患儿眼神呆滞，精神不振，面色微青，舌质晦暗，苔灰腻，脉象隐匿难寻，时来沉涩。问其始病何状？其父母曰："12 月 23 日晨，未见患儿起床，遂呼之，不应；拉之，身软不能站立；放之，非睡似睡，精神大异于平日。当地老中医亦不识此猝起怪症。某医院作'儿麻'治，无效；又作'乙脑'治，亦无效。查'五大常规'及脑脊液无异常。会诊多次未果，虽不间断治疗，但毫无起色。"

综上所见，再细审其证因，我以为并非大病，因小儿脏腑娇嫩，形气未充，非感时邪猝闭腠理，即为中恶扰乱清灵，以致脏腑气机失和，痰阻喉间，邪扰清窍，而见神识异常，语不出声，四肢瘫痪之喋口痧症也。速当宽胸涤痰，理气降逆。急用丝八方（《痧症全书》）加减服。处方：天竺黄 6g，竹茹 9g，川贝母 9g，荆芥穗 6g，乌药 9g，香附 6g，青陈皮各 6g，降香 6g，石菖蒲、胆南星、蝉蜕各 6g，2 剂。次日晨往视之，患儿嬉戏言笑，虽似微弱，亦如无病之状。其母曰：昨日下午服药，夜 11 时许，语出有声，遂能站立。今晨即呼饿欲食，其病若失。后以调理脾肺之味，3 剂而康。

165. 脱发

刘某，男，31 岁，木工。1992 年 6 月 20 日首诊。脱发已 3 年余，尤以近 3 个月脱落为甚。经某医院诊断为"脂溢性脱发"，治疗 2 月余无效，转中医治之仍无明显效果。观患者毛发稀疏，头顶光秃，后脑位少量极细且弯曲头发，触之细绒，苔薄黄乏津，脉来沉数。辨其证因，必嗜酒过度，膏粱厚味，久则伤灼精血，血虚生热；精虚毛发失养，以致首阳热盛，精血不足以润养，毛发脱落也。治宜疏风清热，滋养精血。方用杞菊地黄汤加味。处方：枸杞子15g，甘菊花15g，生地黄30g，牡丹皮、泽泻、茯苓、山茱萸、山药各12g，霜桑叶12g，荆芥穗9g，天麻12g，当归9g，制何首乌15g，黑芝麻9g，5剂。上药头、二煎饭后温服，三煎去渣，趁热先熏后洗头面，1日1剂。

6月28日二诊。上药用后毛发未再脱落，似有新发生出，绒细乏泽。上方荆芥、桑叶、天麻各减半，另加龟甲胶15g（烊冲），以养精血。续服10剂，用法同首诊。1个月后患者来谢，曰："头发已均匀长出，未再脱落，原来头痛目昏亦愈。"

166. 松皮癣

焦某，男，18岁，学生。1977年11月8日首诊。1976年夏多次在山溪冷浴，至秋天时两腿内侧、上至小腹，双上肢内侧、颈、腮等处经常瘙痒，出红疹，抓破流血水，干后起白屑，屑脱后皮肤淡棕色与灰白色相夹杂，形如松皮，缠绵难愈，治疗无效。诊患者面色红垢，语声干涩，舌质鲜红，苔少乏津，脉象浮数。综上所见，证属寒湿外袭，久则化热，燥伤阴营，皮肤失于润养，而成松皮状癣也。治宜祛风润燥，甘寒养阴。方用沙参麦冬汤加减。处方：沙参30g，麦冬15g，生地黄15g，当归12g，紫草12g，石斛24g，赤芍12g，金银花12g，地肤子12g，白鲜皮、乌梢蛇各9g，甘草6g，5剂。1日1剂，头、二煎内服，三煎多加水煮，去渣，趁热自上而下熏洗全身。

12月14日二诊。脉细缓，舌质红润，津回，苔薄白，声音已不干涩。原方加防风、秦艽、蝉蜕各12g，以增强祛风之功。续服3剂。服法、熏洗同上。

1978年10月17日面询，共服中药8剂加外熏洗，病痊愈后未再复发。

1995年9月初又来一董姓患者，19岁，学生，亦患松皮癣近3年不愈，用上法方药治之十余日痊愈，随访7年未见复发。

下卷　晚年纠误治验录

治验案例前书已有数百例之多，涉及内、外、妇、儿等科。今所辑入者，乃我晚年临证所治之患。其中多数都不属于罕见病、疑难病，只是医者诊治时疏于审证求因，或者一味依靠现代医学诊断为据，忽略中医的望闻问切运用，或者辨证不准，或者病人疏于医嘱禁忌，不够注重自我调养等，因而治法方药不能切中病机，服药疗效欠佳，致使本来易治之患久拖不愈。这些案例对于初涉临证及中医爱好者来说，只是提个醒。故将个人辨证治疗过程如实写入，只算是个人经验，一家之言，仅作参考。或许对从事中医者，在诊治疾病时有一定借鉴作用。其中有个别案例，如能按中医的审证求因、四诊合参，认真审析得病始末，结合当前症情判断，对证用药，不少都能予以及时治愈。若对自己缺乏信心，专靠"他人指挥"，那就只会随波逐流，失去中医优势。

作为患者，切不可轻视医嘱交代，因为那都是为了服药有效，早日治愈疾病所需要配合的。所以俗话说"病人不忌嘴，跑断大夫腿"，乃是有它一定道理的。本卷所辑病案100例，不少案例病情反复，不仅仅是医者的责任，同时也与患者不够配合、疏于医嘱有关。患者谁都想早日治愈疾病，医者谁不顾及自己的名声？除非是装病蒙人的"患者"、贪财轻命的"医者"，他们是不会知道生命的重要和名声是医者之灵魂的！

既入岐黄之门，就应担当责任。不能名为中医，而临证时却体现不出中医优势，似乎离开西医诊断，就不知道如何施治，总是人言亦言，信心不足，这样对于信任中医的患者，岂不是感到失望？本人虽然身卑力微，但已临证五十余年，现在依然还在钻研古籍，也从未拒绝过新的治法方药。什么"经方派""时方派""院校派""温补派""滋阴派"，等等，只要能治好当前病，效果优于自己知道和应用的，我都抱着"见贤思齐"的态度，虔诚学习吸纳，目的是为了不断提高疗效。但"有效安全"四字，是我终生坚守的原则，无须刻意附和于哪一派，这就是我一直坚持不变的立场。只要不是"恃己所长，专心经略财物"的"含灵巨贼"，我都愿意和他们至诚交流，相互学习，取长补短。对于保守陋习，我历来鄙之！前书所辑不少疑难、凶险案例，即是重视他人生命、全力救治的具体体现。本卷虽无"特殊"案例，但也可见我一生苦苦追求治病求验、安全第一之一斑。我老矣！从小登山识药，至今也只能是每周坐诊五个半天，所积累的点滴经验已经和盘托出。此卷病案 100 例，可能就是我最后一点奉献。是否能对同仁及中医爱好者有点参考作用？有待读者在长期实践中检验。渴望高人不吝赐教，欢迎读者多提宝贵意见！

一、内科常见病症近期治验案例选辑

1. 病似奔豚，胁腹胀痛

马某，男，68 岁。2015 年 3 月 21 日首诊。自诉："我有冠心病，放了 2 个支架，坚持吃药及注意调养，身体还算可以，胸闷憋气、心慌气短等症状，只要不怄气、劳累，即不明显出现。就是不知为何近半个月以来，左下腹胀气、起包，气包如往上行，胃部亦感胀痛憋闷，食欲减退，消化力差，大便时常溏稀。去二、三甲医院做彩超、抽血化验等检查，都说未见异常。但我胀痛难受，甚至不能饮食，无法入睡。我怕影响到冠心病，特请您看看是啥毛病？"刻诊：望其面色萎黄，两颧隐隐淡青；舌质乏泽，略显瘀暗，舌苔灰腻，唇色亦乏光泽；切其脉，偏于沉弦、细迟，尤以两关部为明显，尺部略显沉涩。问其退休后有何嗜好？患者言道："爱看书、抄写，常坐于 40cm 高的沙发、趴于约 45cm 高的茶几上，如此已有数年，住的是土房子，屋内比较潮湿。心情也常郁闷，家务活基本都是我做。"综合所见，其病近似"奔豚"，病因病机应为寒湿凝滞，肝脾失和，以致下焦虚寒，气机失畅，聚而胀痛。治宜温散寒湿，疏肝理气，用九炁丹方为主加减。熟地黄 15g，炮附子（先煎）6g，煨肉豆蔻 12g，炒吴茱萸、炮姜各 9g，炒补骨脂 18g，荜茇、炙甘草各 6g，人参、白术、乌药各 15g，炒香附、青皮、粳米各 9g，3 剂。1 剂药文火缓煎 3 次，药汁混合一处，1 日 1 剂，早、中、晚食远温服。药渣宽水再煎，适温泡足。最好不再蜷缩于矮桌上看书、抄写，保持心情愉悦，饮食以温和为要，经常晒晒太阳、散散步，尽剂再诊。

九炁丹主要作用为补火生土，温散寒湿，疏肝暖脾，常用于脾肾虚寒，便溏泄泻腹痛等症。加人参、白术、粳米，以益气补脾；加乌药、香附、青皮，以疏肝理气止痛。寄希能中病机，药到病轻。

3 月 25 日二诊。自诉："后悔没早点用中药调治，1 剂药服下，病情就有明显好转，3 剂药尽剂，不适症状已基本消除，我看再服 3 剂，即可痊愈。"观其面色淡青已退，微显润泽，舌质微红，灰腻舌苔已化至白润，唇色已不再暗淡；复切其脉，沉弦、迟涩之象转为细缓，此为药已中病、气机顺和之兆。嘱其原方续服 3 剂，服用法及注意同首诊。半月后偶见马某，言其小腹胀气脘闷、纳差神疲等症已除，身体已恢复到以往正常状态。

按语：该患者年近七旬，加之平素性格不够开朗，甚至偏于抑郁，常怄小气，居处又较潮湿，且不善运动，还常蜷缩于矮桌上看书、抄写，时日延久，显然是脾肾不足，寒湿凝滞，肝气失于条达，以至于气机失畅，甚至于结聚，故而先出现在左下腹近膀胱处气胀起包，逐渐向上逆行，不出矢气，因而胀满疼痛，便溏纳差，寝食难安。此为气滞不行，并非有形积聚，故彩超等检查未见脏器异常。方用九炁丹以温肾补火、散寒舒郁，加以参、术、乌药、香附等味，以增强健脾舒郁之功，故能寒湿祛而气聚散，腹痛、便溏等症随之亦除。半月有形无实之寒凝气聚腹痛起包，3 剂药服下显效，6 剂治之痊愈。

2. 初起奔豚，延久肾虚

范某，男，43 岁。2011 年 4 月 15 日首诊。自诉："记得从 19 岁时开始，右侧小腹接近睾丸处，每感隐约胀痛就起包，形状似鸡蛋细而长，并向上行至胁腹部，越向上行则越感不舒，甚至脘胁胀痛难忍，饮食少进，身体疲倦。到过多家大小医院诊治，说法都不一样，有说疝气的，有说瘕聚的，也有说是前列腺炎的，等等，但治疗皆无明显效果。时延二十余年，治疗未曾间断，钱花了很多，至今不能治愈，身体反而越来越差，做一般农活都感到吃力，年纪轻轻的，以后日子可怎么办？非但如此，原先是梦遗失精，后来无梦自遗，以致腰膝酸软，乏力怕冷，小腹依然起包上窜，时感冷痛。"刻诊：视患者形体偏瘦，面色萎黄、黧黑，精神显得有些疲倦，舌质色淡，舌苔薄白津润；切其脉，双手尺部虚细，余部细缓无力。据患者所述，起初或为受到惊恐，或为感受热邪，或为屡犯手淫，或患疮疡未能及时治愈等原因，以致邪客下焦，气机失畅，而成"奔豚"之患。遂又问他都吃过啥药？患者答道："消炎药，顺气药，后来又吃过壮阳药，从此就无梦自遗，身体越发虚弱。我是否就没救了？"我回言道："不必悲观，当先治本病气聚之奔豚，待症状消除后，饮食恢复正常，再调理肝脾肾，有望身体恢复健康。"患者回言道："我一定好好配合。"

思其病久体弱，本病症状尚在，结合眼下肝脾肾三脏俱虚之状，拟定标本兼治法，扶脾益肾、温养下焦、疏肝散滞、理气舒郁为要，方用十四味建中汤加减。炙黄芪24g，人参、焦白术、茯苓各15g，当归、酒炒白芍、熟地黄、酒洗肉苁蓉各12g，炮附子、肉桂、炙甘草各6g，大枣9枚，乌药、香附、吴茱萸、粳米各9g，5剂。1剂药文火缓煎3次，药汁混合一处，早、晚食远各温服1次，1日半尽剂。四煎药渣宽水，煎开后适温泡足。饮食一定要温和而有营养，精神舒缓，切勿焦躁郁闷，劳逸适度，注意保暖。

十四味建中汤主要用于脾肾劳损，气血不足，身体疲乏，或欲成痨瘵之候。加乌药、香附、吴茱萸，以疏肝理气，而消奔豚气聚，散滞止痛。对证用药，寄希切中病机，服下应验。

4月23日二诊。自诉："服药后感觉小腹胀气、鼓包、上窜、冷痛等症都有减轻，饮食知味，食量略加，精神也有好转，第一次感受到药对我的症。"复诊其舌、脉，与首诊时并无明显变化，只是面色略显润泽，可能是病久之故。药虽对证，尚须续调。嘱其原方续服10剂再诊。

5月10日三诊。自诉："您说的奔豚，即小腹疼痛胀气上窜已经基本消除，身体倦怠等症续有减轻，可是性功能并无明显起色，偶尔晨勃，但不持久，还不时遗精。老毛病感觉已基本治愈，若能把肾调好，可是感谢不尽。"视其面色黄润，隐隐可见到微红，舌质微红，舌苔薄黄而润，精神与首诊时相比已显振作。复切其脉，已见缓匀，尺脉微沉，虚细极弱之象已无，但六部尚显无力。患者要求亦在情理之中。一个奔豚病症，竟然折腾他20年之久，旧疾虽然已除，自然会想到人生大事之一的性生活。我回言道："中药调理，你要配合。第一，不得再犯手淫坏习惯，并杜绝邪淫妄念，以防相火邪热复燃，肾气复损；第二，要饮食有规律，切勿大吃大喝，饮酒无度，再伤及脾胃；第三，要劳逸适度，起居有常，不得人为熬夜，注意保暖，尽量减少感冒。能做到这些，才算是真正配合。"只见患者认真聆听，并表态一定做到。

改用培补根本法，方用参苓菟丝丸为主加减，以健脾补肾涩精。人参、白术、茯苓各15g，白莲子18g，炒五味子3g，炒山药、制杜仲、菟丝饼各18g，金樱子、桑螵蛸各15g，鹿茸片6g，当归身15g，炙甘草6g，核桃仁30g，粳米9g，10剂。煎服法及注意事项同首诊。另取10剂，共研细末，炼蜜为丸绿豆大。

待汤药尽剂，续服丸药，每服 9g，日服 2 次，早用淡盐开水送服，晚用温黄酒送服。服至半月后可适当加量至 1 次服 12g。如能达到目的，且身体逐渐恢复正常，即可停药，但自我调养不可忽略。

2013 年 3 月范某电话告知："您开的方我又配制了 3 料，身体恢复到与同龄人差不多，我的要求已经达到，谢谢您呀，老先生。"

按语：根据患者的自我叙述，其得病起初很有可能就是"奔豚"，久之沉寒不散，聚而起包，形如鸡蛋，自右侧下腹部上行，感觉脘腹胀痛，饮食少进，身体倦怠等症。如能在当时即警醒致病原因如屡犯手淫等，加以温肾散寒之剂，应不至于时延二十余载不愈。此患并非大病，但由于时延日久，以至于现今形瘦面黄、神情倦怠、舌淡苔薄、脉来虚细等一派脾肾两虚、气血不足之象。考虑范某病久体弱，本病奔豚的症状依然存在，眼下肝脾肾三脏俱虚之状，暂拟标本兼治，扶脾益肾、温养下焦、疏肝散滞、理气舒郁为要，方用十四味建中汤为主加减。此方补虚益损，而治气血不足、虚损痨瘵、气短嗜睡等症。方中的参、术、苓、草、黄芪，以补益脾肺之气，归、芍、熟地黄、大枣、肉苁蓉，以滋养精血；附子、肉桂，以祛下元沉寒；加乌药、香附、吴茱萸，以暖肝舒郁行滞。5剂药服下，小腹气聚冷痛减轻，饮食知味，精神略振；15 剂之后，脉证续有起色，小腹起包、上窜、胀痛等症即基本缓解；随之显现肾虚滑精等症，病变药亦变，故改用参苓菟丝丸方为主加减，以健脾益肾涩精。汤丸并进，共调治近一年，原病的奔豚气聚上窜、后来的肾虚滑精等症，一并治愈。

患者初诊时的悲观情绪消散，重新燃起未来希望。因为他跟我说过，由于他的毛病久治不愈，一直尚未结婚成家。作为一农民，患病时间之长、耗费之多、身体之弱，难以成家也就在情理之中了。有些难治之症并非顽症，只是断病辨证略欠缜密，因而用药效果欠佳，甚至拖延时日，正气受损，故而出现复杂症状，乍一看来，令人头痛。如本例患者首诊时垂头丧气，仅是抱着试试看的想法来诊，原因是二十余年来没有一个确切说法，服药效果总不如意，以至于旧疾不离其身，反而无梦自遗，劳作无力。扪心自问：搁谁不悲观！能够审证求因，区别先后，审慎辨证，选方用药，力求对证，服药自然就能见效，继而顺利治愈。

3. 小腹冷痛，屡治屡犯

黄某，男，70 岁。2011 年 12 月 10 日首诊。自诉："我这个毛病有 30 年了，无论如何检查，都找不到原因。只要一怄气，马上就严重，小腹发凉，鼓气上窜，甚至脘腹憋闷，饮食难下，心烦懊恼，小便清长，大便溏稀，全身都不舒服。病未能确诊，自然打针吃药就缺乏疗效。中医说法也不一样，治疗偶尔有效，有时无效。近几年复发时又感到睾丸坠胀，偶感隐痛，但检查已排除疝气，说是前列腺肥大，治疗效果依然不佳。但凡遇到心情不好时，或饮食寒凉，或外感风寒，都会小腹冷痛、胀气难受。身体没得过大病，最怕的就是怄气，这个毛病真是缠人！"刻诊：观其气色精神尚可，面色略显萎黄，舌质偏淡，舌苔白润；切其脉，细弦偏迟。思其七旬之人，身体现在这个状况还算可以。据其不适症状因由，结合舌脉反应，应为下焦虚寒、脾失健运、气不顺和使然。治宜健脾温肾、理气散滞为大法，方用九炁丹加减。人参9g，焦白术、炒山药、补骨脂各15g，肉豆蔻、益智仁各9g，附子、炮姜、吴茱萸各6g，乌药、香附、橘核、小茴香各12g，炙甘草6g，粳米15g，3剂。1剂药文火缓煎3次，药汁混合一处，早、晚食远各温服1次，1日半尽剂。服药期间忌食绿豆、萝卜、茶水、酸菜及一切生冷寒凉之物，以免降低药性。总宜心情愉悦，饮食温和，注意保暖，谨防感冒为要。

此案与马某案病情相近，都属于下焦虚寒，气滞气聚，时或上窜作痛，故采用同一主方九炁丹，加以理气散滞止痛之味。不同的是，黄某时感睾丸坠胀，痛虽不甚，但总感不适，故在理气药中加用小茴香、橘核，以兼治类似寒疝的睾丸坠胀微痛。

12月16日二诊。自诉："疗效很好，1剂药见效，3剂药小腹冷痛消除，大便也已成形，心情好多了。我本想照方再抓3剂，但又怕不对，故来告知，您看还吃药不？"观其面色已见微润，舌质微红，舌苔薄黄；复切其脉，转为缓匀，细弦偏迟之象已无。上方附子、炮姜、吴茱萸量各减至3g，恐其热性之味多服，复增他患。七旬老人，虽属下焦虚寒但不甚，平时并无他恙，仅是阳气不足，偏寒气滞，调理病去，即不可原方原量再进，此亦《神农本草经》用药之义。原方减量后可续服3剂，加以自我调摄，寄希减少复发。

2014年9月5日，黄某又来复诊。自诉："昨天刚出院，又全面检查了一遍，仍未查出明显疾病，也就是个前列腺肥大。这次住院是和老伴怄气引起旧疾复发，症状和以前大致相同，小腹冷痛，胀气上窜，胸脘憋闷，寝食难安，半个月治疗，不适症状未见明显消退，故再来请您用中药调治。"视其形体精神，与3年前并无明显变化，舌脉与首诊时也都相近，便嘱其仍用2011年12月10日所开原方原量，先服3剂再诊。

9 月 10 日四诊。自诉："服药效果与 3 年前相同，不适症状已基本消除，能否原方配制丸药续服？以免我来回奔跑。"思其身体并无他疾，仅是下焦虚寒，小腹胀气冷痛缠绵，患者的要求也较合理。嘱其原方取 5 剂，共为细末，水泛为丸绿豆大。每服 6～9g，日服 2～3 次，稀粥或温开水送服。但要减少复发或根治，还要自己胸怀豁达，少怄气，注意保暖，配合治疗，以求痊愈。

按语：黄某的小腹冷痛小疾之所以缠绵难愈，应与他的性格有关，因为每次复发多数都是和老伴怄气引起。复发严重时，甚至饮食难进，从小腹到胸脘胀闷难忍，坐卧不安。医院检查又无大病，中医辨证也就是下焦虚寒，气聚上逆，病似奔豚而又不完全相同。治法以健脾温肾、理气散滞为主，故选方也用九疸丹加减，服下效如桴鼓，不逾 3 剂获安。但致病原因不除（怄气、受寒），故屡治屡犯。此类患者不为少见，但能遵医嘱，重养护，远离致病诱因，则治愈后疗效方能巩固，复发次数自然就会减少、减轻，乃至治愈。

对黄某随访 2 年，旧疾未见明显反弹。凡感到小腹不适时，即服丸药二三日，小腹冷痛胀气即除，加以自我调养，尽量少生气，饮食远离寒凉，保暖，谨防感冒，即可避免老毛病的复发，身体也依然保持基本健康。

4. 脐腹胀气，脘胁憋闷

李某，男，45 岁。2013 年 8 月 20 日首诊。自诉："我每次发病都是从肚脐处胀气，随之窜到胃部、两胁，甚至胸咽部憋胀，不能吃喝，时欲呕吐，欲嗝不出，也无矢气，其难受之状无法形容。到医院反复检查过，除有慢性浅表性胃炎外，别的没啥毛病，但是住院、吃中药，只能暂时减轻，老治不好，且莫名其妙地复发，上述症状加重。连续五六年，折腾得我连班都上不成！这次出院才几天，昨晚又开始严重了，饭不能吃，水不能喝，前面胸腹胀痛，后面脊背强滞，我这到底是咋回事儿？"刻诊：见患者形体偏瘦，情绪不宁，甚至焦虑，一句话重复多次，充满疑虑、失望。面色乏泽，萎黄暗隐淡紫，舌质淡暗，苔少微腻；切其脉，细迟微弦；抚摸、敲叩腹部，并无鼓胀、失柔反应。

本患者数年前曾找我诊治过，当时亦和他所述的症状一样，并非罕见难治之患。如今已过去四五年，且住过多家医院诊治，缘何竟如此缠绵？其家庭情况我也大致了解：妻子有固定工作及收入，且很贤惠。患者自己也无不良生活习惯，饮食有规律，不抽烟饮酒，难道"慢性浅表性胃炎"就如此缠绵？后来在反复交谈之中，总算知道了一些因由：本人工作单位解散，失去固定工作及收入，有 2 个孩子，父母有时还需要照顾，自己由于身体原因，有活干不了，精神压力过大，有时彻夜难眠，加之胀气毛病屡治不愈，就成了沉重的包袱。反复嘱咐患者一定要放下包袱、尽量心情平和外，还要继续坚持良好饮食习惯，争取服药有效，寄希治愈之后，减少复发，患者表示一定配合。

综合所见，患者当下胀气，辨证应属病久脾虚，中焦气滞。治法暂以和中健脾、理气散滞为主，方用越鞠丸合橘皮竹茹汤加减。醋制香附、土炒苍术、川芎、炒神曲各 12g，党参 18g，陈皮、竹茹、砂仁（后下）各 9g，乌药 12g，甘草 6g，生姜 5 片，大枣 5 枚，粳米 9g，3 剂。1 剂药煎 3 次，药汁混合一处，早、中、晚饭后半小时各温服 1 次，药渣再煎，适温泡足。切记保持情绪安定，注意保暖，继续保持良好饮食习惯。

越鞠丸功能理气舒郁，用于统治六郁之胸膈痞闷等症；橘皮竹茹汤和胃降逆，用治久病体虚呃逆。加砂仁、乌药，以助理气和胃之功；加粳米者，以护胃养胃，而益脾肺之气。寄希用药对证，切中病机。

8 月 25 日二诊。自诉："服药当晚胀气即明显减轻，3 剂药服后，胀气已基本消除，我感到很高兴。无奈昨晚又有些反弹，虽不甚严重，却又使人担忧，是不是真的治不好了？"复诊其舌脉，与首诊时相比，实无明显改变。原方不动，乌药量加至 30g，另加枳壳、厚朴各 12g，续服 3 剂，煎服法同首诊。

9 月 3 日三诊。自诉："二诊药服后，至今胀气未见反弹，再服 3 剂，可能会好吧？"观其精神压力已有明显减轻，始见笑容。面色微见润泽，隐隐滞暗之色已退，舌质略见微红，舌苔薄白微润；复切其脉，六脉已见缓匀，迟弦之象已不明显。原方续服 3 剂，服用法及注意事项仍同首诊。

2015 年 3 月 10 日，患者又来复诊。自诉："前年服中药 9 剂，这几年基本未再明显复发，春节后可能是感冒风寒，感冒治愈后腹胀似乎又要复发，症状和以前相近，虽不严重，但害怕回到原状，故速来看看。"复诊后所见，与首诊时舌脉相似，即用 2013 年二诊时方，取 3 剂煎服。

后在路上多次遇到李某，言其 3 剂药服后，只要不着急上火及感冒受凉，不过度劳累，饮食注意，旧疾未再明显复发。

按语：该患者年龄不大，病情也不复杂，西医诊断为"慢性浅表性胃炎"，症状多为脐腹胀气，胸脘憋闷，甚至窜及全身强滞，四肢乏力。我曾治过多次，无论以胃脘痛肝气犯胃或积滞腹痛等症治之，但效果都不够明显。后来患者又在多家二甲、三甲医院检查治疗，依然除慢性浅表性胃炎外，并无其他疾患，无论门诊、住院治疗，甚至找过民间医生调治，依然还是效果不佳，故而时延 6 年之久。我没少费心，缘何并不复杂的病症，却如此难治？后来考虑到患者的心胸不够开朗，或因为小毛病久治不愈，因而造成精神压力过大，情志抑郁，苦恼日甚，因此产生情绪低落，致使气滞憋胀、全身不适症状加重。后采用舒郁理气之法，方用越鞠丸合橘皮竹茹汤加减，服药较为有效，但仍不甚显著；当加入枳壳、厚朴，乌药量用至 30g 时，方见嗳气、矢气顺畅，其胀立消，全身即感舒适。担心的是，仅观察了 1 年时间，还不知以后是否再犯？

选入此案的用意，是因为本属常见病症，但治疗起来甚至比疑难杂症还难！当重用乌药这味芳香顺气、疏散胸腹滞气、调理脏腑逆气的药后，病情立见转顺，1 剂药服下，矢气连连，上下通顺，脐腹胀气之患立即消散。可见人若气顺血和，身体自然会少却许多痛苦。

以上 4 例验案，皆与气滞、气逆有关，甚至气聚不散，起包鼓胀，或遇寒凉、食积及精神抑郁等诱因，致使其滞、逆、聚甚，而生胀闷憋痛等症。但能审证求因，辨证无误，即使病情延久，亦可找到头绪，最终得以治愈。

5. 湿热偏盛，胃痛口臭

张某，男，40 岁。2012 年 3 月 20 日首诊。自诉："经常心口灼热，烦渴喜饮冷水，甚则频饮而不止渴，尤以晚间为甚，胃部胀闷疼痛，入睡打鼾，口臭气浊，头部有时胀痛，心情时感烦躁，大便经常秘结，小便时而黄短。某三甲医院检查，血压、肝功、血糖、肾功等项都正常，胃镜检查为慢性浅表性胃炎、球部充血。打针吃药也可减轻胃胀胃痛，但烦渴烧心始终不能消退，胃胀胃痛也经常反复，十余年来一直如此，身体精力已感不足。听人介绍，特来请您治治。"刻诊：观其形体尚壮，面色暗红，舌质深红，舌苔偏于黄糙；闻其声音粗浊，明显津液不足；切其脉，滑数有力；问其饮食习惯如何？答道："饮酒有瘾，低度的不喝，酒量不算大，半斤不过瘾；口味较重，清淡的懒得吃，熬夜打牌为常事。医生要我少饮酒，辛辣、肥腻东西勿多吃。可是我总办不到，清淡的饮食没食欲。"我言道："你这可是病从口入，肠胃屡伤，积热为患。切勿认为年轻体壮无所谓，40 岁以后可要注意啦！若不改变生活习惯，单凭治疗，恐难痊愈。"患者见我苦口婆心地陈述厉害，似有警觉之意。遂拟荡涤湿热、理气宽胀法，以清理肠胃积热，方用大承气汤合黄连解毒汤加味。大黄（后下，煎 5 ~ 7 分钟即可）12g，芒硝（分 2 次冲服）9g，枳实、厚朴各 15g，黄连、黄芩、黄柏、栀子各

12g，葛根 18g，芦根 30g，陈皮、木香各 12g，生薏苡仁 30g，3 剂。1 剂药煎 2 次，1 日 1 剂，早、晚食远温服。节制饮酒，切勿熬夜，饮食温和而有规律，摄入荤腥油腻及辛辣、焦硬、寒凉之物越少越好。

大承气汤泻热攻实，以治阳明腑证，胃实便秘，痞满燥实之三焦大热实证；黄连解毒汤功能泻火解毒，常用于心烦口燥、咽干不寐、舌红苔黄等症；加甘葛、芦根，以生发胃气，生津止渴；加陈皮、木香，以散滞消胀止痛；加生薏苡仁，以助渗湿利湿而益脾胃，总为荡涤三焦湿热、宽胸利气止痛之剂。3 剂尽剂，及时复诊。

3 月 25 日二诊。自诉："药服下肠鸣大作，半天后轻泻二三次，小便色黄变淡，但服至第 3 剂时，又不泻了。总之，服药效果显著，肚子里感觉轻松了许多，很想吃肉、喝酒，还是勉强忍了下来。"复诊其舌脉，与首诊时相比，唯见黄糙苔略退，滑数有力脉象似无明显减弱。上方大黄、芒硝各加 3g，续服 3 剂。

3 月 31 日三诊。自诉："烦渴胃燥、便秘尿黄、打鼾口臭等症都大有减轻，身体也感到轻松许多。以后要不再反弹，就算好了。"视其面色已见红润，舌质正红，舌苔薄黄津润；复切其脉，已显缓滑之象。湿热盛实之势已衰其大半，遂改用麻子仁丸合丹参饮加减，以续清肠胃积热，润肠通便，活血理气，而治胃胀胃痛。方药：酒炒大黄（后下）12g，炒枳壳、厚朴各 15g，火麻仁 30g，郁李仁、桃仁各 12g，丹参 30g，木香 12g，砂仁（后下）9g，乌药、炒川楝子、延胡索各 12g，甘草 6g，5 剂。煎服法及注意事项同首诊。另取 5 剂，加金果榄 90g，共为细末，待汤药尽剂，续服末药，每服 9g，日服 2 次，用温开水调服。如感效果不佳，及时告知。

9 月 5 日，张某来门诊告知："这 5 个月以来，老毛病倒是没有明显复发，身体也感到舒服很多，体重减轻了好几斤，这也是我求之不得的。可是啥时候能够开戒？嘴实在是馋得难忍啊！"我笑言道："营养还是应该补充的，但切勿暴饮暴食，嗜酒无度，以防旧疾再犯。"

按语：张某胃脘痛乃是年轻人当中较为多见的病症。《内经》"饮食自倍，肠胃乃伤"，即俗话说的"病从口入"，可谓切合张某的病因病状。患者能够遵循医嘱，其实不难治愈，因为年轻，病程大多不长，正气也多不虚，且病情亦多不杂，用药能够对证，加以注意禁忌，解除致病原因，其病自然就容易治愈。能够重视自我调养，治愈后也就复发率较低，乃至完全治愈。反之，屡治屡犯，甚至久治不愈，除责在医者用药是否对证外，就是患者是否谨遵医嘱。如张某能够尽力忍耐嘴馋，因而就较为顺利地治愈 10 年湿热过旺之胃脘痛（慢性浅表性胃炎，十二指肠球部充血）之患。其治法很简单，就是用大承气汤合黄连解毒汤加减，以直泻胃腑实热，生津止渴，理气止痛，加以饮食清淡，牺牲口福，因而疗效较为显著。但若引起本病的饮食习惯不改，依然嗜酒有瘾，口味重的猛吃，清淡的懒食，即使是用药再对症，也是往往疗效不佳。同类患者屡见不鲜，可谓天天都能见到。仅举此例，以说明治疗与忌口同等重要。

6. 泛酸胃痛，呃嗝脘胀

鲍某，男，55 岁。2010 年 9 月 20 日首诊。自诉："胃病已有 30 年，原先吃点胃舒平片即可止住，但是屡发不能断根。后来做胃镜检查为'糜烂性胃炎''十二指肠球部溃疡'，住院、吃药，还是不能完全治愈，总是复发。特别是饥饿、过饱、劳累过度或吃甜食等，即伴有呕吐酸水，胃痛随之加重。以往不当回事，50 岁以后，身体感觉有些撑不住了。若是吃了不合适的东西，再加上怄气的话，就会嗝声不断，甚至胸脘憋闷，再吃以往的药，几乎无作用，劳作已感力不从心。"刻诊：视其面色萎黄，形体偏瘦，精神有些疲倦，舌质偏淡，舌苔中部厚腻；切其脉，缓滑兼弦，右手关部略显弦涩。诊视数分钟之间，见其欲嗝不出数次，扬首捶胸，心情不悦。此为胃脘痛病久，脾虚气滞，胃气上逆所致。辨证：脾虚湿滞，胃失和降。治宜健脾和胃，制酸止痛。方用家传胃痛散加减。党参 24g，焦白术、茯苓各 15g，炒薏苡仁 18g，陈皮 9g，檀香 6g（研细末，分 3 次用汤药调服），砂仁（后下）、酒炒五灵脂、醋炒延胡索各 9g，煅牡蛎 30g，煅海螵蛸 15g，炙甘草 6g，粳米 15g，5 剂。1 剂药文火缓煎 3 次，药汁混合一处，早、晚饭后各温服 1 次，1 日半尽剂，缓服有利于运化吸收。四煎药渣宽水，煎开后适温泡足。饮食需要温和，切勿饥饱无度，暴饮暴食，寒凉油腻、辛辣焦硬等不易消化、刺激肠胃之物，皆宜禁忌。劳逸适度，防寒保暖。

此方治疗胃脘痛属于脾虚气滞，泛酸刺痛、时或呕嗝、胸脘憋闷等症，常获和胃理气、制酸止痛之功，且见效甚速。用治无数同类患者，疗效稳妥。方中药物，首以健脾和胃之味，即四君子汤加炒薏苡仁、陈皮、檀香、砂仁；次以五灵脂、延胡索活血止痛；复以煅牡蛎、海螵蛸以制胃酸，而疗溃疡出血；加粳米以养胃护胃，而助谷气。诸药相合，用以治疗像鲍某这类胃脘痛，屡获显效。

9 月 30 日二诊。自诉："遵您所嘱，吃药、饮食等各方面均予注意，疗效甚好，这几天胃部感觉舒服多了。再吃几剂汤药，并配制 1 料末药，我看就可以了。吃末药不耽误事儿，家里还有许多农活，不干不行啊。"视其精神状态比首诊时有好转，面色略见微润，舌质无明显变化，白厚苔已化为薄白；复切其脉，略显缓和，弦象已不明显。问他食欲、食量、消化是否有改善？患者答道："食欲改善，想吃，知味，但不敢多吃，生怕消化不动，又要胀气打嗝。只要胀气、胃痛消除，我精神精力很快恢复。"用药既已对证，也就不必更动，原方汤药续服5剂，服用法同首诊。另取5剂，去粳米，共为细末，每服6g，日服2次，用稀粥或温开水送服。效果若不明显时，可适当加量至每服9g，或日服3次。饮食等各方面注意，切不可忽略。若有反复，及时告知。

后通过鲍某介绍来的近似胃脘痛患者得知，鲍某自服汤药10剂、末药1料后，加以自我调养呵护，旧疾3年未再明显反复。他介绍的相近证型胃脘痛患者，大多也都是用此方为主，略作加减，治疗效果也都基本满意。

按语：该患者自幼务农，忍饥劳作，饿甚饱食，冷热不避，也就成了"家常便饭"，久而久之，自然"肠胃乃伤"。病久正虚，仍然坚持劳作，故见其形体偏瘦，精神略显疲惫。用药以健脾和胃、制酸止痛之剂，应属对证。如其本人所说："只要胀气、胃痛消除，我精神精力很快恢复。"这也是因人对证施治，用药正中肯綮，所以治之效果满意。更可贵的是，患者明白自己的毛病是因何而起，医者点到，随即注意。故旧疾治愈后疗效巩固，3年未出现明显反弹。要说功劳，应归功于患者本人。

7. 胆胃不和，痰热嘈杂

梁某，女，47岁。2012年11月3日首诊。自诉："胃中时常嘈杂，即使是刚吃完饭，依然感到不适。夜间难以入睡，有时呕吐苦水、酸水，胃部感到很难受，还不时出现头闷、眩晕、两胁痞满，甚至神情郁闷。做过多项检查，只确诊了'反流性胃炎'，其余未见异常。如此已有3年之久，吃药打针，治疗无明显效果。若遇饮食肥腻、辛辣、寒凉及饮酒与心情不好时，嘈杂欲呕、脘胁痞闷、眩晕失眠等症随之加重，是不是更年期反应？"刻诊：视其形体偏胖，精神略显微烦，面色如蒙垢尘，两颧骨处隐隐淡暗微青；舌质乏泽，边有齿痕明显，舌苔暗黄微腻；切其脉，弦滑微数，右关尤为明显。辨证：痰热上扰，胆胃不和。治法：清热祛痰，和胃降逆。方用温胆汤为主加味。清半夏9g，竹茹18g，枳实12g，茯苓18g，陈皮12g，甘草6g，黄芩、漂白术、酸枣仁各15g，木香、砂仁（后下）各9g，厚朴12g，生牡蛎30g，生姜3片，大枣3枚，3剂。头煎冷水浸泡半小时，三煎药汁混合一处，早、中、晚饭后半小时各温服 1 次。药渣宽水再煎，加陈醋半斤，适温泡足。尽量保持心情平和，饮食要偏于清淡、温和容易消化，勿人为熬夜，劳逸适度。

温胆汤主要作用为祛痰降逆，和胃止呕。常用于胆胃不和，痰热上扰，眩晕不寐、嘈杂欲呕、口苦胁满等症。加黄芩以清三焦之热；加漂白术以燥湿健脾；加酸枣仁以疗胆虚不寐；加木香、砂仁、厚朴以理气和胃降逆；加生牡蛎以祛痰、潜阳、平眩。寄希痰热降、肝胃和、虚阳上潜得以平息，胃中嘈杂去，眩晕不寐除。此类胃脘痛虽不算多，但时而有之。每用此方因人加减治之，效果尚可。

11 月 9 日二诊。自诉："服药效果可以，起码这三四天嘈杂痞闷减轻，夜能入睡，头脑也感觉清醒了许多。"复诊其舌脉，似无明显变化，可能是病久之故。原方续服 5 剂，煎服法及注意同首诊。

半月后患者电话告知："老先生，我的毛病已基本治愈，谢谢您的费心。这些年药也吃够了，如有反复，还会再去麻烦您的。"

按语：如梁某病症相似者，不愿吃汤药的，亦可用左金丸以竹茹、酸枣仁各 15g，生牡蛎 30g，煎水送服，口感、疗效均可。但无汤药对证加减灵活、效果理想。同样病症，治法很多，凡能对证用药，切中病机的，大多都能药到病轻，乃至较快治愈。本患者不仅胃中嘈杂，同时伴有胸痞呕恶、头闷眩晕、夜难入寐等症，故用温胆汤加减，对证施治，因而疗效亦较满意。

8. 胃痛缠绵，脾肾阳虚

孙某，男，65 岁。2012 年 10 月 5 日首诊。自诉："年轻时就有胃痛毛病，总是屡治不愈，年龄大了我怕是癌症，几乎每年都去全面检查，至今还是'慢性胃炎'，别的都还正常。'三高''五高'都没有。治胃病的药不知吃了多少，就是不能断根，而且胃痛伴泛酸，消化很差，容易出汗，怕冷，四肢常不温，大便时常溏稀，夜尿还多，胃部总是凉冰冰的，饮食稍不注意，不是胃疼泛酸，就是肠鸣拉稀，腰酸膝软，精力下降，感觉人老得很快。我不求调理到像壮年人那样，只望胃痛消除，饮食消化正常，大便莫再溏稀，夜间起床少点，能干轻活，生活自理即可。"刻诊：视其面色㿠白，形体消瘦，但是头脑清醒，视力、听力正常。舌质淡白，舌苔白润；切其脉，虽细迟而中、沉取来去尚匀。

由上可见，胃痛时日延久，纵无他疾兼夹，亦是脾肾阳虚、命门火衰，故而出现胃痛隐隐、便溏、夜尿过多等症。治法当以健脾温肾、和胃止痛为要，方用参苓菟丝丸为主加减。人参15g，焦白术、白茯苓、炒山药、白莲子、菟丝子（黄酒浸泡，蒸熟打饼，焙干）各18g，附子（先煎）、干姜各9g，益智仁、煨肉豆蔻各15g，煅牡蛎30g，陈皮、砂仁（后下）、藿香各9g，炙甘草6g，粳米15g，5剂。1剂药煎3次，药汁混合一处，早、晚饭后半小时各温服1次，1日半尽剂，病程长，体质差，服药不宜过急，缓服利于运化吸收。四煎药渣宽水，煎开后适温泡足。饮食要有规律，温和容易消化吸收为要，不可饥饱无度，暴饮暴食。要劳逸适度，切勿忍饥劳作，或者饱时用力，注意保暖，谨防感冒。这些都是个人需要做到的，目的是配合治疗，寄希病愈康复。

参苓菟丝丸方功能健脾固肾，和中涩精。主治脾肾虚损，不能收摄，以致夜尿过多，畏寒体倦，甚或梦遗失精等症。加附子、干姜以温中补火，而祛脾肾沉寒；加益智仁以补心气，命门、三焦之不足，温中进食，缩小便，以治客寒反胃、冷气腹痛等症；加肉豆蔻以理脾暖胃涩肠，逐冷消食，以治积冷心腹胀痛、泄泻冷痢等症；加煅牡蛎涩以收脱，敛汗涩肠，中和胃酸，以治虚汗、滑泄、胃酸刺痛等症；加陈皮、藿香、砂仁以和中理气，温胃行滞，醒脾而助健运；加粳米以益脾气、助谷气。治本为主之方，暖脾肾，温三焦，缩尿止脱，兼以理气行滞之味，用于久病体虚、胃痛畏寒、自汗出而夜尿过多等症，常收到良好效果。

10月15日二诊。自诉："老先生看病还是细致啊！这5剂药的效果很好，起码我的肚子凉、夜尿多、大便溏泻、胃部冷痛等症都有明显减轻，吃饭知香，睡觉踏实，精神也就感到舒畅。我的要求是不换药再服5剂，您看行不？"视其面色微润微红，舌质微红，舌苔依旧白润；复切其脉，细迟转为缓滑之象，此为沉寒已见消散之征。思其本属脾肾虚寒之体，原方续服5剂，应不为过。我便随即应允，原方续服，但不可擅自加量，尽剂须来再诊。

10月25日三诊。自诉："大便也已成形，睡得早夜尿至多2次，畏寒已不明显，胃部已感温暖，偶尔泛酸胃痛未再出现，我想照方配制末药再服一段时间，希望能够根治。"视其精神明显振作，面色微见红润，舌质微红，舌苔薄白微黄津润；复切其脉，缓滑而匀之象。不适症状已去大半，元阳之气也同时在恢复，可用小剂量末药续服，祈望巩固疗效。依然用原方取5剂，共为细末，每服6g，日服2次，饭后半小时用稀粥或温开水送服。自我调养不可忽略，如有不适，及时告知。顺访3年，孙某旧疾未犯，身体、精力较以往为好，效果满意。

按语：孙某虽然年逾六旬，病程超过30年，而且体质还较弱，但病情却不复杂，故首诊时辨证无误，谨守一方一法，调治 2 个月病愈，还能身体、精力同时恢复，这就是因人辨证用药之例证。病虽同而证异，若仅守其病，而忽略辨其证，用药岂能正中病机？服下岂能稳验？况且治中老年慢性病症，若总换方易药，把握不住整体与病机变化，亦是犯医家大忌。即使是机器某一处出问题而影响正常运作，也只能是找准"毛病"修理，岂能盲目乱试、乱拆？李念莪说："人之有病，犹树之有蠹也；病之有能，犹蠹之所在也。不知蠹之所在，遍树而斫之，蠹未必除，而树先槁矣。"病机就是本病发展变化的当前情状，也就是"蠹之所在"。孙某病是慢性胃炎，而今即是脾肾阳虚，所以肚子凉冰冰的，遗尿多，便溏稀，胃隐痛，纳差运化无力。既已认准"证"，就已抓住"病机"，参、术、附、桂等温热补剂，依然治愈慢性胃炎。

9. 胃痛多病，用药须慎

赵某，女，60 岁。2010 年 3 月 1 日首诊。自诉："我的毛病多，先是多年糜烂性胃炎，吃治胃病药无数，二十余年未能治愈，继而陆续患上糖尿病、高血压、冠心病、脑梗、颈腰椎间盘突出症、失眠头痛等病，无论住院、门诊，医生见我都摇头。近两年老是吃不下饭，还经常胃胀胃痛，失眠眩晕，全身无力。您是老医生，请费心给我看看。"刻诊：视其身体偏瘦，步履蹒跚，精神欠佳，面色滞暗，舌质暗腻，边有齿痕，舌苔灰润；切其脉，颇显紊乱，两寸代象明显，十至之内即有 3 次不见，两关弦滑，数迟不定，尺脉沉迟兼弦。见此状，我亦暗暗摇头。倘若辨证失慎，选方用药有所偏颇，必会出现顾此失彼之弊。审慎良久，用药当先调理心脾，待其脾胃运化正常，饮食、睡眠改善，精神振作时，再行治疗他疾。一次统治诸病，个人能力有限，实属难以做到。遂与患者言明，患者言道："全听先生的，那我还在吃的好几种药咋办？"我回言："不能随便停，可以错开时间吃。"遂拟以益气和胃、养血安神法，方用归脾汤加减。方药：人参 9g，白术、茯神、当归、龙眼肉、酸枣仁、远志各 12g，木香、炙甘草各 6g，大枣 5 枚，陈皮、砂仁各 6g，龙齿 18g，3 剂。1 剂药文火缓煎 3 次，药汁混合一处，早、晚饭后半小时各温服 1 次，1 日半尽剂，病久体弱，服药宜缓不宜急。四煎药渣宽水，煎开后适温泡足。尽量保持心情平和，饮食温和容易消化为要，注意保暖，谨防感冒。保持联系，如有不适，及时告知。

归脾汤功能引血归脾、养心安神。常用于思虑过度，劳伤心脾，以致出现怔忡健忘、食少倦怠、失眠健忘等症。加陈皮、砂仁者，以和中醒胃，行滞宽胀；

加龙齿者，以收敛浮越之气而镇心安神。寄希正气恢复，饮食正常，睡眠得安。尤其是多病体弱患者，但能饮食、精神、睡眠三者基本正常，或者并无大碍的，大多都有调治到病情好转、甚至治愈希望。反之，饮食难进、精神颓败、夜不能寐的，即使仙丹妙药，亦难速见显效。

3月9日二诊。自诉："3剂药服后，胃部略感舒适，消化有改善，睡眠稍安，心里略感舒坦，头脑自然也清醒了一点，就是颈强、腰腿痛还是老样。只要能见效，我就有信心。"复诊其舌脉，几乎毫无变化。药物也不敢随意更换，只有在原方中加入天麻、川芎、续断、千年健各12g，丹参30g，生黄芪18g，同时治疗冠心病、颈腰椎间盘突出症，寄希减轻头痛、眩晕、颈强、胸闷、腰腿痛等症状。这已是较大处方，但愿能够有效果。续服3剂，尽剂再诊。

3月16日三诊。患者言道："看您二诊时开药很犹豫，我知道病情复杂难下药，但是两次服药都有效，颈强头晕、偶尔胸闷、腰痛强滞疼痛等症虽无明显好转，但已稍感减轻。您放心，服药如有不适，我会及时告知的。"复诊舌脉，仍无明显变化，便将上方药味除丹参外各加3g，续服3剂。

3月21日四诊。自诉："我说不用担心嘛！谁都知道您谨慎得很，生怕治疗无效，更怕给病人增加痛苦。吃您的药，说实话，见效虽不算快，但病情稳步减轻。像我这样的一身病，想一把抓、马上好，那是不可能的。"遇到这样的明白人，医者也感到有信心。将三诊方嘱其续服6剂，服用法及注意事项仍同首诊。

3月31日五诊。自诉："我现在感觉还可以，虽然病多，但都没有大的波动，上次的药加服点三七粉行不？"我回言："完全可以，1日量6g，分2次汤药送服，可增加点活血止痛功效。"患者又言道："今天再开6剂，现在的状况如饮食、睡眠、精神等方面都还算可以。偶尔泛酸胃痛，也基本未再复发。其他的病也根治不了，不影响正常生活就行了。您可莫多疑，就凭高血压、糖尿病、脑梗，想要根治是奢望。"观察她的面色已见微润，精神略振，步履已稍稳；舌质略显亮泽，齿痕变浅，舌苔白润；复切其脉，结代之象减少，已见细缓、略匀之象。赵某所言，何尝不是我之所虑。但是患者有要求，唯有尽力而为之。明知有些病根治不了，但还要竭力减轻他（她）们的痛苦，这就是医者之天职。

后来赵某又来过几次，都是通报一下病情。虽然几种老毛病仍未治愈，但是注重自我调养，身体各方面总的感觉都还算可以，生活能够自理，做一般家务活没大影响。

按语：与赵某相同患者甚多，可谓数不胜数。能将"一团乱麻"理出头绪，服药后患者感到满意,多种疾病症状陆续减轻,身体、精神渐渐恢复,治疗中"不出乱子",也只算是"平安无事"。即使是治愈某个"大病",也从未有过丝毫欣喜,因为还担心着许多"百病缠身"的在诊患者。这个病人不算"典型病案",比她复杂难缠的患者多得很!难怪吴鞠通在他的《治病法论》中言道:"治内伤如相(坐镇从容,神机默运,无功可言,无德可见,而人登寿域)。"谁不想立"赫赫战功"?但在处置错综复杂的病症时,若又逢正气羸弱的,岂敢"大刀阔斧""单刀直入"?慎之又慎尚嫌不足,"暴虎冯河",谁敢妄为!故而宁可稳中求效,亦不敢"急功近利"!这就是我治疗慢性复杂疾患的一贯胆小与坚守。

人无胃气不活,谷气绝也。睡眠与饮食同等重要,阳动阴静也。倘若谷气绝而五脏六腑失其荣养,阴阳逆乱,夜应静而反动,耗伤阴血也。故此案虽有日久之胃痛,后又夹脑梗、消渴、冠心病、颈腰椎间盘突出等病症,鉴于年龄、体质状况,既不能群病齐治,亦不可专治一患,所以先调其心脾,以宁其神、安其胃。待其胃和神安,而后续加治他病之味,方不至于生出不测之乱。此亦按"治内伤如相"之训而为也。

以上诸例,乃是治疗的千万例胃脘痛患者之中,梳理遴选具有代表性验案,包括糜烂性胃炎、反流性胃炎、十二指肠球部溃疡等常见胃病,这些是我临证最为多见的病种,亦是见效容易、复发较频的病症。治疗此类疾患,医者除要审证求因、辨证施治外,患者必须养成良好饮食习惯,方能疗效显著,复发率低,乃至根治有望。单凭药物治疗,而不注意饮食节制、个人养护,即使仙丹妙药,也只能暂管一时,不久复发。晚年将个人治疗此患的用药经验,具体体现在以上诸案,仅供读者参考。

10. 肝阳上亢,头痛耳鸣

任某,男,40 岁。2014 年 12 月 3 日首诊。自诉:"头痛耳鸣已有四五年,尤其是饮酒过度及失眠、心情不顺时,即感头顶胀痛,耳鸣加重,甚至目赤口苦,心烦易怒,小便黄赤,大便秘结。吃龙胆泻肝丸有一定效果,但再吃即无作用。血压偶尔偏高,不头痛时又正常。磁共振、抽血化验等检查,只有一项'高血脂',其余都属正常。中医当'头火''肝火'治,亦可暂时减轻,但只要熬夜、饮酒、生气,症状立马回复原状,好像头痛耳鸣的病情还在继续加重。"刻诊:视其形体尚健,只是面色暗红,隐隐瘀青,说话声音重浊,舌质暗红,舌苔薄黄乏津;切其脉,弦数而有力。辨证:肝阳上亢,血热瘀阻。治法:平肝潜阳,凉血泻火。方用镇肝熄风汤为主加减。方药：生赭石18g，生龙骨、生牡蛎各24g，生龟甲、生白芍、川牛膝、生地黄各18g，玄参、龙胆草、黄芩各15g，羚羊角粉6g（分3次汤药调服），大黄（后下）、栀子、黄连各12g，甘草6g，3剂。头煎冷水浸泡半小时，1剂药煎3次，药汁混合一处，早、中、晚饭后半小时各温服1次，1日尽剂。药渣宽水再煎，煎开后加陈醋半斤，适温泡足。若要见效快，疗效显著，必须做到饮食清淡、不熬夜饮酒、心情平和这三条，如果生活习惯依旧，或者烦躁郁怒，即使服药有效，也是只能暂管一时，不久原病奉还！

镇肝熄风汤主治肝阳上亢，脑中热痛、目胀耳鸣、面色如醉、脉象弦长等症。由于任某三焦火旺，目赤口苦，便秘尿黄，故原方去天冬、川楝子、生麦芽、茵陈，加入龙胆草、黄芩、栀子、大黄、黄连、羚羊角粉，以增强凉血泻火之功。治实无补法，任某年轻体实，故用此重镇潜阳、凉血泻火之方，直折其阳亢火盛之势，使其头痛目赤等症得以早除，此亦攻法之用也。

12月7日二诊。自诉："头痛怕了，这次我可听您的话，认真服药，坚持忌口，不熬夜，精神减压，头痛已经轻多了。大小便昨天才算正常，不秘结，不黄赤，眼睛也感到清爽许多。您把药量再加大点，我性子急，想好得再快点！"视其面色暗红、瘀青略退，稍见亮泽，舌质暗红稍退，舌苔依然薄黄，津液略回；听其说话声音略爽；复切其脉，弦数有力之势略减。阳亢热盛，正气不虚，可以适当增加药量。遂将生牡蛎、生白芍、生地黄量各加至30g，另加丹参、生磁石各30g，以增强凉血潜阳、通窍镇鸣之功。续服3剂，服用法及注意事项同首诊。

5天后患者来言道："头痛脑胀等不适症状已经完全消除，嘴馋得实在不行，不知道何时能够开戒？我可从来没有这么听话过！"我笑言道："想想你头痛时的痛苦，建议改变生活习惯，这样不但痛苦少，而且还对身体大有益处。不然，吃出个'三高'，治疗起来可就没那么简单了。"任某似有所悟，道声谢谢而去。

按语：这样的患者多为青壮年人群，且都与任某的生活习惯相似。正气不虚，阳旺血热，故用"六生（生赭石、生龙骨、生牡蛎、生龟甲、生白芍、生磁石）"凉血潜阳的镇肝熄风汤，去天冬、川楝子、生麦芽、茵陈，加入龙胆草、黄芩、黄连、栀子、生地黄、大黄、羚羊角粉，以增强凉血泻火之功，后又加丹参、生磁石者，亦为助其凉血活血、潜阳通窍之力，以治头痛耳鸣等症。故6剂药服后，其患临证治愈。其中最主要因素，就是患者能够"忍馋"配合。若他违背医嘱，依然嗜食肥腻，熬夜饮酒，情绪浮躁，即使医者再费苦心，用药亦会罔效。故民间有"病人不忌嘴，跑断大夫腿"之说。

11. 气滞血瘀，脑梗头痛

刘某，男，53 岁。2010 年 6 月 30 日首诊。自诉："患高血压病多年，吃药控制的还算基本平稳，就是高血脂不易降下来，血糖一直都还正常，但是经常头痛，有时头痛如裹，有时半边痛如针刺。后用磁共振检查出'腔梗'，也住院、门诊治疗过多次，还是时好时坏。最近又出现夜寐不实、心烦不宁、偶感口苦等症，我生怕中风偏瘫，经人介绍，到您这里用中药调治。"刻诊：观其气色精神并无大碍，形体略胖，情绪微烦；舌质乏泽，隐隐浅淡瘀斑，舌苔灰腻；切其脉，弦长有力，微滑，偏数。辨证：肝气偏旺，气滞血瘀。治法：清热行滞，活血通络。方用天麻钩藤汤合通窍活血汤加减。天麻、钩藤各 15g，生石决明（锉碎）30g，黄芩、牛膝各 15g，首乌藤、茯神各 18g，桃仁、红花、赤芍、川芎各 15g，蔓荆子 18g，地龙 12g，丹参 30g，粳米 15g，5 剂。头剂冷水浸泡半小时，1 剂药煎 3 次，药汁混合一处，早、中、晚饭后半小时各温服 1 次。四煎药渣宽水，煎开后加陈醋半斤，适温泡足。节酒戒烟，饮食尽量清淡，勿人为熬夜，保障睡眠，精神减压，勿过度劳累。

天麻钩藤汤平肝息风，用于治疗肝阳上亢，肝风上扰，头痛眩晕、心烦失眠等症；通窍活血汤活血通窍（需要麝香少许，无则可少加冰片代之，不用亦可），用治瘀阻头痛，眩晕耳鸣，面色青紫而暗，以及妇女闭经等症；加蔓荆子、地龙、丹参，以增强凉血行瘀而治头痛心烦；加粳米以和胃护中，可减少潜阳凉血行瘀之品对脾胃运化功能的影响，并可改善口感。

7 月 10 日二诊。自诉："服药效果很好。首先感觉头脑清醒了许多，头痛脑胀减轻，睡眠也有改善。"观其情绪微烦已去，精神已显愉悦，面色较首诊时微润；舌质略显亮泽，灰腻舌苔稍化；复切其脉，弦长之象稍缓，服药已中病机，神清、瘀散之征。上方续服 5 剂，服用法及注意事项同首诊。是否连续服药，自己把握病情。如病情稳定，不适症状未再出现，亦可隔段时间再诊；或连续服药3 个月复查，看看"腔梗"情况，再定下一步治疗方案。

2013 年 3 月 15 日三诊。自诉："近三年复查过 2 次，高血脂已降了下来，'腔梗'无明显变化，自我感觉各方面都还基本正常。这也得益于您的反复叮嘱，以前的不良生活习惯，如喜食荤腥油腻辛辣之物，熬夜饮酒、瞎操心、老生气等，我都一一改掉，生怕还没退休就偏瘫。前几天因为点小事心烦，感觉头顶发热，半边头痛，睡眠也有点不踏实，故再来请您看看。"复诊其舌脉，与二诊时相近，仍用前方续服 5 剂，如不适症状基本消除，继续自我调养即可。

按语：以往治过许多与刘某病情相似者，大多都是吃中药调治一段时间停下来，但该吃的药还得继续吃，如降脂药、降压药等，并同时注重自我调养，后来中风偏瘫的并不多见。而不注重尽早检查，有病也不认真治疗，更有甚者，把医嘱当儿戏，我行我素，不良生活习惯固执不变的，40 岁左右中风偏瘫者屡见不鲜。本患者我顺访了 5 年，他特别珍爱自己身体，有益的努力去做，有害的尽力避之，身体各方面状况比以往还好了许多。

现在"脑梗"头痛患者甚多，我用治刘某法，效果大都较佳。若能因人对证加减药味，则疗效更为显著。但仅适用于正气不虚、无兼夹其他疾患者。若遇体质弱或兼有其他毛病，如脾胃虚弱、纳差神疲，此方当慎用。或在治疗此病的同时能够兼顾到脾胃正气，用药也不妨碍所兼之患，亦不失为稳妥治法。

12. 用脑伤神，头痛屡犯

蒋某，男，47 岁。2013 年 3 月 21 日首诊。自诉："不到 20 岁就有头痛毛病，三级医院检查诊断为'神经性头痛'，只要精神压力大，或者睡眠不足、饮酒等，都可引起头痛加重。头痛严重时还伴有耳鸣、眉棱骨疼、心烦、失眠，精力明显欠佳。吃过不少药，都是暂时管用。近来有几件事伤神，头痛、眉棱骨痛、耳鸣、失眠、心烦一起来，以往有效的药吃了也不管用，特来请您看看。"刻诊：视其形体偏于消瘦，双眉微皱，面色乏泽，精神略显疲惫，情绪微烦，舌质淡红，舌苔薄黄，津液不足；切其脉，细数兼有不齐之象。以上所见，活现一个用脑劳神之人。加之遇到烦心事，故有以上表现。辨证：思虑伤神，情志不舒。治法：养血安神，舒郁止痛。方用归脾汤合枕中丹加减。方药：炙黄芪 24g，当归、龙眼肉、炒酸枣仁、白术、人参、茯神各 15g，远志、石菖蒲各 12g，木香 6g，炙龟甲 15g，龙骨 18g，炙甘草 6g，大枣 5 枚，粳米 15g，5 剂。1 剂药文火缓煎 3 次，药汁混合一处，早、晚饭后半小时各温服 1 次，1 日半尽剂，病久体弱，不宜服药过急。四煎药渣宽水，煎开后适温泡足。服药期间勿饮茶水，忌食绿豆、萝卜、酸菜，以防降低药性，尽量精神减压，勿熬夜、饮酒，饮食温和，劳逸适度，保暖防寒。

归脾汤补气养血，枕中丹敛阴益智。寄希益气养血安神，以收耗散之精血。脑劳内伤之人，故先调其本，以待元气恢复，而后再视其标症缓急而治之，或可减少复发次数，疗效得以巩固。

3 月 30 日二诊。自诉："按您交代的服药加泡足及饮食等方面注意，效果还可以，至少饮食、睡眠、精神有改善，头痛也稍有减轻。"视其精神较首诊时明显为好，面色微微亮泽，情绪也舒缓多了。舌质、舌苔未见大的变化；脉象参差不齐略显有序，虽细而数，但参差不齐之象已不明显，此为服药已见效果之兆。上方加入藁本 9g，以增强上行颠顶而散太阳经风寒湿邪；加蔓荆子 15g，以宣散太阳、阳明、厥阴经风热，凉血利窍，而治头痛脑胀之功。续服 5 剂，服用法及注意仍同首诊，尽剂再诊。

4 月 15 日三诊。自诉："按我的感觉可以不吃药了，因为经停药后几天观察，各方面情况都还可以。但又怕随时复发，故再来看看。"看他的精神状况，已和常人无异。复诊其舌脉，舌质仍略显淡红，舌苔薄黄津回；脉来虽无结代之象，但仍偏于细数。遂将上方龟甲量加至 24g，汤药续服 5 剂。另取 5 剂去粳米，共为细末，炼蜜为丸绿豆大，待汤药尽剂，接服丸药，每服 9g，日服 2 次，用温开水送服。服药时禁忌及其他注意事项仍同首诊时所嘱。争取疗效巩固，复发次数减少，症状减轻。但要加强自我调养，以后不再明显复发最好。

按语：此患"神经性头痛"日久，体质一派文弱之象，显然是脑劳过度之人。劳伤心营，气血不足，因而出现虚烦憔悴之状，故用归脾汤合枕中丹加减，先调其气血，益阴安神，本亏得以滋养，睡眠、饮食正常，疼痛自然随之减轻。此亦先本后标之法，故二诊时加入藁本、蔓荆子 2 味，以治头痛脑胀，效果还算满意。此类患者也很多，但不是凡属劳心过度引起的都可以通治。个体差异，病状不同。但能因人辨证施治，服药乏效者必少。

13. 颈椎突压，头痛眩晕

张某，女，40 岁。2013 年 9 月 10 首诊。自诉："先是颈强偏头痛，后来又出现手指夜间麻木，上肢活动不便，扎针、艾灸、熏蒸、吃药都用过，也有一定效果，但均不能治愈。在二级医院做增强 CT 检查，才知道是颈椎突出压迫神经造成的。经过住院治疗，没管多长时间又犯。听人介绍，特来求治。"刻诊：观其气色精神未见异常，形体还算健壮，乍一看几乎是个正常之人。问她是做什么工作的？张某回言道："整天和电脑打交道，休息时也常打打牌，平时很少做运动。"视其舌质偏淡，边有齿痕，舌苔白滑；切其脉，濡、滑、微弦、偏迟之象。辨证：寒湿凝滞，血脉失活。治法：温化寒湿，活血通络。方用天麻钩藤汤合九味羌活饮加减。方药：天麻、钩藤各 18g，石决明 24g，羌活、苍术各 15g，细辛 5g，白芷、姜黄、桂枝各 9g，当归、川芎各 15g，红花、苏木各 9g，甘草 6g，粳米 15g，5 剂。1 剂药煎 3 次，药汁混合一处，早、中、晚饭后半小时各温服 1 次，年轻体壮，可以 1 日 1 剂。1 剂药的药渣加入陈醋、白酒各约 1 两拌匀、加热、布包，热敷颈项、肩臂至手背强滞麻木处，冷则加热再敷不计时，以感到痛轻舒适为度。热敷时须注意勿烫伤及受凉感冒。尽量少低头静坐，适当摇晃头颈、舒展上肢，对治疗"颈椎病"大有裨益。

天麻钩藤汤主要作用为平肝息风，常用于治疗肝风上扰，头痛眩晕等症；九味羌活汤则温散风寒湿邪，而治头项、背脊疼痛麻木等症；加姜黄、桂枝、当归、川芎、红花、苏木，以温通血脉，而行肩臂瘀滞；加粳米以护胃气。此为我常用于治疗头痛项强眩晕、肩臂强滞指麻的名方加减。内服外敷，加以自我养护，多数患者治疗十天半月后，效果都较满意，能够基本消除不适症状，工作、生活恢复正常的不在少数。

9 月 18 日二诊。自诉："服药有效，特别是药渣热敷，效果尤其显著。吃完药我还在敷，要能完全治愈该多好啊！"复诊其舌脉，几乎未见明显变化，看来她的寒湿还是较重的。上方苍术量加至 24g，羌活加 3g，另加焦白术 18g，续服 5 剂，服用法同首诊。1 个月后患者电话告知："我将二诊方又抓了 5 剂，服后已基本不影响正常工作、生活了。因为事儿多，暂时不能再去复诊，以后若出现反复，还要麻烦您的。"

按语："颈椎病"能够控制到不影响正常工作、生活，自我感觉无明显不适之后，大多数患者都会停止治疗。以后加强自我锻炼、改掉不利于健康的旧习惯，一般预后状况都较良好。但若老低头玩手机、看电脑，甚至彻夜不眠，枕头过高、过硬，或者爱穿薄衣受寒，以及作息无定时，饮食无规律等，头痛、眩晕、颈强等不适症状就会和你的影子一样，随时跟着。但能保持气顺血和，不受风寒湿邪侵袭，肢体自然就会活动自如，而无头晕项强、臂痛指麻之患。

14. 血虚头痛，眩晕失眠

杨某，女，37 岁。2013 年 3 月 1 日首诊。自诉："经常头痛眩晕，欲行经时头痛明显，经期结束后眩晕加重。当姑娘时就有这毛病，结婚生小孩后依然如此。西医做过多种检查，皆未查出原因。有说是'神经性头痛'的，有说是'神经衰弱'的，要我调养好身体，自然就会好了。可我总是食欲不旺，食量偏小，肠胃不好,大便时秘时溏,更重要的是经常失眠,全身没劲,记忆力也在明显下降,经常丢三落四,没精打采,身体疲劳。我这年纪轻轻的,该不会得抑郁了吧?家人、邻居都多次催促我来找您看看。"刻诊:观其形体偏瘦,面色萎黄,唇色淡白,精神不振,闻其说话声音颤弱,叙述病情时,精力不够集中,语言无序;舌质淡白,舌苔白润;切其脉,细弱乏力,偶见参差不齐。问她经血量是否偏少?血色是否偏淡?平时是否怕冷?经期是否小腹冷痛?是否从小身体就弱?杨某回言:"您问的全都是,而且很明显。"

由此可见,该患者自幼脾胃就弱,到现在依然是"肠胃不好",故见一派气血不足之象。辨证:脾肾两虚,气血亏乏。治法:温补脾肾,养血安神。方用人参养荣汤为主加减。方药:炙黄芪24g,人参、白术、茯神各15g,当归身、熟地黄、白芍各12g,桂心6g,远志、酸枣仁各15g,阿胶9g(烊冲),煨姜15g,炙甘草6g,大枣9枚,粳米15g,5剂。1剂药文火缓煎3次,药汁混合一处,早、晚饭后半小时各温服1次,1日半尽剂。身体虚弱,服药宜缓不宜急。四煎药渣宽水,煎开后适温泡足。尽量精神减压,心情平和,劳逸适度,饮食温和而有营养,切勿饥饱无度,注意保暖,谨防感冒。

人参养荣汤主要功效为益气养血,常用于脾虚食少、体倦肌瘦、色枯气短、惊悸健忘等症;去陈皮之散滞、五味子之酸敛,加阿胶、酸枣仁,以增强养血安神之功。本虚血少,以致头痛眩晕、失眠健忘等症,此方宜之。治本补法之用也。

3月9日二诊。自诉:"虽然身体无较大变化,但睡眠有改善,头痛眩晕已有减轻,心情也稍感平静。还有半月行经,但愿也会好些。"素体原本虚弱,服药5剂后观察其气色及复诊其舌脉,未见有明显起色。据其自述头痛眩晕及失眠已有好转,便嘱其续服5剂,服用法同首诊。

3月30日三诊。自述:"第二次5剂药服完当天夜间经血至,3天结束,以往一天多即无,血色较以往红,腰腹怕冷已好转,头痛眩晕及失眠续有减轻,精神也感到舒坦许多,治疗效果我很满意。"观其面色略显红润,说话声音较首诊时有力;舌质微红,舌苔微微淡黄津润;复切其脉,细缓而匀。鉴于用药基本对证,可在补气养血药味中适度加量,炙黄芪60g,阿胶15g,另加天麻、川芎各15g,以增强益气养血而止头痛眩晕之功。续服5剂,服用法及注意仍同首诊。如自己感到各方面已经基本正常,即可不再续服汤药,以后用食疗及各方面注意养护,便可减少复发。如每日服用2支复方阿胶浆,或用酸枣仁炒熟研末,每服

3g，日服 2 次，用龙眼肉 6～9g，白莲子、黄小米各 15～30g，大枣 3～5 枚，煮粥送服，亦可有养血安神以减少头痛眩晕及睡眠不佳之功。杨某听后，欣然接受。

按语：此例头痛眩晕、失眠健忘，由于素体虚弱，气血不足，以致经血量少、体倦疲乏、面色萎黄等症缠绵不愈。故先用人参荣汤加酸枣仁、阿胶以补气养血而安神；后加入天麻、川芎以止头痛眩晕，共服药 15 剂，诸症得以基本平息，患者感到满意。续用小方半药半食调养之，病情未再明显反弹，且精神、气色续有改善。她担心的"抑郁症"亦随之烟消云散。所以有时候治病，不可"头痛医头，脚痒抓脚"。老生常谈：因人因病，辨证施治，乃是中医治病之本，舍此别无他途。治好疾病，不留后患，患者满意，这才是硬道理。

15. 近似痰厥，头痛身重

陈某，女，55 岁。2010 年 7 月 30 日首诊。自诉："头痛发作时眼眶憋胀，头如戴帽子紧裹，胸脘痞闷，时吐清水，偶吐痰涎，严重时头眩恶心，身体沉重强滞，精神抑郁懒动。多次全面检查，不但没找出原因，甚至说我无病。只有一老中医说我是'痰厥头痛'，吃他的药管了两三年未再明显复发，后来复发再去找他，可惜已不在人世。就这样十余年，症状时轻时重，缠绵至今。"刻诊：视其形体偏胖，面色乏泽，行动有些迟缓，听其声音重浊，呼吸不够顺畅，情绪略显压抑；舌质淡暗，边有齿痕明显，舌苔灰白津润；切其脉，弦滑微迟，两寸尤为明显。据其所述及形体气色、舌、脉表现，"痰厥头痛"应为诊断无误。辨证：寒湿伤阳，痰涎上扰。治法：燥湿化痰，温中下气。以治痰涎上扰，气逆脘痞，头痛眩晕等症。方用半夏白术天麻汤为主加味。处方：姜半夏 12g，天麻 15g，茯苓 18g，橘红 15g，焦白术 24g，甘草 6g，干姜 9g，大枣 5 枚，吴茱萸 9g，川芎、蔓荆子各 15g，3 剂。1 剂药三煎，药汁混合一处，早、中、晚饭后半小时各温服 1 次。药渣宽水再煎，煎开后适温泡足。保持心情平和，饮食温和，注意保暖，劳逸适度。

半夏白术天麻汤主要功能为燥湿化痰、降逆平眩。常用于痰厥头痛，脉象弦滑、眼胀头眩、胸膈痞闷、时吐清水痰涎、身重沉困等症；加吴茱萸以温中下气解郁，而治厥阴头痛呕逆；加川芎、蔓荆子，以达颠顶眼目而止痛平眩。用于本例湿痰上扰，近似痰厥头痛之患，寄望切中病机，服下见效。

8 月 5 日二诊。自诉："服药已见显效，胸膈痞闷呕吐、眉骨胀、头痛眩晕及心情郁闷等症都有一定程度的减轻。这是我好久都没有感受到的轻松，原方不动，再服 5 剂可以吗？"经过复诊，除闻其声音略感顺畅、视其精神略振之外，舌、脉与首诊时相比几无变化。原方续服 5 剂，应属适证。

8 月 13 日三诊。自诉："胸膈痞闷、头痛眩晕、时欲呕吐、眉骨胀疼等症已大有好转，却又感到气不够用，浑身无力。"视其面色微润，精神已不再压抑，步履较首诊时灵便，舌质稍泽，齿痕变浅，舌苔白润；复切其脉，缓滑略显无力，弦迟之象已不明显。湿痰已化、气逆已散、肝风上扰之势已衰之征。病久正虚，故见邪去而显露出"气不够用，浑身无力"之状。上方减去吴茱萸之温散，加人参 9g 以益气扶正，续服 5 剂，服用法及注意仍同首诊。

半月后患者电话告知："我的老毛病已经基本稳定，气短体倦已不明显。药我也吃够了，观察一段时间看看情况再说。"

按语："痰厥头痛"不算常见，但偶尔也遇到。若忽略审证求因，辨证施治，对证用药，而一味使用"扩管"活血、疏散通络，而达到止痛目的，固然也对很多人的"症"，故有时也有效，但治愈率很低。如本例头痛眩晕，其最突出的表现是身体偏胖，面色乏泽，声音重浊，舌质淡暗，舌苔灰润，脉象两寸弦滑微迟；加之自诉病史，自我感觉头痛如裹、胸膈痞闷、时吐痰涎等症，即不难辨别出属于类似痰厥头痛，所以用半夏白术天麻汤为主，加药不过 3 味，首诊 3 剂即见效果。这就是对"证"，而不是对"症"的结果。见症治症，不少人也能够见效一时。能找到病因，抓住病机，则疗效就从根本上有区别，甚至有些病还能根治，而不是只取效一时。

头痛只是一个症状，而引起头痛的原因与疾病却很复杂。如较为常见的就有"脑梗""脑供血不足""高血压""脑瘤"等。故尽早到三级医院检查确诊，及时针对性正确治疗，是唯一能够减少失误、避免致残、甚至减少死亡的正确途径。如无"器质性病变"，而只是"功能性"异常引起的不适症状，凡能审证求因、对证用药的，一般都能治愈，且预后都较良好。

特别是古人对"真头痛"朝患夕死的描述，极有可能就是"脑出血"，至今仍然难以预防！故尽早检查，加以养成良好生活习惯等，都是很有必要的。与其施治于得病之后，不如调摄于未病之先，这就是"治未病"的意义所在。

头痛眩晕病人很多，几乎每次坐诊都有来诊者。以上为个人在近几年当中，对不同头痛眩晕患者的治疗用药经验，暂选 6 例，仅供读者参考。

头痛一病，古人有头风、雷头风、眉棱骨痛、真头痛（应为今之脑出血，故前人有朝患夕死之说）、头重、头摇（震颤）、头项强痛（近似颈椎病）等名称。头痛的发生，内则多因七情郁结、肝阳上亢、血热、痰火、瘀阻等引起；外则受到六淫时邪的袭扰，或热或寒，或风或火，以致表里营卫失和，而致头痛；或嗜食肥厚、熬夜饮酒等，滋生痰火湿热，上攻于头，都可使诸阳之会（清阳之府）头部各处血脉失于流畅，痛则不通，故生疼痛。

除感冒时邪头痛外，临证最多见的乃是高血压、高血脂、脑梗阻、神经性头痛，肝阳上亢、血热上壅及气血不足或血虚头痛等。以上选入最为常见头痛治验案例，以作晚年治疗此类疾患的梳理。

16. 寒湿闭阻，腰痛身重

李某，男，56 岁。2012 年 4 月 5 日首诊。自诉："我是农民，自幼在田间劳作，风雨不避，挑担负重，是为家常便饭。从 40 岁以后，就慢慢感觉到风湿病上身，凡遇到天阴下雨或劳累过度时，就腰痛腿沉，身重疲乏，吃点三七片之类的药，或者喝碗自己做的老黄酒，暂时减轻。到了 50 岁以后，小方小法就不管用了。请中医看大多说是'风湿''腰肌劳损'，西医也没检查出啥问题，只是说休息休息，做做理疗就可以了。可是腰腿痛的程度却越来越重，已经明显影响我劳作。您是老中医，还会自己采药，听说治好了不少比我还严重的腰腿痛病，还请您费费心，我还要劳动啊！"刻诊：视其形体精神一般，面色略显萎黄，舌质偏淡，边有齿痕，舌苔白腻；切其脉，弦滑微迟之象。

思其劳作辛苦之人，不免饥饱无度，风雨不避，所以面色略显萎黄，舌质偏淡，脉象滑迟，乃是脾肾不足、寒湿闭阻之征。治宜健脾祛湿、补肾强腰为要，方用独活寄生汤为主加减。处方：独活、桑寄生各 18g，金毛狗脊 30g，千年健 15g，细辛 6g，当归、熟地黄、杜仲、牛膝各 18g，党参、焦白术各 24g，茯苓 15g，桂心 9g，炙甘草 6g，5 剂。1 剂药文火缓煎 3 次，药汁混合一处，早、中、晚饭后半小时各温服 1 次。药渣加陈醋、白酒各约 1 两拌匀加热，用布包热敷腰膝等疼痛强滞处不计时，以感到温暖舒适为度。饮食需要温和，远离寒凉水湿，注意保暖，暂勿过度劳累。

独活寄生汤主要作用为祛湿通痹，主治肝肾不足，风湿内攻，腰腿作痛、冷痹无力、屈伸不利等症；去秦艽、防风、白芍，加金毛狗脊、千年健、焦白术，以增强健脾燥湿、补肾舒筋之功。因非初受风湿，而是年久湿痹，脾肾不足，故去 3 味加 3 味，以重点调理脾肾。此亦因人因证加减，而又不失古方之义。

4月13日二诊。自诉："服药加休息，感觉效果还不错，起码腰痛腿沉轻松了许多，走长路也感到有劲了。"视其面色已见微润，舌质微红，齿痕略浅，舌苔白润；复切其脉，略显缓匀，弦迟之象已不明显，此为服药已经对证，嘱其原方续服5剂，服用法同首诊。

4月28日三诊。自诉："我看再服几剂巩固下疗效就可以了，因为感觉已没啥不舒服的。这几天又开始劳作，太累了好像还有点不行。不少人说泡药酒慢慢饮，方便，省钱，还有效，也给我弄点好吗？反正我天天都喝点酒，检查也没有什么'三高''心脏病'的，您看可以吗？"其实这也是我常用的方法，嘱咐他汤药再服5剂，另取5剂，加入三七90g（打碎），生黄芪120g，生薏苡仁120g，木瓜90g，用纯粮如玉米、高粱等大曲白酒20斤，浸泡1个月后，即可饮用。以增强益气活血、祛湿舒筋之功。待汤药尽剂之后，药酒浸泡至1个月，即可每次饮半两至1两，1日2次。亦可加热外用擦揉疼痛麻木处，可帮助活血止痛。首诊交代的注意事项有助于减少复发。

按语：如本案湿痹腰腿痛症，不知已经治过多少，用此方因人略作加减，疗效大都较佳。尤其是风湿日久，肝肾不足，脾肾虚弱的，基本都是用独活寄生汤为主，对证加减，内服外敷，大多都能在20剂药左右，疼痛麻木基本消除，达到临证治愈目的。会饮酒的患者，或者身体不需要忌酒的人，泡1料药酒缓饮，对巩固疗效、减少复发，作用较为明显。不会饮酒，或身体、工作不能饮酒的，可配制成丸药续服，亦能达到巩固疗效、减少复发的目的。只不过是没有饮酒止痛效果明显而已。

17. 腰椎突出，髋腿扯痛

方某，男，43岁。2011年6月3日首诊。自诉："不经意间腰部扭伤，随感右侧腰髋位胀痛，连及大腿外侧向下至足趾酸胀麻木，行走屈伸不利。当地医生认为是'闪腰岔气'，经过治疗症状有减轻，但不能完全治愈。后到三级医院做磁共振检查为'腰椎间盘突出症'，要做手术，我怕有风险未允。后又做过多次康复理疗，效果依然不够理想。如此已近三年，而腰腿酸痛症状还在加重，已经影响到正常工作、生活。我是慕名远道而来，还请先生费心诊治。"刻诊：视其形体偏于消瘦，面色失于润泽，腰部弯曲，步履艰难，气色、精神一般，显得有些焦虑不安；观其舌质偏淡，舌苔白润；切其脉，细弦微涩，关尺尤为明显。问他平素体质如何？患者回言道："身体一直偏弱，不爱运动，加上工作经常熬夜、赶写东西，饮食也无规律，食量偏小，消化力也弱，身体耐力也就跟不上同龄人。"由此看来，方某身体素虚，主要是脾胃不足，加上后来生活、工作无规律，以及久坐不爱运动，又导致肝肾精血亏乏，不经意间闪挫，诱发腰椎间盘突出，不先调理根本，就很难巩固疗效。故虽经过治疗，但效果不算明显。治法当先培补肝肾、调理脾胃，再辅以舒筋活络之品。方用参苓菟丝丸合独活寄生汤加减。处方：人参15g，白术、茯苓、炒山药各18g，菟丝子、杜仲各24g，当归、熟地黄、续断、独活、桑寄生、牛膝、威灵仙各15g，炙甘草6g，粳米15g，5剂。1剂药文火缓煎3次，药汁混合一处，早、晚饭后半小时各温服1次，体弱不宜服药过急。药渣少加陈醋、白酒，加热布包敷患处不计时。饮食以温和容易消化而有营养为要，注意保暖，谨防感冒。能减少久坐，适当运动，对治疗大有裨益。

参苓菟丝丸功能健脾固肾，而治脾肾不足，腰膝乏力等症；独活寄生汤祛湿通痹，用治腰膝作痛，屈伸不利。二方合用，仅加威灵仙一味，以助通利腰膝、活血止痛之功。这也是因人制方，标本兼治之法，寄希稳妥有效。

6月11日二诊。自诉："腰胯酸痛、足趾麻木虽无明显减轻，但走路感觉稍微有力。您莫看我身体弱，可是我没得过啥病，下点猛药受得了。"观其形体、精神等方面与首诊时相比，确无明显变化，脉象也与首诊时相近。遂将上方加入制川乌、制草乌各6g（先煎），红花12g，金毛狗脊30g，以增强祛湿通痹、活血通络之功。续服5剂，服用法及注意同首诊。

6月19日三诊。自诉："老先生，加点猛药还是不一样，我的腰可以慢慢地直起来了，腰胯酸痛及足趾麻木也减轻了不少。"观其精神已明显振作，腰可以直起，步履也较首诊时灵活；舌质、舌苔尚无明显变化，脉象略见缓匀，二诊方再加生黄芪60g，续服5剂。

6月25日四诊。自诉："腰胯酸胀疼痛、足趾麻木等症已去过半，腰可以随便屈伸，今天能开泡药酒的方子吗？"看样子患者对治疗较为满意，精神气色已有明显好转，舌质微红，舌苔薄黄津润；复切其脉，缓匀略显有力。便嘱其三诊方续服10剂，服用法及注意仍同首诊。另取5剂加巴戟天、木瓜、穿山龙各120g，鹿茸片60g，枸杞子90g，三七180g（打碎），红糖1000g，生姜180g（温中祛寒，制川、草乌毒性），以增强补肝肾、益精血、舒筋止痛功效。用玉米大曲白酒30斤，与药同装入小口细釉瓷坛中，密封坛口。放于室内温度较高之处，三两天晃动一次，可使药效浸出均匀加速。1个月后取出药酒3斤，加入白酒3

斤，1 料药共可泡入 40 ～ 50 斤白酒。每次饮半两至 1 两，日饮 2 次。亦可加热外擦患处，有祛湿通痹、活血止痛作用。

后来患者电话告知："腰椎间盘突出症的腰胯酸痛等症状已基本消除，个人认为已经治愈。现在还能参加打篮球、羽毛球之类的体育活动。像我这样的患者不少，有些还是我的亲友，以后还得多麻烦您。"

按语：我治腰椎间盘突出症的方法就这么一种，以独活寄生汤为主加减，内服、外敷加药酒。患者来自四面八方，虽然不能 100% 速效，或者治愈后不再复发，但有效率不低。若能饮酒或身无其他疾病需要忌酒的，待腰胯酸痛或麻木等症状基本消除后，续饮药酒，可明显减少复发。且花钱不多，也无潜在风险，见效不算太慢。若身无其他疾病的，可以先治其标，以活血通络止痛为主，药物如当归尾、川芎、赤芍、红花、川牛膝、鸡矢藤、三七、土鳖虫等味；如兼有年久风湿的，则以祛湿通痹为主，药物如苍术、薏苡仁、木瓜、独活、乌梢蛇、制二乌等味；肝肾不足，腰膝酸软的，则以补益肝肾为主，药物如桑寄生、巴戟天、金毛狗脊、续断、杜仲、熟地黄、当归等；脾胃虚弱，食少倦怠的，以健脾醒胃为主，药物如人参、白术、茯苓、陈皮、砂仁等味，均可在治疗本病的过程中予以对证应用，不可概以通络止痛之味贯以始终。唯有如此，方称得上是因人对证施治，疗效非但不慢，而且治愈后可以减少复发。这就是我所坚持的有效安全治法。独活寄生汤一方，是我治疗肝肾不足兼有风湿的腰腿酸痛，包括腰椎间盘突出症引起的腰胯酸痛、足膝麻木等症的主方，只要加减对证，药量适度，内服外敷，加以药酒续饮，其效多较稳妥。

18. 身体素健，突发腰痛

张某，男，30 岁。2012 年 4 月 1 日首诊。自诉："平时身体一直很好，挑担负重毫不含糊，不知道为什么半夜突然腰痛如折，痛如刀割，连起床都很困难，真可谓坐卧不得，挪步艰难！连夜到三级医院做磁共振检查，哪儿都正常，就是腰椎间盘膨出。医院要马上手术治疗，被我拒绝。今天就来请您用中药保守治疗，这样安全，心里踏实。"刻诊：患者被两人搀扶而来，观察其身体健壮，就是面带苦楚，可能是腰腿痛的原因。视其舌质红润，舌苔薄白；切其脉，略显弦革，此亦是疼痛导致的筋脉挛急之故。治法当以活血通络、舒展筋脉为先。方用新伤续断汤为主加减。处方：当归尾 18g，土鳖虫 9g，泽兰 18g，制乳香、制没药、煅自然铜、红花、苏木各 12g，骨碎补、续断、川牛膝各 24g，三七粉 9g

（分 3 次吞服，温黄酒送下），甘草 6g，3 剂。水煎加老黄酒温服，1 日 1 剂。药渣加陈醋、白酒各适量拌匀，加热布包敷腰胯部不计时。另用八角莲根茎干品、祖师麻干品各 6g，共研细末，每服 1g，日服 2 次，用汤药送服。若止痛效果不明显时，每次可服 1.5g，切不可过量服，因为八角莲有毒。暂勿勉强活动，精神不可紧张。饮食温和，谨防感冒。

新伤续断汤功能祛瘀生新、续筋接骨，用于新伤骨折肿痛等症；加川牛膝、三七粉者，一是做引药向下至腰膝，二是取其活血舒筋、通络止痛之功。加黄酒温服，以助药力。药渣热敷可直接作用于局部患处，增强活血止痛之功。加服八角莲、祖师麻，是我多年治疗腰椎间盘突出、跌打伤肿疼痛的经验方，仅可用于体实者，散瘀止痛作用甚速。此为先治其标，以活血止痛为主之法。

4 月 4 日二诊。见患者已不再用两人搀扶，能够自己勉强行走，面部愁容已消。坐下言道："服药已见显效，疼痛明显减轻，就是食欲有点不旺。您加点开胃药吧，这次多开几剂，以免我往返劳顿。"遂将上方加白术 15g，砂仁 9g（后下），以健脾醒胃，续服 7 剂；八角莲方 1 日服量不超过 2g，分 2 次少量黄酒送服。汤药服用法及注意事项同首诊。

4 月 15 日三诊。自诉："疼痛已去过半，生活完全能够自理，已勉强上班 2天，再服几剂，我看就可以了。顺便问下，我父亲泡的治腰腿痛的药酒，还是您开的药，我是否能喝？"视其腰已基本能够正常屈伸，行走已无明显异常，遂将上方再加巴戟天、金毛狗脊、生黄芪各 30g，以益气扶正，强壮腰膝。续服 10剂，服用法及注意仍同首诊。八角莲方可不再用，待汤药尽剂，续饮其父的药酒。患者自三诊服药之后，已能坚持上班。续饮药酒，疗效巩固。

按语：腰椎间盘突出一症，不少人都是突然发生，故而民间称它为"闪腰岔气"。往往在不经意之间，或者负重用力，或者走路闪跌，或者乘车颠簸，或者弯腰、直腰时过急等，腰部一酸，立感僵硬胀痛，犹如硬棍撑持一般，屈伸不得，疼痛难忍，甚至连说话声音大一点都会疼痛加重。且此患治愈后，容易复发。原因多半是劳累过度，或者不注意保护所致。也有人得病起初疼痛不甚，时日延久，或者重复扭挫，症状立马加重，而且越来越重，直至丧失生活、工作能力，也时而有之。究其原因，多为肝肾不足，筋骨不坚，气血不充，不能滋养筋骨关节，复受外力伤损，而致关节滑脱膨出，影响血脉流通，痛则不通，故出现酸胀憋痛，甚至僵硬不能屈伸等症。或者脾虚受湿日久，湿滞血凝，着痹于腰胯，筋骨失于温煦，血脉失于流通，复因扭挫，气滞血瘀，亦可导致此患。治法虽有治标、治本之分，乃是因人而定。但总不离乎益肝肾、强筋骨、健脾胃、祛湿邪、通经络为其基本治法。

如上例方某，其人素体偏弱，脾肾不足，故治法本而标之，先健脾益肾，继而加入二乌、红花之类，以活血止痛，进而治愈。加以续饮补益肝肾之药酒，同时自我呵护、锻炼，因此疗效巩固。本例张某，则素体健康，夜间睡眠时可能是翻身急促，或者其他原因而致扭挫，诱发腰痛如折，痛如刀割，其本不虚，标症急剧，如仍按方某的方药治，岂不是不分缓急！故张某选用治跌打损伤的"新伤续断汤"，以活血散瘀、通络止痛为主，又加用祖师麻经验方间服，以增强散寒活血止痛功效，故 3 天即见效果。标症退去过半之后，续饮他父亲的补肝肾、强筋骨治腰腿痛的药酒。此为先标后本的治法。皆是因人因证而定，俱在 20 剂药左右，基本治愈腰椎间盘突出导致的腰腿疼痛。经验之谈，仅作个人临证治疗此类疾患的梳理。

19. 腰部旧伤，时常作痛

梁某，男，59 岁。2013 年 9 月 4 日首诊。自诉："大概在 30 岁时腰部受到过撞伤，当时拍片检查，脊骨未见明显骨折，但受伤部位青紫瘀肿，内有死血，请人医治半个月才消肿，躺在床上快 1 个月方能起床行走；大约 3 个月后，疼痛基本消失，腰能屈伸，可以干些轻活，以后也没管它；可是到了 50 岁以后，干活稍累，即感觉腰部伤处疼痛、强滞，特别是天要下雨时，或者阴雨时间过长，伤痛更加明显，甚至不能劳作。10 年前又做过增强 CT 复查，胸、腰椎未见异常，做理疗多次，遇到劳累、下雨时，依然疼痛。若不是影响做事，我也不会着急。"刻诊：视其年近六旬，身板还算硬朗，面色微红，言谈对答如流，舌质、舌苔亦无病象；切其脉，缓滑之中，左手关、尺兼弦微迟。

陈伤日久，寒滞血涩，故遇阴雨、劳累时，伤痛复作。治宜温通下焦，舒筋健骨。方用独活寄生汤加减。处方：独活、桑寄生、当归、熟地黄各 18g，川芎 15g，杜仲、续断、怀牛膝、骨碎补、巴戟天各 24g，鹿角霜 18g，制乳香、制没药各 9g，肉桂、甘草各 6g，5 剂。1 剂药煎 3 次，药汁混合一处，早、中、晚饭后半小时各温服 1 次。服药时可饮适量黄酒，以助药力。药渣加白酒、陈醋少量拌匀，加热布包敷患处不计时，以感到温暖舒适、疼痛减轻为度。注意保暖，劳逸适度。

此方以补益肝肾、强筋健骨、温通下焦、和营止痛为主要功效，用于治疗陈伤作痛，已无瘀血可言，只是温通血脉。肾主骨、藏精，肝主筋、藏血，精血旺则筋骨得充，故用归、地、续断、鹿角霜以滋养之，用乳、没、肉桂、牛膝等以温通之，营血和而痛自止，精血充则筋骨健，制方用意如是，但求切中病机，能够治愈梁某的陈伤作痛。

9月15日二诊。自诉："服药已有效果，这几天我试着干活，感觉疼痛比以往稍轻，而且腿脚也利索了些。反正我中、晚餐都饮酒，喝药也需要酒，您索性给我开1料泡酒的，也许会比吃药效果好，且不影响我劳作。"复切其脉，弦迟之象已有变化，细寻比首诊时舒缓，看来用药已切中病机。嘱其原方续服5剂，服用法同首诊。另取5剂，加入人参90g，黄芪150g，三七（打碎）180g，以增强益气活血之功。用纯玉米大曲白酒30斤，浸泡1个月，即可饮用。每次饮半两至1两，1日2次。若遇劳累及阴雨时不再疼痛，再泡1料续饮。但若有高血压、糖尿病、胃溃疡等不宜饮酒者，当慎饮药酒。患者遂言道："您说的毛病我都没有，尽管放心。"后得知梁某陈伤腰痛治愈，经常饮点药酒，老毛病未再明显复发，劳作如常。

按语：外伤日久，遇劳累及天气变化时即感伤处疼痛者，多为气血不充，筋骨不健，所以不耐劳累；天气不好，特别是阴雨天，则湿气重而气滞血涩，以致气血运行失畅，不通则痛。故治法不宜过于活血通络，以防暂管一时，不久复作。当先温润补益，以壮其气血、健其筋骨为主，兼以和血定痛。尤其是体质偏弱之人，尤应如此。若病情不分新久，体质不分强弱，一味追求活血止痛，用于新伤积有瘀血、体壮脏器不虚者可以，因为瘀不去则肿不消，疼痛难除，故用之对证而能速消肿痛。然而年久陈伤，加之正气不足者，则无瘀血停留可知，故不宜通而活之，当以培本为要，健脾胃、益肝肾即其本也。如本例患者，陈伤已有近三十年，年龄将近六十岁，虽然身无他疾，但气血已不盈实，故仍用独活寄生汤以补益肝肾为主，又加入骨碎补、巴戟天、鹿角霜等味，以补益肝肾精血、强壮筋骨之味以辅之；复用乳、没，以和其营血而止痛。因为本患者脾胃不虚，饮食消化吸收正常，身板还算硬朗，故未用参、芪、术、枣之类益气健脾之味。5剂药即已见效，续饮药酒巩固疗效。

此类患者大多是采用拔火罐、贴膏药、熏蒸、火疗等外治法，以求速去疼痛，而认真内服中药的却很少。凡能标本兼治，内服调理根本，外疗速去疼痛，再加以自我呵护，谨防受寒，勿过度劳累，陈伤治愈后即可减少复发。

20. 腰部酸痛，夜尿过多

孙某，男，62 岁。2010 年 12 月 5 日首诊。自诉："我是搞文字工作的，身体算不上强壮，但也没啥毛病。每年检查身体，基本都是正常，就是前列腺有点肥大，但无明显不适，仅感觉腰部酸痛，下肢无力，偏于怕冷，夜尿过多，偶尔还有遗精。这些症状退休后越来越突出，已经感觉到体质下降，好像衰老也在加速。住院治疗无明显效果，老伴让我来请您看看。"视其形体清秀，精神正常，面色㿠白，舌质偏淡，舌苔薄白津润；切其脉来，六部细缓而匀，尺部重按欲断，尤其右手尺部更为明显。辨证：肾阳不足，精关不固。治法：温肾助阳，固本涩敛。方用金匮肾气汤合金锁固精丸加味。处方：熟地黄 24g，泽泻、牡丹皮、山药、茯苓、山茱萸各 15g，附子、肉桂各 6g，潼蒺藜、芡实、莲须、白莲子、龙骨、牡蛎各 18g，桑螵蛸 15g，5 剂。头剂冷水浸泡半小时，煎开后小火再煎半小时，1 剂药煎 3 次，药汁混合一处，早、晚饭后半小时各温服 1 次，1 日半服 1 剂，缓服有利于运化吸收。四煎药渣宽水，煎开后适温泡足。饮食需要温和，注意保暖，心情保持平和。

金匮肾气汤温肾助阳，益火之源，以治命门火衰，夜尿过多、腰酸膝软等症；金锁固精丸固肾涩精，用治精室不固，遗精滑泄、腰酸耳鸣、舌淡苔白、脉细无力等症。二方合用，复加桑螵蛸一味，以增强固肾涩精之力。用于本例腰部酸痛、夜尿过多兼滑精怕冷，既可温肾助阳补火，又能固肾涩精止遗，对于中老年人肾阳不足引起的腰酸膝软、夜尿过多等症，常获满意疗效。肾阴不足、相火妄动而引起的梦遗失精、小便黄短频数、腰部酸胀，或者夜寐盗汗、足心发热者禁用。

12 月 15 日二诊。自诉："您开的药可谓丝丝紧扣，恰对我的症候，服药 1 剂后，夜尿即已减少，10 天来未再遗精，尤其是腰痛腿软已感到轻松许多。我想多吃几剂，再配 1 料丸药续服，争取延缓衰老的步伐，晚年生活质量好点。"视其面色、舌质微微隐红，舌苔微黄薄润；复诊其脉，细缓略显有力，右尺部重按不断，此为肾阳复振、肾精得固之象。上方肉桂、附子量各减至 4.5g，余药不动，以防命火过旺冲动，遗精复作。续服 10 剂，服用法及注意同首诊。另取 5 剂，共为细末，炼蜜为丸绿豆大。待汤药尽剂，接服丸药，每服 9g，日服 2 次，用温开水送服，以图巩固疗效。如感效果欠佳，或者有何不适，要及时告知，或再来复诊。后来多次见面，孙某对疗效甚感满意。按他的话说："衰老没那么快了，各方面感觉也都还好。"

按语：像孙某这样的"毛病"不算什么，但影响到生活质量。有可能是退休了心闲，原来没注意的问题逐渐显现出来。比如腰腿时而酸痛、夜尿过多等，这都是中老年人较为常见的自然衰老现象。但任其发展，不去遏制，有可能就会造成身体真的出毛病，就像孙某说的"衰老也在加速"。其实古人所提的延年益寿，主要就是不让肾气早衰，脾胃不败，留住精气神，方能长寿无病，而能度百岁乃去。为何孙某用金匮肾气丸合金锁固精丸加一味桑螵蛸，对于腰酸膝软、夜尿过多及遗精等症，本来对证而显效，患者满意，却二诊时减去附、桂量？原因是二味辛热补火，热甚则相火妄动耗阴，冲动精室不固，再次出现遗精，这就违背《内经》"阴平阳秘，精神乃治"之训。故而老年人切勿轻易服用"春药"，以防耗精损寿，甚至阳亡阴绝毙命！一个传统中医的古朴认识与见解，出自内心的忠告，请勿认为是迂腐！

21. 遗精缠绵，腰酸盗汗

郑某，男，35 岁。2013 年 9 月 20 日首诊。自诉："起初屡犯手淫，继而遗精缠绵，婚后阳痿早泄，求过名家高手，治之 10 年不见效果。媳妇离异，再婚颇难。因为到现在几乎每天都遗精，也不论时间，上班、走路，白天、夜间，不自禁的精液流出，甚至一天三四次，有时还夜里盗汗，心里烦躁，咽干，尿黄，尿道涩痛，足心灼热，腰部酸胀等，这毛病竟成了顽症，他们甚至说我'除非绝精后方能痊愈'，难道我这一生就没救了吗？我看到您的书，好像不应该是这样的，我不想年纪轻轻的就这样完了，故慕名而来求治。"刻诊：视其身体外表及其言谈举止等方面不像他说的那么严重。我遂言道："有那么严重吗？咋可能遗精治不好啊！"郑某拿出一大沓病历及治过的医院处方等资料，说道："您看，这都不是假的吧！"。我又问他："记忆力是否也在下降？""是！是！是！还很明显啊！"患者回言干脆。看他的面色略显滞暗，舌质略显暗红，舌根处苔微厚而黄糙，显见津液不足；切其脉来细数，右尺部略显上浮、偏数，重按则细数无力。

思其年方壮实之时，气色精神、言谈举止等乍一看并无明显病象，然而脉象及舌质、舌苔却显示肾阴不足，综合他的叙述症状，应属相火略偏于旺，故出现咽干、尿黄、尿道涩痛、夜寐盗汗、腰部酸胀等症。治宜壮水之主，兼以固肾涩精。方用知柏地黄汤合金锁固精丸加减。处方：酒炒生地黄 24g，牡丹皮、泽泻、山药、茯苓、山萸肉、知母各 15g，盐制黄柏 12g，潼蒺藜 18g，芡实、莲须、白莲子、煅龙骨、煅牡蛎各 30g，炙龟甲 15g，先取 5 剂。头煎冷水浸泡半小时，1 剂药煎 3 次，药汁混合一处，早、晚饭后半小时各温服 1 次，1 日半尽剂。药渣宽水再煎，适温泡足。嘱咐患者：首先要有信心治愈遗精，因为此患不是"顽症"。尽力忘却以往不幸，憧憬今后美好，保持心情愉悦，饮食温和，保障睡眠，勿熬夜饮酒，注意保暖，谨防感冒。

知柏地黄汤主治肾阴不足，相火过旺，即所谓"壮水之主，以制阳光"，夜寐盗汗、足心燥热、咽干尿黄、梦遗失精、腰部酸胀等症，即此类也；金锁固精丸功用即如其名，固肾涩精，而治精室不固，腰酸膝软、耳鸣乏力等症。二方合用，以滋养肾阴不足而泻相火妄动，故用于治疗梦遗滑精、夜寐盗汗、耳鸣腰酸等症；加龟甲一味，乃是取其至阴之性以滋阴益智，而治腰膝酸痛、潮热盗汗、记忆力下降等症。常用于肾阴不足、相火过旺而致以上诸症，以往屡用皆验。但愿用于本例，依然显效。但若并非肾阴不足、相火过旺而致梦遗失精、手足心热、咽干尿黄或兼大便秘结的，此方慎用。

9 月 29 日二诊。自诉："自从服药至今，一次遗精未犯，看来老先生不是诓我！这两天尿已不黄，尿道涩痛已去，咽干、盗汗、腰酸痛等症也稍有好转，已感到不虚此行啦！"用药已属对证，嘱其续服 7 剂再诊。

10 月 15 日三诊。患者面带笑容地言道："谢谢老先生啊！首诊至今，遗精一次也未出现，我真的有希望啦！玩笑一句：您咋待在这大山里啊？找您真费劲！"视其舌质微泽，舌苔薄而淡黄津润；复切其脉，右手尺脉上浮之象已下至微沉，余部细数已转为细匀缓和，肾阴不足、相火偏旺之势已衰，故其遗精不再出现。看患者已有回家之意，便嘱咐他原方再取 15 剂，续服以巩固疗效。并再三叮嘱：手淫不可再犯，首诊时所嘱需要谨记。若偶尔 1 个月出现一两次遗精，乃属正常，不必惊恐；万一再度连续遗精，要及时联系，以便予以调整药物。3 年已经过去，也未见郑某联系。

这类患者以往治疗过不少，凡能谨记医嘱的，治愈后复发者几乎为零。但这都是吃过"苦头"的人，不是离异难以再续，就是明显影响到身体健康，不能正常工作、生活的。而不以为然的，也未来我这里治过，所以无依据可谈。

按语：上例孙某，乃是肾阳偏虚，精室不固，而出现畏寒腰酸、夜尿过多、偶尔遗精等症状，故用金匮肾气汤合金锁固精丸加桑螵蛸，以温肾助阳、涩精止遗，治之而愈；此例郑某，则是肾阴不足，相火偏旺，虽然年轻，但病程较长，故见无梦自遗，精室不固，且伴尿黄涩痛等症，故用知柏地黄汤合金锁固精丸加龟甲，滋肾阴以泻相火，固精室而止自遗。二人由于肾阳虚、肾阴虚之不同，故治本之方一为金匮肾气汤，一为知柏地黄汤，而治标之方则一，乃金锁固精丸方。此阳虚、阴虚之异，选方用药之别也。其实就3味药不同：上为附子、肉桂、桑螵蛸；下为知母、黄柏、败龟甲。上为温肾助阳涩精；下为滋肾泻火涩精。3味药之差，本方则一，皆得治愈孙某的肾阳偏虚和郑某的肾阴不足，这就说明辨证施治的重要性。

20世纪70年代前后，我治过不少遗精患者，年龄大多在20岁左右至30岁。究其原因多为过度手淫和单相思不能遂愿所致。但能自我警醒，去掉不良习惯，淡化痴心妄想，用药都能完全治愈。尤其是频繁遗精发生在大病如肺痨、恶性疮疡等疾患期间，若不能及时控制住手淫及梦遗失精、无梦自遗，会严重影响以上疾患的治疗，疗效大打折扣，甚至病情反复无度，因此而丢掉生命的，偶亦有之。在我临证的前20年中，曾经遇到过（前书已有记载）一例肺痨，不听医嘱，屡屡犯禁，房劳过度，终至毙命。一例骨髓炎欲截趾被拒者，因为频繁遗精，腐去后新生嫩肌，遭遇遗精一次，新肌烂掉一次，致使治愈时间推迟半个月之久。除此之外，所有接诊的遗精患者，即使是明显影响到心身健康，甚至不能婚育的，也都一一治愈，结婚、生育未受影响。

22. 脾肾阳虚，腰酸便溏

胡某，男，49岁。2012年4月1日首诊。自诉："自幼身体就偏瘦、偏弱，大便几十年来很少成形，耐力较差，偏于怕冷。这几年又出现腰酸膝软，双足即使夏天也感觉不温，甚至腰部、膝盖酸痛，小腹有时冷痛，腰部特别怕冷。西医检查未找到原因，中医也没少治疗，大都说是脾虚、阳虚，有时也有效果，但老是解决不了根本问题。还不到50岁，上班坐着就已感觉到累，回家总想睡觉，而且夜尿还多，性生活早已力不从心。老婆总说我懒，其实我是没有精力啊。"刻诊：视其形体清瘦，文人体貌。面色㿠白，舌质偏淡，舌苔薄白津润；切其脉，细缓无力。辨证：脾肾阳虚，精血不足。治法：温肾助阳，补益精血。方用右归丸合四君子汤加减。处方：人参15g，焦白术18g，茯苓15g，炙甘草6g，熟地黄、炒山药各18g，山萸肉、枸杞子各15g，菟丝子（酒蒸，焙）30g，杜仲18g，鹿角胶9g（烊冲），当归身15g，附子（先煎）、肉桂各9g，粳米15g，5剂。头煎冷水浸泡半小时，1剂药文火缓煎3次，药汁混合一处，早、晚饭后半小时各温服1次，1日半服1剂，缓服有利于运化吸收。四煎药渣宽水，煎开后适温泡足。饮食既要有规律，还要温和有营养，切忌生冷不易消化之物。注意保暖，谨防感冒。保持心情平和，劳逸适度。

右归丸温肾助阳而补命火，常用于元阳不足、命门火衰，饮食少进、脐腹冷痛、大便不实、夜尿偏多等症；四君子汤健脾益气，和中温胃，用治脾阳不振、纳差气弱、饮食少思、四肢倦怠等症。二方相合，用于脾肾阳虚、精血不足之证，以治脾肾两虚，气阳不足，而致形瘦倦怠、夜尿过多、大便溏稀、腰膝酸痛、性生活冷漠等症，以图培补根本，而疗形神俱虚之人，寄希能够切中病机。

4 月 10 日二诊。自诉："服药后精神精力感觉略有好转，夜尿次数减少，大便仍不算成形，但由原来的一日三四次已减少到 2 次。总之，这是我多年来服药最好的效果，决心在您这里调治半年，争取从根本上身体好转。"复诊其舌脉，未见有明显变化。看来调理根本之药，要想在较短时间内见到显效，恐非易事。便嘱其原方续服 1 个月（20 剂）后，再来复诊。服药期间如有不适，或者效果欠佳时，及时来调整药物。感冒发热须立即停药，以免相互影响。

5 月 15 日三诊。自诉："大便已经成形，但又出现 2 天解 1 次，夜尿基本正常，睡早了一夜至多 2 次，精神精力续有提升，腰膝无力酸痛已轻，偶感上火口渴，咽干欲饮，食量尚无明显增加，畏寒怕冷已有明显减轻，偶有晨勃，仍不持久。"视其面色略见微红，舌苔薄黄津润；脉象转为缓滑，略显有力。此为服药已见效果，脾肾虚寒已经减轻，附、桂量可减至 3g，天气渐热，以防大热之药引起上火，另加砂仁 6g 以醒胃，续服 1 个月（20 剂）再诊。

6 月 20 日四诊。自诉："凭我自己的感觉，身体各方面已经基本正常，体重也增加了 1.5kg。天热了服汤药有些麻烦，可否配制成丸药慢慢吃？会不会影响疗效？"患者的要求也合理，不适症状已基本消除，巩固疗效与身体完全康复，确需一段时间，丸药见效虽缓，但适应胡某现在的状况。嘱咐他将三诊方取 10 剂，共为细末，水泛为丸如绿豆大。每服 9g，日服 2～3 次，用稀粥或温开水送服。汤药再取 5 剂续服，因为丸药配制需要数日。

3 个月后胡某电话告知："共服汤药 50 剂、丸药 1 料，时间超过半年，身体与同龄人相比，算是比上不足、比下有余，工作、生活也都基本正常，对治疗效果满意。"

按语：四君子汤为益气补脾之总剂，右归丸为温肾助阳之名方，二方合用，以治脾肾阳虚、先后天俱不足之形瘦气弱、食少倦怠、大便溏稀、夜尿过多、腰膝畏寒、性功能早衰之患，可谓培补根本之法。根本者，脾为水谷之海，后天之本，万物生化之源，五脏六腑之主，营养所需由此来也，故首选四君子汤以壮其本；肾为先天之根，孕育之所系，伎巧、智慧、精、气、神皆关乎此，实则如根深之树茂盛，虚则枝枯飘摇易折。在人则肾常不足，虚损则腰酸背痛，思维迟钝，甚至生育无力，故用右归丸以壮之。胡某素体脾胃虚寒，故合用此二方以温肾助阳，而除腰膝畏寒、便溏尿多、性功能早衰之患。此亦因人辨证、对证施治之法。虽然服药时间较长，但是培补根本之法，短时间内也很难有大的起色。患者对疗效满意，也算是用药无误。

23. 肾虚腰酸，婚后不育

朱某，男，33 岁。2011 年 9 月 30 日首诊，自诉："27 岁结婚，妻子至今未孕。多处妇检都是正常，我也吃过不少补肾的药。经过三级医院男科检查，说是有'前列腺炎'，其他未见异常。但治疗多次，妻子还是未怀孕。2 年前精液化验显示：总活率不到 15%。自我感觉经常腰膝酸软，还怕冷，双足、小腹经常不温，吃凉东西，特别是喝了冰冻啤酒，小腹立马感到凉痛，接着大便溏稀，对性生活也开始有些冷漠了。因为生育问题，父母、朋友也多多少少给了一定压力，情绪不免低落，年纪轻轻的，夜尿还多，记忆力也不如以往，工作又不累，为啥成这样？"刻诊：观其形体不算娇弱，闻其声音中气不虚，就是面色微显㿠白，舌质略淡，舌苔白润；切其脉，关尺偏于细迟。

辨证：肾阳不足，精血偏虚。治法：温肾助阳，补益精血，方用赞育丹为主加减。处方：熟地黄 24g，冬白术（黄土炒）、当归身（酒洗）、甘枸杞子、厚杜仲（青盐制）各 18g，仙茅（黄酒浸炒）15g，巴戟肉 18g，吴茱萸（泡去臭烈气味）9g，淫羊藿（去边刺、叶梗，羊脂炒）、肉苁蓉（酒洗）、韭子（微炒）各 18g，人参 15g，鹿茸（参、茸另煎浓汁分 3 次兑服，连药渣嚼服）、雄蚕蛾（布包煎）、附子（先煎）、肉桂各 6g，10 剂。1 剂药宽水文火缓煎 3 次，药汁混合一处，早、晚饭后半小时各温服 1 次，1 日半服 1 剂。四煎药渣宽水，煎开后适温泡足。服药期间饮食需要温和而有营养，忌食生冷、绿豆、萝卜、茶水、酸菜，不可同时服用清热下火之药，切勿熬夜饮酒及过度劳累，保持心情平和，加强保暖，注意感冒，禁欲（控制性生活），以配合治疗。连服 20 剂（服用 1 个月）后，精液复查，总活率若能达到或超过 60% 或以上，即可不必再服药，禁欲解除。服药后不适症状消除，3 个月内配偶能够自然受孕，即算治愈。万一达不到目的，再来诊治。

赞育丹功能温肾助阳，滋补精血。常用于肾虚精衰，下元虚冷，无嗣不育等症。去蛇床子，加雄蚕蛾作用相近，但雄蚕蛾兴阳之功优于蛇床子，因为朱某已感性生活淡漠，故换以此味，以助血肉灵性之物的鹿茸，兴阳助育。寄希此方治愈患者的精血亏乏不育，消除腰膝畏寒酸痛之患，恢复他的青春活力。

翌年 10 月中旬，朱某夫妇抱着一男婴来，说是乳汁不足，让我开发奶的药，方知他服药后的第二个月其妻怀孕，一切都还顺利。

按语：与朱某相似的情况，近十年来不为少见。但就诊 1 次，服药 20 剂，用时 1 个月，即能达到目的，算是最好效果，因为治疗当中未出现波折。有些患者服药后精液化验各项指标都已达到生育要求，但因为种种原因，又导致总活率下降，患者丧失信心，或者是夫妻双方不够融洽，或者另一方有影响正常受孕的疾病等，致使不能如期遂愿，也时而有之。但完全没有希望的乃是少数。除非有某些疾病对生育构成障碍，那就另作别论了。

赞育丹，用于肾阳不足、精血亏乏而致的男性不育，屡用皆验。若能因人对证加减，其效更稳。此方参、术、归、地补益气血；枸杞子、鹿茸添精补髓；附子、肉桂温暖下焦。诸药配伍，相得益彰，故常用于肾阳不足、精血亏乏而致阳痿精衰、下元虚冷、无嗣不育、腰膝酸软等症，可谓效如桴鼓，甚为稳妥。男性下元虚寒（肾阳虚），性生活冷漠、腰膝酸痛、小腹不温者宜之。肾阴不足，夜寐盗汗、手足心热、尿黄便秘、心烦咽干等症者，不可轻用！

24. 自汗盗汗，腰背酸痛

梁某，男，60 岁。2009 年 4 月 1 日首诊。自诉："曾记得 40 岁时重感冒一次，之后就容易出汗，全身有时强痛，有些怕风寒。西医检查没问题，中医当风湿治，全身强痛倒是减轻了些，可是出汗问题反而加重。另一中医认为我是'虚寒证'，便用温补的药，吃了一段时间，白天出汗没止，夜间也开始出汗，五心烦热，口干不想饮水，弄得我腰酸背痛，全身乏力，夜梦不休，记忆力下降，人也无精打采，玩什么都没兴趣。"刻诊：视其形体略胖，面色㿠白；舌质淡红，舌根部暗红，舌苔根部黄厚，余部几无舌苔，津液略显不足；切其脉，浮取似无，中取脉细，沉取略显细数。

据其所述，可能是吃疏散风湿药过度，导致表更虚；再吃温补热性药耗伤阴津，故脉来浮取似无，中取脉细，沉取细数。浮取似无则表虚甚，中取脉细则脾虚气弱，沉取细数则阴虚潮热，故见昼夜汗出、心烦神疲等症。辨证：气阴两虚，表卫不固。治宜益气固表，滋阴止汗，兼以安神宁志。选用玉屏风散、生脉饮、牡蛎散、甘麦大枣汤等方合而加减。黄芪、防风、漂白术各24g，西洋参15g，麦冬18g，五味子6g，煅牡蛎、浮小麦各30g，龟甲、知母、龙齿各18g，酸枣仁15g，炙甘草6g，大枣5枚，5剂。头剂冷水浸泡半小时，1剂药文火缓煎3次，药渣混合一处，早、晚饭后半小时各温服1次，1日半服1剂。四煎药渣宽水，煎开后适温泡足。保持心情平和，睡眠充分，饮食勿进辛辣、寒凉之物，服药期间忌食绿豆、萝卜、茶水、酸菜，以免降低药性。

玉屏风散固表止汗，生脉饮保肺复脉，甘麦大枣汤和营养心，牡蛎散敛汗固表，加龟甲、知母以养阴，龙齿、酸枣仁以安神。诸药相合，以成益气养阴、固表止汗、安神宁志之功。用于气阴两虚，自汗盗汗、腰腿酸痛、夜寐多梦、健忘神疲等症，亦是王道和平之法，补而不峻、清而不寒之方。寄希用于阴津不足、表卫不固之自汗、盗汗患者，药性平稳而显效。

4月15日二诊。梁某一见面就道谢声不绝，自诉："5剂药服下，病已去掉八成。又观察了这几天，无论白天、夜晚，可以说出汗已经基本止住，睡眠、精神也都有一定好转。"知其用药对证。视其面色已见微润，舌质根部暗红已退，黄厚舌苔已化；复切其脉，虽无明显变化，但中、沉取已见缓匀。嘱其原方续服5剂，服用法及注意仍同首诊。

2015年5月3日，患者在外地闲住，可能不适应当地生活习惯，旧疾复发，治疗一段时间无效，电话要求给予再治。遂将5年前原方发去，又服10剂治愈。同时梁某还介绍来不少外地人来诊，也都一一基本治愈。这个方子也是我晚年用以上名方（如上所述）加减而来，用于自汗、盗汗俱有，阴虚、阳虚并存的患者，经过治疗多人观察，效果还算稳妥。小结于此，仅供参考。

按语：梁某的自汗、盗汗、不寐之患，用益气固表、滋阴止汗、兼以安神之味，服药10剂治愈。5年之后可能是环境不太适应，而导致旧疾复发。他也曾找过名家调治，但效果总不如意，无奈异地电话求治，依然是原方，10剂服下，身体获安。像梁某这样的既表卫不固自汗，又肾阴不足盗汗，还心神不宁难寐之患，若仅单一益气固表，或滋阴止汗，或养心宁神，即使有效，亦不能恰对其证。由此可见，不在于理论上讲的"天花乱坠"，听起来"津津有味"，似乎"无懈可击，滴水不漏"，而在于治病是否有效，病人是否买单。作为医者，须随变应变。况且仁者见仁、智者见智，岂能以一家之说，而使千百医人"顺服"？我非疏远祖训，实乃急患者之所急。

25. 下焦寒凝，腹痛睾缩

张某，男，21 岁。2010 年 9 月 3 日首诊。患者家人介绍："孩子从十八九岁以后，经常说小肚子疼，到医院也没检查出啥问题。这两年痛起来曲腰捧腹，身出冷汗，四肢冰凉，甚至睾丸内缩，饮食拒进，强进则呕吐。又到三级医院多次检查，仍然找不到原因，治疗也无效果。正准备到省级医院去看时，听别人介绍，特来请您看看，到底是啥毛病？孩子痛得如此难受。"刻诊：患者身体偏于消瘦，面色黧黑，双眉紧皱，弯腰曲背，步履艰难，双手捧腹，呻吟呼痛；舌质偏淡，舌苔薄白津润；切其脉，沉迟兼弦。悄声问他是否有手淫习惯？同时还不注意保暖，任意冷浴，饮食寒凉？患者点点头。

由上可见，患者屡屡受寒，近似寒邪直中三阴肝、脾、肾，日久下焦寒凝，加之家人不知原因，未能及时改变其不良习惯，故而小腹冷痛日甚。辨证：下焦寒凝，命门火衰。治法：温肾助阳，散寒解凝，方用回阳救逆汤为主加减。处方：炮附子（先煎）、干姜、肉桂各 9g，人参、焦白术、茯苓各 15g，吴茱萸 9g，小茴香 12g，炙甘草 9g，大枣 5 枚，3 剂。头剂冷水浸泡半小时，1 剂药文火缓煎 3 次，药汁混合一处，早、晚空腹各温服 1 次，1 日半服 1 剂。四煎药渣宽水，煎开后适温泡足。饮食一定要温和，忌食一切寒凉之物。注意保暖，谨防受寒。不得再犯手淫，以认真配合治疗。

回阳救逆汤功能即如方名，以治三阴中寒，四肢厥冷、腹痛吐泻、脉象沉迟无力等症。去半夏、陈皮者，因为脘痞、呕吐不为主症，使药性直达下焦；加小茴香一味，以助吴茱萸温肝缓痛，而解小腹痛其时睾丸内缩。空腹服者，病在下也。寄希温肾助阳、散寒解凝、温肝缓急之剂，能够切中病机，速去沉寒，以解小腹冷痛、四肢厥冷、睾丸内缩之患。

9 月 9 日二诊。此次患者自己来诊，初诊时痛苦的表现几乎尽失。观其面色已显润泽，舌质微红，舌苔薄黄津润；复切其脉，中取缓匀，稍显无力。问他服药后自我感觉如何？患者答道："头剂服至一半，小腹冷痛即缓，腰也可以慢慢直起来。3 剂药服后，我已感觉正常。老先生嘱咐的，以后必会注意，疼起来可真难受！父母还说后悔没早点请您看，花了好多钱，都没起作用。"将上方嘱其再取 3 剂，改为 1 剂药煎 3 次，药汤分 4 次温服，1 日服 2 次，2 日服 1 剂，以巩固疗效。首诊时所嘱咐的切不可忘记，以防再度复发。

现在张某已结婚生子，家庭和睦，工作顺心。自从 5 年前服药 6 剂后，旧疾未再复作，身体健康，一家人至今还在念情。

按语：这样的患者也不少，治疗起来只要断病无误，用药对证，未见有难度多大的。张某一案，是我治疗过众多近似病情患者较为严重的一例。首诊时面色黧黑，双眉紧锁，捧腹躬腰，小腹冷痛，四肢厥冷，舌质淡、苔白润，脉象沉迟兼弦等表现，显示一派下元虚冷之象。四逆汤证，赫然眼前。况且他已在多家医院检查未找到原因，说明不是"器质性病变"，中医就应想到是寒客下焦、肾阳不振使然。故用陶节庵变通的"四逆汤"，去陈皮、半夏，加小茴香一味，使药力直达下焦肝肾，以散其沉寒，温其肾阳，舒其肝郁，而止其小腹冷痛、睾丸内缩等症。病不复杂，药力集中，直达病所，因而服药半剂，其症即缓，6 剂药服后，其病痊愈。以后旧疾不再复发，乃是全靠患者警觉，去除陋习，注意呵护，所以身体复健。

26. 石淋腰痛，痛时难忍

陈某，男，31 岁。2010 年 7 月 3 日首诊。自诉："平时没啥不舒服，就是右侧腰窝处说痛就痛，痛时难忍，甚至痛如刀割，时欲呕吐。做彩超检查，右肾盏有 9mm 大结石，左肾盏有多个小结石。住了几天院不痛了，回家后不久，莫名其妙地又痛。间隔时间长一点，不到俩仁月又复发。昨天还好好的，半夜突然又开始痛，如此反复已经 3 年余，实在令人讨厌。今天赶早来请您看看，能用中药把结石排出来最好，免得我反复疼痛受罪。"刻诊：视其形体健壮，就是面色晦暗，皱眉苦脸，身子向右侧弯曲，口中哼哼唧唧，呼叫疼痛。观其舌质正红，舌苔微黄；切其脉，偏于沉数兼弦。正在诊脉之时，患者言道："我平时没什么病，身体好得很，就是这个'肾结石'弄得我不得安宁！"

遂拟以利尿排石法，方用大分清饮为主加减。方药：茯苓 24g，泽泻、木通、猪苓、栀子各 15g，金钱草 60g，海金沙 18g（纱布包煎），冬葵子 18g，车前子 30g，川楝子 15g，生薏苡仁、藤梨根各 60g，甘草梢 6g，10 剂。1 剂药宽水煎取三大碗，早、中、晚空腹各服一大碗。1 日 1 剂，当中不要间断。四煎药渣宽水，煎开后适温泡足。要多走路，不妨蹦跳，不可久坐久睡，饮食多吃带水分的东西，可以多饮白开水。勿食干燥、辛辣之物。如服药后腰胁感到胀闷、下坠加重，亦可加服排石颗粒，以促进结石早日排出。只要身体各方面都正常，腰痛是结石下行的反应，能忍则忍之，最好不要加用其他治法，如打针止痛等。

大分清饮主要功能为清热利湿、通利小便。常用于积热秘结，小水不利，腰腹胀痛，热淋、石淋等症。加入金钱草、海金沙、冬葵子、川楝子、生薏苡仁、藤梨根、甘草梢，皆属清热利湿、利尿排石之药，以助本方清热利湿排石之功。此为我治疗石淋的经验方。经过多年应用，最快 5 剂药，最慢 40 剂药，一般多在 20 剂左右，就可将大小不等的尿结石排出。其排出的快慢主要取决于结石的大小、形状、位置及服药是否及时等。一般形状椭圆，小而光滑，位置在尿道口、输尿管者，并认真服药的，都较容易排出；反之，结石较大，形状有棱角，位置在肾盏，不认真服药治疗的，则不容易排出。但尚无坚持服药而不能排出的治疗案例。

7 月 13 日二诊。自诉："服药期间出现过 2 次腰窝胀闷，如您所说加服排石颗粒，2 小时后又不胀痛了。"遂将上方金钱草量加至 90g，海金沙加至 30g，续服 10 剂，服用法及注意仍同首诊。

7 月 23 日三诊。自诉："这次服药期间腰窝处胀痛了五六次，但小便时仍没有您说的胀痛难忍的感觉。复将二诊方加入瞿麦、萹蓄、滑石各 15g，金钱草量加至 120g，5 剂。1 剂药煎取四大碗，日 3 夜 1 服。其余同首诊时所嘱。

7 月 31 日四诊。患者到门诊第一句话就是："哎呀，结石总算排出来了！大小一共 4 个，大的 1 个，小的 3 个，排时尿道好难受啊，简直是痛得要命！尿液中还带了点鲜红的血。昨天又去做 B 超复查，医生说结石已经看不到了，应该是完全排出了。还有 1 剂药继续吃不？"我言道："排石药不用再服，可以煎汤泡足。但需要再服三五剂补肾的药，以修复因为利尿过度而损伤的肾气。"患者连声应道："我听您的。"遂用还少丹方为主加减。方药：熟地黄 24g，当归 18g，杜仲、续断、巴戟肉各 24g，山萸肉、肉苁蓉、茯苓各 18g，怀牛膝、枸杞子、山药各 18g，菟丝子 30g，益智仁 15g，炙甘草 6g，粳米 15g，5 剂。头煎冷水浸泡半小时，1 剂药文火缓煎 3 次，药汁混合一处，早、晚饭后半小时各温服 1 次，1 日半服 1 剂。四煎药渣宽水煎开后适温泡足。

此方主要作用为补益肝肾精血，以恢复因为利尿太过而伤及的肾元，防止以后腰酸背痛、性功能早衰等不良影响，并可减少尿结石的复生。个人经验，仅作梳理。

按语：本患者年轻，身无他疾，就是单纯的尿结石。故用药省却旁顾，直接以较大剂量的清热利尿排石药物不间断频服，共服药 24 剂，大小结石排出。再服 5 剂补肾益精之药，是为修复因为利尿太过而损及的肾根元气。这也属于"治未病"之法，预防性保护肾气不受损伤。经过数十年观察，结石排出后续服补肾药的，首先是可以减少结石的复生，其次是身体、精力恢复较快，故而大多数患者都乐意接受。

若属体质较弱或脾肾本来不足的，用药就要谨慎，包括利尿药使用时需要审慎外，同时还要兼顾脾胃。如有其他兼夹病症的，也要加以兼顾。肾功能有问题的患者，最好不要用利尿排石的汤药，以防肾功能进一步受到损害，而出现更大问题。肾常不足，故不宜过度泄之，清热利尿太过就有泄肾气的所谓"副作用"。因而即使年轻人患结石，待结石排出后，亦需要及时补养，修复因为利尿过度而损耗的肾真，以防过早出现肾虚腰痛，可减少结石的再度形成。个人做法，经验之谈，有待进一步观察验证。

27. 结石术后，三处漏尿

廖某，男，76岁。2013年4月19日首诊。自诉："我是膀胱结石，手术后改道带尿袋，起初7天换1次尿袋，但还是尿袋处、伤口、小便三处漏尿，这还是小事，尿不出来时，憋得我小肚子连腰都胀痛得忍不住。转到三级医院，说是不能再次手术，让我来找中医看看。您可要给我想想办法，我这胀痛真生不如死啊！"视其年近八旬，身板倒还算不弱，面色、舌质、舌苔都和常人无异，行走、言谈犹如壮年。切其脉，颇显沉弦微涩之象。辨证应属肾气不足，膀胱气化乏力。暂以滋肾而助膀胱气化之法，方用八正散合六味地黄汤加减。方药：生地黄18g，牡丹皮、泽泻、赤茯苓各15g，车前子24g，木通、萹蓄、滑石、栀子各12g，沉香、橘核、琥珀、甘草梢各9g，3剂。1剂药煎2次，早、晚空腹各温服1次。三煎药渣宽水，煎开后适温泡足。尽量保持心情平和，饮食温和，勿食煎炙厚味及辛辣之物，注意保暖，谨防感冒。

此方滋肾利尿，加以化气止痛。因为此种情况首遇，我也只能是见症治症。效果如何，只有患者服下方知。用药依据，也只是参考治疗各种淋证的经验，结合廖某的症状而定。

7月20日二诊。自诉："您的药服下管了3个月，基本未再小腹腰背胀痛，心情也好多了。前天下午又开始胀痛，夜里睡不着觉，饭也不想吃，忍了一天不行，因而再来麻烦您。"观察患者的各方面情况，与首诊时相比并无明显变化，便嘱咐他原方续服3剂，不适再来诊治。

按语：这是一个没有完结的病案。过了不到2个月，患者复来求诊，言其复发时和原先症状相似，就是后来消化力渐弱，感觉走路无力。遂将原方加党参、黄芪各 24g，白术、山药各 15g，陈皮、砂仁各 9g，续服 3 剂。后来不到 1 个月又疼痛复作，仅食欲、食量恢复正常，气短感到好些。但是，服 3 剂药管不了 20 天，疼痛又作。每次小腹憋胀疼痛都是因为尿不能排出，只是三处浸淫滴沥。多次要求他再到三级医院检查，患者言道："去几次啦，他们说也没有好办法。"就这样已经 3 年过去了，患者只要尿不出来，小腹即憋胀疼痛等症复发，仍来开药。病情时好时坏，身体虽无较大变化，但是三处漏尿依然，小腹、腰背说痛就痛，他的心情也越来越差。哎！我也没有更好的方法，只有见症治症。眼看着这个老头儿受罪，却无能耐治愈他的伤痛。内疚、惭愧、无奈，我也常常自责，可又有何用呢！个案收入，留下思索。

引起腰腿痛的病症很多，大致分为两大类，一类基本属于肢体关节部分，如风湿痹痛、扭挫伤痛、陈伤作痛、腰肌劳损、腰椎间盘突出等；一类则属于内脏某些疾病如石淋（尿结石）、肾囊肿，有些疮疡如"搭背"、肾痨（肾结核）、肾菌（肾癌）及妇女行经时腰腹痛等。当然，这只是临证较为常见的部分病症引起的腰腿痛，若细分还有很多。对于某些内脏疾病引起的腰腿痛，本节未予涉及。以上所选入的近几年治验案例，主要属于肢体关节及肾虚、石淋等部分病症引起的腰腿痛。至于有些"大病"引起的腰腿痛，因为没有中药治疗的完整病案，故本节未予涉及。

28. 肠胃燥热，大便秘结

张某，男，33 岁。2011 年 11 月 20 日首诊。自诉："胃里总是感到燥热，饮水比别人多几倍，大便还是经常秘结，有时还划破直肠大便带血。在三级医院检查啥都正常，就是便秘老治不好。我自己常用黄连、大黄泡水喝，量小了服下没反应，量大了倒是起作用，但是肚子疼得难受。就这样已经有四五年了，我害怕时间长了得直肠癌！您是老中医，肯定有办法治好。"刻诊：小伙子看起来很健壮，性格也很开朗，自己说便秘如此严重，可外表还真看不出有病征象。视其面色红润，唇色暗红，舌质深红，舌苔薄黄乏津；切其脉，滑实有力。问他平素生活习惯如何？张某回言："能吃能喝，消化力很好，特别喜欢吃肉类，烧烤更好，遇到清淡的就没胃口，饮酒量不大，一日两餐各半斤，熬夜是常事，不喜欢运动。"我边听边笑道："小伙子，你这便秘可是生活习惯不好造成的，现在不注意，还会吃出大毛病，你就不怕'三高'、脂肪肝、糖尿病？"患者笑言道："有那么严重吗？""防微杜渐啊！不能病来了再警觉，那时就晚啦。"患者沉思了许久，最后言道："还是听老先生的，您说咋办就咋办。""好！要想治好便秘，并且为了你的身体今后少得病，首先少熬夜，少饮酒，少吃煎炙厚味，饮食以五谷蔬菜为主，其余作为搭配，适当增加运动量，你的身体就会更健康。"病因已明，患者也愿意配合，就以荡涤肠胃积热、泻下通便为大法，方用大承气汤为主加味。处方：大黄（后下）15g，芒硝（冲服）12g，枳实、厚朴各15g，生何首乌30g，郁李仁15g，胡麻仁30g，当归18g，生地黄、玉竹各30g，3剂。冷水浸泡10分钟，煎10分钟，1剂药煎2次，早、晚食远各温服1次。嘱咐如上所述，尽剂再诊。

大承气汤泻热攻实，原治阳明腑证，阳邪入里，胃实便秘，三焦大热，痞满燥实等症。加生何首乌、郁李仁、胡麻仁、当归、生地黄、玉竹6味，以滋养阴血津液，防其泻后津液不足，迅疾反弹肠燥便秘。患者若能改变生活习惯，以配合治疗，寄希在较短时间内治愈此患。

11月25日二诊。自诉："泻得不算厉害，但大便已经顺畅，肚子里感到轻松多了。"复切其脉，滑实之象未见明显势衰，遂将上方生何首乌加至60g，另用番泻叶6g泡水饮，续服3剂。

11月29日三诊。自诉："这次泻得可以了，一天上厕所二三次，感觉饿得也快了。再配制1料丸药慢慢吃，巩固下疗效就行了。"嘱其用二诊方去番泻叶，取5剂，共为细末，炼蜜为丸绿豆大。每服9～15g，日服2～3次，蜂蜜水送服。养成良好饮食习惯，并加以适当运动，应该可以治愈数年之久的肠燥便秘。

后来张某便秘偶犯，多为过多饮酒，或是嘴馋复食烧烤类煎炙厚味，致使便燥秘结又作。不严重时用番泻叶适量泡水饮即通便，严重时复用二诊时方煎服，亦不过3剂即可大便顺畅。接服丸药，加以饮食注意，便可维持较长时间大便顺畅。未能根治的原因还是与生活习惯有关。

按语：身体无其他疾病，而出现较为严重的便秘，多为饮食失度、嗜食煎炙厚味或饮酒过量等原因造成。药物治疗可以速效，当时治愈，若欲治愈后减少复发，还要从致病原因上着眼。致病原因不除，岂能根除宿疾？譬如本例便秘，身体健壮无恙，就是因为嗜食煎炙厚味，导致肠胃积热便秘，故用攻实泻下之药直达病所，直捣其邪实，即泻下通便，药到病轻，再服通畅。但犯嘴馋，旧疾难免复作。可见有些病全靠药物治愈，而自己却不遵医嘱，只图满足一时口福之快，欲其病愈不再复发，则往往事与愿违。

29. 胃热便秘，头痛牙痛

刘某，女，57岁。2010年3月2日首诊。自诉："我的火气太大，便秘尿黄，头痛烦渴，有很多年了，经过多处检查，都没有查出身体有啥异常。治过的医生也不少，大多说是胃火过旺，可咋治疗也只能只管一时，不久又开始大便干燥，解时困难，同时头痛面赤，牙龈红肿，口渴喜饮凉水，甚至牙缝出血，眼睛红肿，小便黄短涩痛，心烦不宁。我不喝酒，也不敢吃辛辣的，饮食上特别注意，可是火气还是这么旺。"刻诊：观其形体不虚，听其说话声音洪亮，面色红润，舌质深红，舌苔薄黄乏津，牙龈略显红肿；切其脉，中、沉取滑数有力。辨证：三焦火旺，热结肠胃。治法：清热泻火，荡涤通便。方用大承气汤合玉女煎加减。处方：大黄（后下）15g，芒硝（冲服）12g，枳壳、厚朴各15g，生石膏（先煎）90g，生地黄、麦冬各30g，川牛膝18g，黄连、栀子、连翘、牡丹皮各9g，生甘草6g，3剂。水煎温服。四煎药渣宽水，煎开后适温泡足，以助引热下行。饮食继续保持清淡，心情尽量平和。

大承气汤泻热通便，以治胃实便秘、三焦大热等症；玉女煎清泻胃火实热，而治胃火伤阴、头痛牙痛、烦热口渴等症；加黄连、栀子、连翘、牡丹皮、生甘草，以助清泻三焦实火、凉血解毒之功。用治素体不虚，三焦火旺，热结肠胃之便秘等症，亦属攻法之用。体实热盛之人，治法与上例相近，但此例三焦火旺突出，故所加之味不同。

3月9日二诊。自诉："服药有效，这几天上、中、下都感到舒服了许多，就怕管不了多久，又会老样。"视其舌质深红略退，舌苔依然薄黄，但已略显津润，牙龈红肿已消；复切其脉，滑数之势略退。问她大小便是否已经顺畅？答道："大便只能说是不硬结了，小便还是淡黄，涩痛感觉已除，心烦口渴大有好转。"看来刘某确实素体热盛，年龄已近六旬，对于泻火攻实之剂，尚有如此耐受之力。嘱其原方续服3剂，尽剂再诊。

3月15日三诊。自诉："大小便已经正常，胃里燥热也轻多了，不再老饮冷水而不止渴。若能加点治头痛的药，配制成丸药继续吃，能不能少犯胃火毛病？"观其舌质、舌苔已近常人，脉象尚显滑数。患者要求颇合情理，吃药多年，搁谁不烦！遂将上方加入蔓荆子、藁本、薄荷各15g，取5剂，共为细末，炼蜜为丸绿豆大。每服9g，日服2次，用生何首乌30g煎水，加蜂蜜适量送服。如感效果满意，即可不再续服汤药；若疗效欠佳，一可适当加量，二可用大黄泡水送服丸药，都可提高丸药功效。

按语：此案胃火之甚，时日之久，清泻之难，实属不为多见。后来汤丸并进，方能基本控制，但还是不能痊愈。尤其是在更换季节时，每年都复发几次。到了60岁以后，其热盛之势方见渐衰，头痛目赤、牙龈红肿、胃燥烦渴、便秘溺赤等症，方复发次数减少，程度减轻，身体比以往还好。干农活、做家务，比一般同性别、同龄人效率都高。据她所述，自幼都是个急性子，做事不喜欢拖沓。大概性急之人容易"上火"，或者禀赋就是"火底子"。不然，她既不饮酒、又不吃辛辣上火之物，缘何吃那么多泻火药，却只能只管一时？像大承气汤这样泻下攻实的首选第一名方，合并玉女煎以清泻胃腑实火，又加黄连、栀子、连翘、牡丹皮、生甘草这些性寒泻火之味，剂量中上偏重，连服3剂方能二便基本顺畅，诸症略有减轻。可见她素体三焦火旺、胃肠积热之甚。

30. 经血量少，便秘生斑

李某，女，40岁。2011年5月5日首诊。自诉："从35岁开始经血量偏少，色暗有块，经期偶感头痛心烦，胸前郁闷，两胁不舒，睡眠不实，大便秘结，颜面生斑。西医说我是'内分泌失调'，中医诊断为肝气郁结，吃药、外敷，效果都不显著。月经量继续偏少，气色还是差，大便仍然秘结。可能是精神压力的影响，睡眠也越来越不好，精力已不如以往。"刻诊：观其形体偏瘦，面色枯糙有暗斑，精神正常；闻其说话声音及叙述病情经过时，可知其性情较为急躁。舌质偏于淡红而暗，舌苔薄黄乏津；切其脉，沉细微数。

综合所见，经血量少、大便秘结、面生暗斑、心烦、夜寐不实等症，应属于阴血不足，肠燥便秘，偶感头痛胁满，则兼有肝气不舒，故表现出性情略显急躁。治宜养阴益血、润肠通便、舒郁宁神，方用归脾汤为主加减。处方：炙黄芪24g，当归身、熟地黄、制何首乌、黑芝麻各18g，郁李仁12g，胡麻仁18g，酒大黄（后下）9g，醋炒柴胡、醋炒香附各9g，龙眼肉、炒酸枣仁、茯神各15g，大枣5枚，炙甘草6g，6剂。头煎冷水浸泡半小时，1剂药文火缓煎3次，药汁混合一处，早、晚饭后半小时各温服1次，1日半服1剂。尽量保持心情平和，切勿熬夜，饮食温和，勿食辛辣干燥及寒凉之物。如服药期间感冒发热，需要立即停药，待感冒治愈后再服。四煎药渣宽水，煎开后取少量清澈液洗面部，其余适温泡足。

归脾汤功能滋养心脾，而治心脾两伤，经血失调，失眠健忘等症；去人参、白术、远志、木香，加熟地黄、制何首乌、黑芝麻，以增强滋阴养血之功；加二仁、酒大黄，以润肠通便；加醋制柴胡、香附，以疏肝解郁，用于阴血不足肠燥便秘、两胁郁闷、睡眠不实、面生暗斑等症，以图养血为主，综合治疗，寄希便秘治愈，诸症亦除。

5 月 15 日二诊。自诉："服药过半时，大便已基本顺畅，睡眠也有改善，6 剂药尽剂，心情亦感觉安稳了许多。月经大概还有 5 天左右要来，再开 3 剂服后，看这次经期情况如何，以后再说。"视其面色略显微润，舌质略泽，舌苔依然薄黄，但已略显润泽；复切其脉，稍转细匀。用药已经对证，可以按患者要求，原方续服 3 剂，"以后再说"。服用法及注意仍同首诊时所嘱。

6 月 28 日三诊。自诉："这次经期 5 天结束，血量比以前稍多，大便一直正常，头痛、胁闷未再出现，睡眠继续改善，面部暗斑也在变淡，服药效果很好。"视其面色已见微润，暗斑变浅，舌质微红，苔薄淡黄津润；再切其脉，原先细数之象转为细缓略显有力。嘱其上方去大枣，取 5 剂，共为细末，炼蜜为丸绿豆大。每服 9g，日服 2 次，用大枣 3～5 枚，煎汤送服。如能巩固疗效，病情不再明显反弹，即可用丸药继续调理，可以省却煎药费时之烦。患者欣然接受。后来李某隔三五个月或半年一年，复来服汤药调治数日，肠燥便秘等症未再明显反弹，面斑已退，睡眠、精神正常。

按语：在 40 岁左右的女性中，像李某这样经血量少、大便秘结、睡眠不实、面生暗斑、精神欠佳的患者为数不少。大多都与精神压力偏大，忽略自我调养，或饮食偏于辛辣等，时日延久所致。治疗这样的便秘，首先应该滋养阴血，其次润燥通便。其他兼症，则对症加药，虽然不过分强调君臣佐使，但也要标本兼治，缓急有序。若只是见症治症，缺乏整体观念，则多会此愈彼甚，难以根本治愈，甚至越治越乱者，亦不乏其人。本例经血量少、便秘生斑患者，选用归脾汤为主，加以滋养阴血、润肠通便等味，除便秘治愈外，同时经血量少、面生暗斑、睡眠不实、精力不足等症一并治愈，这即是审证求因、标本兼治的结果。

本案的提示是：无论医者、患者，都要少点"急功近利"的念头，静下心来针对病因调治。作为患者，还要认真配合治疗，勿忘医嘱。能够如此，很多所谓疑难杂病，都能找到"头绪"，因人、因病、因症、因时针对性选方用药，循序渐进地治愈。治复杂的病不能"急"，急则必"乱"，乱则如"水里按葫芦，按下这头翘那头"，甚至将本来容易治愈的毛病，反而治成日久缠绵难愈，真成了"疑难杂症"。经验之谈，至诚提示。

31. 气血不足，津虚便秘

徐某，女，70岁。2012年5月20日首诊。自诉："我没大毛病，就是便秘时间太长了。50岁前身体一般，绝经后就开始大便困难，蹲下去十几分钟还解不下来，有时候还3天不解大便，右下腹胀痛。解便完了站起来，感觉头晕心慌腿软。吃东西很注意，饮食非常清淡，每天喝水也不少，吃香蕉、喝黑芝麻糊、蜂蜜水等润肠，还吃过不少中药，都有一定效果，但吃久了又没作用。西医检查说是'习惯性便秘'，其他都还正常。"诊视：视其古稀之人，精气神还算可以。观其面色萎黄，失于润泽，舌质偏淡乏泽，舌苔淡黄而薄，津液不足；切其脉，细弱微涩之象。据其所述绝经之后开始解便困难，甚至便秘至3天不解，时感头晕气短等症，就其年龄、病程及当前舌脉表现而言，辨证应属气血不足，津乏肠燥，气虚无力送便所致。治法当以补益气血、润肠通便，方用当归补血汤加味。处方：炙黄芪30g，当归身、熟地黄、制何首乌、肉苁蓉各15g，郁李仁9g，胡麻仁15g，黄精、玉竹各18g，枳壳、木香、炙甘草各6g，大枣5枚，5剂。头煎冷水浸泡半小时，1剂药文火缓煎3次，药汁混合一处，早、晚食远各温服1次，1日半服1剂。四煎药渣宽水，煎开后适温泡足。饮食继续保持温和而有营养，不吃辛辣干燥之物。心情平和，注意保暖。

当归补血汤补气生血，以治气血不足，面无华色、气短乏力等症；加入熟地黄、制何首乌、肉苁蓉、黄精、玉竹、二仁，以其多脂滋养精液、益阴补血、润肠通便之功，以助补益气血之剂而滋养阴血津液之不足；加枳壳、木香少量，以调气畅中，而使大便易行；加炙甘草者，以补三焦元气，而协和诸药；加大枣以养荣卫，而和颜悦色，亦能调和百药。用于老年气血不足，津液亏乏，便秘日久，面色萎黄等症，常获显效。

5月31日二诊。自诉："服药后又观察了几天，大便已基本顺畅，精神精力也有一定改善，疗效满意。"视其面色略显微润，舌质微泽，舌苔依然薄黄，但已见津润；复切其脉，细缓而匀，涩弱之象已不明显。上方加人参12g益气养元，续服5剂，服用法同首诊。5剂药服后观察一段时间，如能大便一日一解，解时顺畅，身无其他不适，即可暂停服用汤药。便秘若再反弹，及时来诊。

2013年3月13日三诊。自诉："自从服您的药之后，近十个月除大便基本顺畅外，身体各方面也都很好，可是春节过后，也不知道是饮食上忽略了注意，还是春天本来就容易复发旧疾，这几天解便又有些秘结，虽然比以往较轻，但我生怕回到原来的状况，故再来麻烦您看看。"视其面色、精神都算正常；舌质微红，舌苔还是薄黄津润；复切其脉，依然是细缓而匀，未见明显反常。患者所说的两个原因不无道理。况且便秘病程长达 20 年之久，遇到某些诱因，极有可能旧疾复作。嘱其将去年原方续服 5 剂作汤药煎服，另取 5 剂做蜜丸。待汤药尽剂，续服丸药，每服 6～9g，日服 2 次，用淡蜂蜜水送服。寄希巩固疗效，减少复发。到写稿时止（2016 年 12 月 6 日），3 年旧疾未再明显复发，徐某还介绍来不少中老年所谓习惯性便秘患者来诊，只要认真辨证，对证用药，都能基本治愈。

按语：治疗中老年人便秘或习惯性便秘，尤其是体弱兼有慢性病的患者，切不可轻易使用攻伐之剂，而取快于一时。必须审证求因，因人制宜，对证用药，方能有效治愈。如本例患者，年已七旬，便秘时间长达 20 载，且面色萎黄乏泽，舌质暗淡，脉来细涩，已显露出气血津液不足之象。若欲图一时之快，而妄施以推荡泻下之味，岂不是气血津液更亏！虽然当下快慰，而便秘越发难治矣。故选方用药，始终以益气养血、滋液润肠为要，用当归补血汤补气生血，加入熟地黄、制何首乌、肉苁蓉、玉竹、胡麻仁等味，以滋养阴血润肠，少用枳壳、木香以调气畅中，而使大便易行。方中虽无泻下之药，却能使大便易行而顺畅，且气血津液渐充，头晕腿软等症同时消除。补虚不留邪，攻实不伤正，病去而身安，方为上善之法。舍此而见症治症，此患治愈，彼病又起，如此只堪称中下之策。若小恙治成大患，轻病治成顽疾，则有辱医名也。

常见便秘或解便不顺畅的，大致分为三类：较为多见的是素体肠胃积热，复因嗜食煎炙厚味，饮酒过多，活动量偏少所致；还有中老年精血不足，或习惯性便秘日久，反复使用通便泻下药物，以致津液不足，而致解便艰难，量少而费时；第三类就是某些慢性病，如肺痨、肝病、骨折久躺床上、妇女血热崩漏等疾患，以致津血亏乏，不能润养肠壁，加之正虚无力送便等因素，致使解便艰难或干涩的，亦不为少数。以上仅为临证较为常见的便秘，还有不为常见的便秘，本节不予纳入。总之，在治疗便秘时，必须辨别清楚病因，针对性用药，同时还要顾及正气，特别是中老年及体弱患者，尤须审慎。

32. 寒痰滞肺，胸痞咳逆

刘某，女，65 岁。2011 年 3 月 6 日首诊。自诉："7 天前因为干农活热了脱衣服受凉，当天晚间即发热畏寒，胸前痞闷，咽痒咳嗽，输液 5 天，发热已退，但咳嗽症状未减，反而胸痞加重，咳吐清稀凉痰增多，时而欲呕。我每年在初春及秋凉时，稍有不慎，便会感冒咳嗽，弄不好初春咳至初夏，秋凉咳至隆冬，严重时还有咳逆喘息的症状。也有人说是'顽固性咳嗽'，完全治愈很难。"刻诊：视其形体偏胖，面色㿠白乏泽，略显晦暗，舌质淡腻，舌苔白滑；听其说话声音重浊，气道失于顺畅；切其脉，浮滑微迟之象。辨证：寒痰滞肺，气道失畅。治宜温化寒痰，宣肺止咳，方用二陈汤合三子养亲汤加味。处方：姜半夏9g，陈皮12g，茯苓15g，苏子、莱菔子、白芥子、厚朴、枳壳各12g，炙款冬花、炙紫菀各18g，杏仁、前胡各9g，甘草6g，生姜5片，3剂。1剂药煎3次，药汁混合一处，早、中、晚饭后1小时各温服1次。四煎药渣宽水，煎开后适温泡足。饮食需要温暖，不可饮酒，远离一切寒凉之物。注意保暖，谨防重复感冒，劳逸适度。

二陈汤燥湿化痰，用治湿痰壅滞，胸痞膈闷、时欲呕吐等症；三子养亲汤祛痰平喘，用治老人气实痰盛，喘满懒食等症；加厚朴、枳壳、前胡、杏仁以宽胸降逆、宣肺止咳；炙款冬花、紫菀温肺止咳；生姜温中降逆，合而用治寒痰滞肺，咳嗽胸痞等症，是为临证常用经验方。

3月10日二诊。自诉："3剂药服后，胸痞咳嗽明显减轻，清稀痰减少，感觉已经舒服许多。"复诊其舌脉，除白滑舌苔略退外，余无明显变化。嘱其上方续服3剂，煎服法及注意同首诊。后在路上偶遇刘某，言其咳嗽已基本治愈，干农活、做家务等，已无影响。

按语：刘某虽然每年春秋两季稍不注意就感冒咳嗽，但总为受寒引起。此次初春感冒，依然是风寒诱发，寒痰滞肺，肺失宣畅所致胸痞咳嗽、咳吐清稀之痰，故用二陈、三子相合，复加宽胸降逆、温肺止咳的前胡、杏仁、枳壳、厚朴、炙款冬花等品，3剂药见效，6剂基本治愈季节性咳嗽。类似病案，可谓司空见惯，多不胜数，其中不能较快治愈的原因大多是未能对证用药。治愈后到一定季节又复发的亦为数不少。欲其治愈后不再明显复发，除对证治疗外，还需自我调养好，首先就是注意避免外感风寒，饮食勿进寒凉，能够在发病前预防性服药调理，有望减少复发。此方仅适用于寒痰滞肺咳嗽，若属肺热干咳、咽干胸燥的肺热咳嗽，此方断不可用。因为药性悖证，用温燥药物以治肺热干咳，乃是火上添薪，肺热干咳必然愈甚。

33. 热伤肺阴，干咳咽痛

姚某，男，39岁。2013年9月3日首诊。自诉："半月前感冒发热伴咳嗽，在小诊所打针 5 天身热退，但咳嗽未能减轻，反而咽干胸燥，干咳少痰，三四天后咳甚时吐出少量黄痰带有血丝，胸前燥热微痛，到三级医院做 CT 检查，除右肺纹理略显增强外，余无异常。当肺炎治，又输液、吃药 10 天，再复查说已经正常。但胸燥微痛、咽痛干咳及痰中带血依然未除，饮食乏味，食量减少，全身皮肤干糙，急着要做事，但是全身乏力。"视其面色暗红，肤色干糙，舌质及咽喉周围略显深红，舌苔薄黄乏津；闻其说话声音干燥沙哑；切其脉，细数之象；问其饮食习惯如何？患者言道："干体力活，常常饮酒解乏，这次感冒前几小时还喝了几两酒，中间也饮过几次白酒，心想吃不下饭喝点酒，不然身体更没力气。平时也常喝酒、抽烟，更喜欢吃辛辣的。"

由上可见，极有可能姚某平素即是肺胃积热，感冒前后又饮酒数次，其肺炎治疗 20 天不愈，且伴痰少色黄、咳甚痰中带血、面色暗红干糙、舌质及咽喉周围深红、脉来细数等，所见乃是一派肺阴耗伤、阴虚火旺之象，应与饮酒及喜食辛辣等上火之物有关。治宜清肺润燥，凉血止咳。方用沙参麦冬汤为主加减。处方：沙参、麦冬、玉竹各 24g，霜桑叶、瓜蒌皮、牡丹皮、桔梗、黄芩各 15g，川贝母 9g（研为细末，分 3 次吞服，药汤调服），炙桑白皮、炙枇杷叶各 24g，白及、仙鹤草各 15g，生甘草 6g，3 剂。1 剂药水煎 2 次，头煎用冷水浸泡 20 分钟，煎开后小火再煎 15 分钟，熄火焖 5 分钟，饭后半小时温服，1 日 1 剂。三煎药渣宽水，煎开后适温泡足。饮食一定要清淡，戒掉烟酒，注意保暖，谨防反复感冒，需要劳逸适度。

沙参麦冬汤功能滋肺润燥，主治秋燥伤肺，温热耗阴，肺热久咳，或吐黄痰，或咽痛咯血等症；去生扁豆、天花粉，加入瓜蒌皮、桔梗、黄芩、川贝母、炙桑白皮、白及、牡丹皮等味，以增强清热润肺、化痰止咳、凉血止血之功，用治热伤肺阴，干咳咽痛、胸燥咯血等症，乃为常用有效之方。

9 月 7 日二诊。自诉："咽燥干咳、胸痛已减轻大半，咯血已止。这几天可没有抽烟饮酒，饮食也很清淡，看我穿的比您还厚，这以后可要注意了。"视其面色暗红稍退，略显微润，舌质及咽喉周围深红略淡，舌苔依然薄黄，但已略显津润；复切其脉，略见细缓；闻其说话声音，干涩沙哑已轻。方药对证，续服 3 剂，服用法及注意同首诊。

9 月 12 日三诊。自诉："自我感觉已经正常，再服原方巩固下，我也急着要出门做事，您看烟酒何时可以解禁？"复诊其舌脉，已与常人相近，声音已不再沙哑，精神也已明显振作，可以原方再服 3 剂以巩固疗效。但烟酒及辛辣之物还是要谨慎点为好。

按语：姚某原本有吸烟饮酒习惯，加之喜食辛辣之物，肺胃素热可知，复因感冒发热前后又饮酒数次，故而治疗半月余咳嗽不能痊愈。素热之体，肺阴本来不足，加之感冒前后又饮酒、嗜食辛辣，岂不是"火上浇油"，其热愈甚！故体表之热虽退，而里热依然偏盛，故而胸燥干咳不止，反加黄痰带血。此时若不戒掉烟酒，忌食辛辣之物，即使用药对证，恐怕也难奏效。本来属于常见燥热伤肺病症，倘若用药再有失误，或者病人不遵医嘱，病情不免继续缠绵，日久肺部会出现何种疾病？起码会比肺炎严重！

34. 肺虚咳嗽，缠绵日久

张某，女，67岁。2012年11月1日首诊。自诉："自从年轻时反复淋雨、冷浴，饮食寒凉，三伏天睡地上，等等，造成咳嗽屡治不愈已有多年。后到多家大医院检查过，都说没啥大问题，可就是老治不好。中医、西医都治过，都好不了多久，不明原因的又复发。特别是劳累过度、天气变化、受凉受热、灰尘或油烟熏呛都会引起咳嗽。痰不多、色白，偶感胸前痞闷，心慌气短，全身无力。而且随着年龄增大，复发的次数也越加频繁。曾多次试用小单方治，或者索性不治抗一抗，结果是病情愈重，花钱更多，身体更差。"刻诊：视其形体薄弱，面色㿠白，舌质偏淡，舌苔薄白津润；闻其声音，明显气息不畅；切其脉，细弱无力。辨证：脾肺气虚。治法：益气止咳。方用温肺汤为主加减。人参12g，茯苓、钟乳石、海浮石各15g，橘红12g，甘草9g，桔梗、川贝母（研为细末，分3次汤药调服）各12g，炙款冬花、炙紫菀各18g，五味子3g，干姜6g，大枣5枚，3剂。头煎冷水浸泡半小时，1剂药煎3次，药汁混合一处，早、中、晚饭后半小时各温服1次。四煎药渣宽水，煎开后适温泡足。饮食一定要温和，远离寒凉及荤腥油腻之物。注意保暖，谨防感冒。尽量回避粉尘及油烟熏呛。

此方取自温肺汤，去半夏之温燥、木香之行气，保留人参、茯苓、橘红、钟乳石、甘草，以益气温肺、宽胸化痰；另加海浮石、桔梗、川贝母、炙款冬花、炙紫菀、五味子、干姜、大枣8味，以增强温肺止咳之功。用治与张某相近患者咳嗽日久之脾肺虚寒证，疗效较为稳妥。若能因人对证加减，其效更良。若属气虚感受风寒，表邪未解，虽似寒咳吐痰清稀的，此方不可轻用，以防"引贼入室"，滞留寒邪，反致肺气失宣，咳嗽难愈。

11月7日二诊。自诉："服药已经见效，胸闷气短咳嗽减轻，精神也就随之好些。您交代的我都很注意，争取今年冬天舒坦一点。"复诊其舌脉，未见有明显变化，可能是病程较久所致。药味不动，原方续服 5 剂再诊。

11 月 17 日三诊。自诉："现在胸闷气短咳嗽已消除八成，自己感觉已基本正常，比以往冬天好得多。再服几剂不想吃了，等明年春天看看咋样？症状不严重就扛过去，不行再来麻烦您。"见其面色微润，隐隐微红，舌质淡红，舌苔薄黄津润；脉来细缓，略显有力；闻其说话声音，气道已显顺畅，病情有明显向愈之征。但是患者不愿长时间服药，医者也不能勉强。便嘱其上方续服 5 剂，服用法及注意仍同首诊。

按语：如张某一样，每到秋冬季来临时，即开始咳嗽，拍胸片等检查肺部无异常，但咳嗽屡治不愈者较多。病程如果日久，也有不少兼有其他疾病的，治疗起来就更难。张某幸无其他兼夹疾病，仅是脾肺气虚，偶感气短乏力，不耐寒凉等症，故用温肺汤加减，以温肺益气止咳。后来每于秋凉时，连续 3 年提前调治，至第 4 年，老咳嗽病总算基本治愈，以后未再明显反弹。然而不能坚持治疗的，往往 10 年以上每逢秋冬季便咳嗽，虽不为多，但偶亦有之。

本患者的咳嗽毛病，一是病程长；二是年龄偏大；三是自感气短乏力，且屡治不愈，面色㿠白，舌质偏淡，脉来细弱，其肺气虚寒的征象已赫然眼前。故以益气温肺、止咳平喘的温肺汤为主，再加以祛痰止咳之味，方得对证有效，服药十余剂，咳嗽方能平息。至翌年秋末冬初，又连续调治 2 年，虽然是多年咳嗽，终得基本治愈。

35. 老年咳喘，痰涎壅盛

赵某，男，77 岁。2011 年 4 月 7 日首诊。自诉："我的身体还算可以，现在还干些农活，也不觉得很累。就是咳喘病已 20 年以上，发作时不分春夏秋冬，无论受热、受凉，或饮食荤腥油腻及寒冷之物，便出现胸脘痞闷，痰涎增多，咳喘不止，有时用氨茶碱也不起作用，睡觉不能平躺，背部畏寒，腰腿强滞，饮食乏味，肢体乏力。三级医院检查，除确诊为'支气管哮喘'外，余无异常。这次复发已有大半月时间，门诊、住院，吃药打针，咳喘都未减轻，别人介绍来诊。"刻诊：视其形体尚健，面色略显暗灰，候诊不久，即吐出不少痰涎；舌质淡腻，齿痕明显，舌苔白厚滑腻，切其脉，滑迟兼弦之象；闻其说话声音，气道明显被痰涎壅堵，滞涩不畅。辨证：痰涎壅盛，肺失宣降。治法：温肺化痰，止咳平喘。方用小青龙汤为主加减。处方：炙麻黄、桂枝各 9g，细辛 6g，干姜、姜半夏各 9g，五味子 6g，茯苓 24g，橘红、杏仁各 12g，钟乳石 18g，厚朴 12g，甘草 9g，3 剂。1 剂药煎 3 次，药汁混合一处，早、晚饭后半小时各温服 1 次。3 剂药渣宽水再煎，煎开后适温泡足。不可饮酒，饮食以温和为要，一切荤腥油腻及寒凉之物皆宜忌之。注意保暖，谨防感冒，劳逸适度。

小青龙汤功能行水发汗，止咳平喘，用治伤寒表不解，心下有水气，干呕而咳，或腹满而喘等症。今用于无表证而痰涎壅盛，苔白腻、脉滑迟的寒痰壅盛咳喘，故去白芍之酸敛，加茯苓渗湿利水，橘红以行滞化痰，杏仁宣肺平喘，钟乳石温肺肾，厚朴宽胸降逆，以治老年痰涎壅盛、肺寒咳喘之患，寄希切中病机，以平咳喘。

4 月 13 日二诊。自诉："呕吐痰涎已少，胸闷咳喘减轻，服药已有效果。您把药量开重点，我身体扛得住。"复诊其舌脉，未见有明显转机，遂将上方的姜半夏量加至 12g，茯苓、钟乳石各加至 30g，杏仁、厚朴各加至 15g，以增强温肺祛痰、止咳平喘之功。续服 3 剂，服用法及注意同首诊。

4 月 18 日三诊。自诉："这两天可以平躺睡觉了，痰涎继续减少，胸闷咳喘已基本平息，按我以往的情况，又可以干些农活了。"视其面色晦暗已显微泽，舌质、舌苔及齿痕尚无明显变化，脉来略显缓滑。服药 6 剂，只能算是用药对证，病情已有减轻，欲其治愈，尚需时日。耐心劝说患者，最好再坚持治疗一段时间，赵某勉强同意续服 3 剂。

时至当年 11 月 5 日，赵某因为外感风寒，咳喘又作，其脉象症状仍与春季时相似，首诊时方药略作加减，又服药 9 剂平息。如此已有 5 年，咳喘甚时来治，症状平息放下，幸亏他的身体无其他兼夹疾病，只要咳喘平息，自以为就算病愈。这也是许多患者的习惯，医者也无法强求。

按语：此例痰涎壅盛咳喘，病程长达 20 年以上，不分季节复发，但与外受寒凉及饮食荤腥油腻有关。每次复发，大多是胸脘痞闷，有时发热，有时不发热，接着先咳后喘，痰涎甚多。幸亏体质素健，正气不衰，因而未见明显心慌气短、下肢浮肿等症。首诊时舌淡苔白，脉象滑迟，痰涎壅盛，肺失清肃，所以吐出痰涎颇多，胸闷咳喘不息。选用小青龙汤加减，应属对证。此亦是个人常用于治疗咳喘日久，痰涎壅盛，偏于寒实证的治法经验。虽不能根治，但可以较快平息咳喘。体实寒甚者宜之，正虚夹热者慎服。

以上 4 例咳喘案例，只是众多咳嗽、哮喘的近期治验遴选。前书已有专述及相关医案，包括内外兼治的方药，都已将个人经验和盘托出。本卷篇幅所限，仅整理临证较为常见的咳嗽、哮喘案例 4 则，以作晚年小结。

肺为娇脏，其质清虚，主皮毛而开窍于鼻。故六淫风寒暑湿燥火的侵袭，或受油烟粉尘及有害气体的熏呛，以致畏风恶寒或发热咽干、咳呛喘逆等症的出现，尤其是天气忽冷忽热，以及异常气味的熏呛，即使是健康的人，也会立即感到不适，或咳嗽，或喷嚏，甚至胸脘憋闷，头痛脑胀，这都是肺先受之，从皮毛孔窍而入，娇脏清肃失常所致。故而治疗咳嗽、哮喘病症，切不可忽略防寒保暖、饮食温和、劳逸适度、心情平和等方面的自我养护。尤其是小儿正气不足，容易受到六淫的侵袭及饮食寒温失度的伤害，而致咳嗽或哮喘屡治屡犯，久治不愈。医者断病辨证须准，用药方能有效。患者能够配合，疗效方能巩固。医患两家，各有其责。

引起咳嗽的原因较多，常见的莫过于风寒暑湿燥火六淫所侵，如风寒束肺，畏寒胸痞、咳吐清稀痰涎等症，即习称"肺寒咳嗽"；或燥气伤阴，咽痛干咳，甚至咳吐黄痰带血，即俗称"火咳"，此二种咳嗽，临证较为多见。至于慢性病引起的咳嗽，则较为复杂，如肺痨（肺结核）、心悸（心脏病、肺气肿等）、肺痿（包括尘肺、肺不张）、肺癌等病亦可引起咳嗽，甚至喘息。

本节所整理的咳喘案例，未涉及大病或其他慢性病引起的咳嗽、喘息病症。所纳入的案例，都是较为常见的寒咳、火咳、痰嗽等病例。

36. 心脾两虚，失眠健忘

刘某，女，43 岁。2012 年 3 月 10 日首诊。自诉："严重失眠已有 5 年，近两年记忆力持续下降，现在甚至丢三落四，出门经常忘带钥匙，一句话没说完忘记下半句，已经成了常态。这样下去，以后岂不是痴呆？脑电图等多种检查，除'神经衰弱'外，没有别的病，门诊、住院、中医都治过，总是没有大的起色，好像病情还在加重。经血量少，经期错后，甚至 3 个月经血不至。耐力极差，总感疲劳乏力。"视其形体偏瘦，情绪微烦，面色萎黄，失于润泽，舌质偏淡，舌苔薄白，津液不足；切其脉，偏于沉细微弱。

综合所见，心脾两虚，气血不足，以致血不营心，心烦不寐。治宜益气养血，安神宁志。方用人参养荣汤合枕中丹加减。处方：人参、白术、茯神各 15g，炙黄芪 30g，当归、熟地黄、炙龟甲各 15g，炙五味子、桂心各 6g，龙齿 18g，远志、石菖蒲各 12g，炙甘草 9g，煨姜 15g，大枣 9 枚，6 剂。头煎冷水浸泡半小时，煎开后文火再加半小时，1 剂药煎 3 次，药汁混合一处，早、晚饭后半小时各温服 1 次，1 日半服 1 剂。补养之剂，缓服有利于运化吸收。四煎药渣宽水，煎开后适温泡足。尽量保持心情平和，饮食要有规律，更要温和而有营养，忌食寒凉及不易消化之物。注意保暖，谨防感冒。不可过于劳累及久睡久坐，多和亲友交流，适当增加运动量，如跳舞、郊游等。

人参养荣汤功能补气养血，用治体倦肌瘦、色枯气短、惊悸健忘等症；枕中丹补心肾、益神志、涩精气，而治心血不足，善忘恍惚等症。二方合用，以治刘某的心脾两虚，气血不足，失眠健忘、经血早枯等症，亦属常用经验方。

3 月 20 日二诊。自诉："服药后睡眠略有改善，以前一夜连 3 个小时都睡不着，而且还多梦惊惕，这几天夜间可以睡 5 个小时，惊梦也有减少，精神也随之感到舒坦。我决心坚持治疗 1 年，希望各方面都能恢复正常。"我笑言道："哪里要 1 年啊！只要你能遵医嘱，自我调养好，争取 3 个月达到目的。"复诊其舌脉，舌质略显微红，脉象无明显变化。上方加龙眼肉 15g，白莲子 30g，以增强养血安神之功。续服 6 剂，服用法及注意事项同首诊。

3 月 31 日三诊。自诉："睡眠续有改善，记忆力似乎也有恢复，精神感觉很好。"视其气色精神确如自己所说，与首诊时相比已有起色，情绪已不再微烦，面色已显微润，舌质微红，舌苔薄黄津润；复切其脉，略见缓匀之象。二诊方再服 6 剂，观察下次经汛及经血量有无明显变化，再作药物调整。

4 月 10 日四诊。自诉："上次药服至第 3 剂时经血至，与上次月经比，推迟了 3 天，血色较上次稍红，经期 4 天结束，全身也无明显不适。睡眠续有改善，记忆力也在恢复，心情也就随之舒畅。看来您说服药不需要 1 年，我现在信了。"嘱其三诊方再服 6 剂，若病情续有好转，可以考虑配制丸药缓服，以巩固疗效。

4 月 21 日五诊。自诉："我自己感觉已和 5 年前身体状况相近了，睡眠已经基本正常，记忆力也基本恢复，体重也略有增加，'痴呆症'的压力已经消除，亲友们也都不再为我担心。"视其精神气色及舌质、舌苔也都与常人相近，复切其脉，缓滑而匀，病象已去，正气恢复之征。速将二诊方去煨姜、大枣（不易配制丸药），再加丹参 30g，炒酸枣仁 18g，琥珀 12g，柏子仁 15g，以增强养心安神功效。取 10 剂，共为细末，炼蜜为丸绿豆大，每服 9g，日服 2 次，用大个红枣 3 枚（小个 5 枚），黄小米约 15g，煮粥送服。温开水送服亦可。

后来刘某介绍来不少与她的病情相似者，方知她自服汤药 24 剂、丸药 1 料之后，失眠健忘症治愈，身体恢复正常，连续治疗时间未超过 3 个月。

按语：刘某初诊时形体偏瘦，面色萎黄无华，舌质淡，脉细弱，失眠健忘，经血量偏少、滞后，显现出心脾两虚、气血不足之象。方用人参养荣汤补心脾而益气养血；合枕中丹养心肾而益神志；中途加入龙眼肉、白莲子二味，亦是助主方以养血安神而涩精，精气神旺，心得以养，神得以安，故而失眠健忘除，经汛按月行，量少而渐多，色淡而渐红，身体精力随之恢复，此亦是标本兼治之结果。而非见症治症，病虽愈而正气未复，故反复无常，正气越虚，病越难愈。

治疗心血不足而致的失眠健忘症的名方众多，但能认准病因病机，用之都有显效。本例失眠健忘症，虽无明显的畏寒肢冷阳虚症状，但据其舌脉、面色及经血量少、经期滞后的表现，应属于心阳不振，故而方中的桂心、煨姜二味始终用之，以温中助阳，调胃快气，暖下焦丹田。失眠健忘与经血量少、滞后同时治愈，而且记忆力及身体精力亦随之恢复到正常。但若是心阴不足，虚烦盗汗者，此方必须慎用，以防助阳生热，反而更加虚烦不眠。

37. 心阴不足，虚烦不寐

洪某，女，55岁。2013年7月9日首诊。自诉："平时总感心烦，啥都看不顺眼，无事找事，入夜难寐，翻来覆去总睡不着，严重时一夜连2个小时都难熟睡，偶尔还盗汗，手足心热，咽干，口腔溃疡，尿量偏少淡黄，大便虽不秘结，但解时不够顺畅，时而还有心悸气短，头脑昏沉，记忆力下降。多处检查都说是'内分泌失调''更年期综合征'，但屡治不愈，而且症状还在加重。这样下去，不是衰老得很快吗？"刻诊：视其形体略显偏瘦，情绪有些焦躁，面色枯糙，隐隐暗红，舌尖及根部暗红，余部淡红，舌苔薄黄乏津；闻其说话声音失于清润，且急躁无序；切其脉，沉细偏数，尤以寸、尺较为明显。

由上可见，患者应属心阴不足、虚火偏旺，因而出现以上脉证。治法当以养阴清热、除烦安神为主。方用天王补心丹合酸枣仁汤加减。处方：人参9g，生地黄18g，玄参15g，丹参30g，茯神、麦冬各18g，当归、石菖蒲、远志各12g，五味子3g，酸枣仁、知母各18g，甘草6g，3剂。头剂冷水浸泡半小时，1剂药文火缓煎3次，药汁混合一处，早、晚饭后半小时各温服1次，1剂药服1日半。四煎药渣宽水，煎开后适温泡足。尽量保持心情平和，切勿无故生气，争强好胜。饮食以温和为要，远离辛辣等热性食物，最好不饮酒。无论能否睡着，也要按时入睡，养成饮食、睡眠都有规律的良好习惯。要劳逸适度，不可自造"强迫症"，总给自己施加压力。谨防感冒也很重要。能做到这些，方可顺利治愈虚烦不寐症。观察患者对我的嘱咐的反应，表情在不断变化，可见她的"心病"

大于身病。能使患者情绪稳定下来，乃是配合治愈虚烦不寐症的重要保障，否则药效就会大打折扣。

天王补心丹功能安心宁神，用治心肾不交，阴虚血少，虚烦心悸，失眠健忘，精神倦怠，或阴虚盗汗，或便秘、便溏，或口舌生疮等症；合入酸枣仁汤的知母以滋肾阴、酸枣仁以宁心敛汗，用于洪某的心烦不寐症，因于心阴不足，虚烦盗汗等症，应属对证之剂。

7月15日二诊。自诉："上次您给我交代的注意事项，都是我难以做到的，特别是'争强好胜'这句话，甚至使我生气！回到家里老想不通，家人知道后都说：这是对你身体负责，是忠告！医生想治好你的病，你也想早点心身愉快，这还想不通？心想别人对我都没说过这么一针见血的重话，也都是安慰、开导两句而已，这个老先生咋就这么不给人面子？又想想家人的开导，我还真是有点感到惭愧！我把实情说出来，您可别生气呀！有可能是我想通了，3剂药服下，失眠心烦的症状已有减轻，别的还没啥感觉。"复诊其舌脉，未见有明显变化，嘱其原方续服6剂，服用法及注意仍同首诊。

7月30日三诊。自诉："这几天夜里可以睡着五六个小时，中午还想眯一会儿，尿也不黄了，大便解时已感顺畅，头脑也清醒多了，心慌气短亦未再出现，真是谢谢您呀！"视其面色已见润泽，精神愉悦多了；听其说话声音也已清润，不再急躁无序；复切其脉，已见缓和之象。原方不必更动，续服6剂可矣。但能重视和坚持自我调养，应该不会再有大的反弹。

顺访2年，洪某的虚烦不寐症，由于自己的调养得法，未再出现明显反弹，身体、精神及记忆力等方面一直保持正常。

按语：上例失眠健忘和本例虚烦不寐症状大致相似，但刘某尚在行经期，而洪某为绝经后；刘某担心失眠健忘严重时成为"痴呆症"，洪某害怕"老得快"。刘某的舌质偏淡，脉象细弱，故用人参养荣汤以温养气血安神而对证，不仅失眠健忘治愈，同时经血量偏少、经期滞后也恢复正常。本例偏于心阴虚，故见舌尖、舌根处深红，且偶尔口舌生疮，咽干盗汗，面色枯糙，脉来细数。用天王补心丹合酸枣仁汤，以滋阴养血宁志而治愈。一偏于温补，一偏于养阴，皆得调治而安。此亦近乎"同病异治"之法，说明审证求因、对证施治的重要。

相似患者甚多，女性居其大半。可能是与她们的性别有关（如经、孕、产、带、哺乳等），或者思虑问题过慎、过细等，都会影响到气血不足，久则导致睡眠不安，心悸健忘，甚至神情恍惚等症的发生。这是女性的特点，临证医者不可忽略。所以上两例失眠患者，治法用药都始终关切到血的寒温盈亏，加以让患者明白忌口、调摄对治疗本病的直接影响，引起对医嘱的重视，了解医患配合，方能预期治愈疾病的道理，服药才能有效，治愈才有保障。

38. 因受惊吓，入寐恐惧

朱某，男，41 岁。2012 年 5 月 15 日首诊。自诉："夜里有看书习惯，春节期间放假，有时通宵达旦不睡觉。家住在山区，几次半夜突然狗叫，把我吓得心惊肉跳，几次下来，夜里都不敢睡觉。一旦入睡，立马就会惊醒，弄得我上班都没有精神，走路腿软，精力不能集中。到三级医院检查，什么毛病也没有，吃了几次'安眠药'，只是迷迷糊糊睡下，梦中还是惊醒，身体照样疲乏。老父亲要我赶快来请您看看，警惕得上'神经病'。"刻诊：视其面色红润，精神未见异常，言谈并无舛错无序之处，舌质正红，舌苔薄黄津润，皆未见有病象表现；切其脉，颇有些紊乱，时而细数，时而滑大，浮沉、迟数不定，应为惊恐过度、神情不宁所致。问他饮食、二便如何？朱某回言道："一切正常。"

遂以安神定魄法，方用千金安神定志丸方为主加减。处方：人参 15g，茯神 18g，麦冬、远志、石菖蒲各 15g，琥珀 12g，飞净朱砂 3g（分 3 次用汤药调服），酸枣仁 15g，丹参、龙齿、珍珠母、首乌藤各 30g，甘草 6g，3 剂。煎服法及泡足同上例洪某。保持心情淡定，忘却有惊无险的狗吠惊吓，最好不要再熬夜，蓄精养锐，自然惊去神安，精力集中，一切恢复正常。

千金安神定志丸功能安神定志，主治心神不安，惊悸健忘，甚则心怯善怒，喜笑不休等症；去郁金、生地黄、白术、栀子、胆南星、天竺黄（《杂病源流犀烛》加减方），加龙齿、珍珠母、首乌藤以助宁心安神之功；加甘草以调和诸药。用于因受惊吓而致的夜寐惊恐、神魂不宁、精力不能集中等症，应属对证之方。

5 月 22 日二诊。自诉："记住了您的嘱咐，服药后惊恐有减轻，夜间能够安睡四五个小时，精神好转较为明显。"复切其脉，稍转缓和，不再数迟无序，乃是神情趋安之征。原方不作加减，续服 6 剂再诊。

6 月 3 日三诊。自诉："谢谢您呀，老先生！我的病已经好了。可是我的老父亲还要叫我再吃几剂，巩固下疗效没坏处。"再切其脉，六部已经缓匀，无病常脉之象。嘱咐他再服 3 剂可矣。

按语：本例因受惊吓而致夜寐惊恐，精力下降，精神不够集中，乃至走路腿软等症，病情较为单纯，仅是六脉紊乱，是为惊恐太过所致。故见其面色及舌质、舌苔都无病象。朱某给我的印象是，性格开朗，身体素健，就是有点胆子小，故而突受群狗狂吠之吓，以致入夜难寐、心存恐惧2月余，影响到精力不够集中，感觉身体虚弱。用千金安神定志丸方加减，以益气安神定志，加以遵医嘱自我调摄得法，故而3剂药见效，9剂药治愈。再服3剂，巩固下疗效，亦是有益无害之举。

39. 心存积郁，失眠烦躁

吴某，女，40岁。2013年7月5日首诊。其夫代诉："因为和家人怄气，之后便老失眠，身体变差，性格孤僻，有时无辜生气，家人都知道她心里窝火，总是劝她想开点，不要斤斤计较。但她听不进去，无论身体、性格，都在进一步受到影响。大医院神经内科诊断为'精神分裂症'，由于她的心结解不开，所以咋治都难见效，夜里睡不着，白天老生气。小便黄短，大便秘结，饮水多，吃饭少，总说气胀憋闷。几次要送她到精神病医院治疗，她死也不去。今天说要到您这里来，她好像还很配合。"在患者丈夫介绍病情时，吴某打断他的讲述自言道："我小时候就在周医生这儿看过病，所以我今天愿意来。"刻诊：视其神情有些不宁，面色暗红枯糙，两颧隐隐暗青，舌质暗红有瘀斑，舌苔黄腻；闻其说话声音，略显沉闷沙哑；切其脉，沉弦有力偏数。

由上所见，患者乃是积愤日久，郁火扰心，所以夜难入寐，烦躁不宁。治宜泻火清心，解郁安神，方用清营汤为主加味。治疗此类疾患，须先打通心结，即解除致病原因。放下郁愤，心胸自然开朗，而后用药调治，方能见效治愈。患者见我迟迟不动笔开药，已知我的心思。遂言道："您放心，我会淡漠以前的恩怨，上要赡养老人，下要培育后生，日常生活，还要打理，没有好身体咋行啊！"我连声称赞道："好！好！好！这就是我要说的话。您现在病已好了一半啦！放下包袱，展望未来，这才是胸怀豁达之人。"处方：水牛角片30g，生地黄18g，玄参、淡竹叶、连翘、金银花各15g，黄连9g，麦冬、丹参各30g，郁金、香附各15g，酒大黄（后下）12g，磁石（先煎）、龙齿各30g，甘草6g，3剂。头煎冷水浸泡半小时，煎开后小火再煎20分钟，1剂药煎3次，药汁混合一处，早、晚饭后半小时各温服1次，1日半服1剂。药渣宽水再煎，煎开后加入陈醋半斤，适温泡足。暂勿饮酒，饮食清淡，保障睡眠，劳逸适度。其余养护，患者已经很明白，我就不必再啰嗦啦。

清营汤功能清热解毒护阴，主治热入营分，身热夜甚、口渴谵语、心烦不痹等症；加入郁金、香附以疏肝解郁；加酒大黄以泻阳明燥热；加磁石、龙齿以重镇安神；加甘草以清热而调和诸药。寄希 3 剂药能够郁热清而神魂宁，尽剂再诊。

7 月 10 日二诊。自诉："心里舒坦多了，大便总算能够解下来啦！这两夜终于可以睡着几个小时，口渴心烦的症状也有明显减轻，真是您说的'病已好了一半'。"我言道："这可是你的功劳！'心病'已除，用药才能有效。不然，即使是仙丹妙药，也恐难见效。"视其面色暗红、隐青已退，略见微润；舌质正红，瘀斑略淡，舌苔薄黄津润；闻其声音略爽；脉来已见稍缓之象。上方再取 3 剂，改为 1 剂药服 2 日，尽剂复诊。

7 月 20 日三诊。自诉："心烦郁闷及入夜难寐、二便不畅等症，俱已基本消除，这四五天没吃药，各方面还好，就是感到全身无力。"观其面色及舌质、舌苔已与常人相近，脉来转为缓匀，郁热已清，烦躁已除之征。清热泻火、攻实通便之剂已达到目的，6 剂药可矣。遂改为益气养血安神法，方用家传安神汤加减续调。处方：人参 9g，茯神 15g，炙黄芪 18g，当归、白芍、生地黄、龙眼肉、酸枣仁、麦冬、远志各 15g，柏子仁、合欢皮、首乌藤各 15g，炙甘草 6g，大枣 3 枚，5 剂。煎服法同首诊。此方主要作用为益气养血安神，用于本例郁热已除，睡眠基本正常，自感身体乏力等症，以缓调之。嘱：5 剂药服后，如身体各方面都已正常，即可不再服药。但须饮食等方面继续调养，巩固疗效。后得知吴某注重自我调养，共服汤药 11 剂后，烦躁不寐症未再明显复发，劳作、生活如常。

按语："什么钥匙开什么锁"，若不是本人醒悟，豁然明白自己的健康重要，而放下以前的不愉快，依然愤郁记恨，致病原因不除，即使用药再对证，也难有大的效果。这是我五十余年行医的体会，特别是精神方面的疾病，尤为突出。凡是能够医患相互信任，理解医者的苦口婆心，往往大病也能治愈。反之，即使是小恙，也会拖延时日难愈。这是屡见不鲜的，不是刻意强调的。

像吴某这样的病症不少，幸亏她的体质不弱，故首诊时即用攻法，以清营汤加泻下、安神之味，直泻其积郁日久之三焦实热而清心宁神，随之大便通畅，则睡眠亦安。实则泻之，乃泻其邪实也。郁愤积热已除，故而感到全身无力。此时面色及舌质、舌苔已与常人相近，脉象已转为缓匀，若再用攻法，则为过也。故改以益气养血安神法，方用家传安神汤加减，用补、和同施之剂以调之。不同首诊时的情绪不宁、面色暗红枯糙、脉象沉弦偏数、二便秘涩等热盛邪实之证，而续用攻法。然而首诊时若不直泻其实，而踌躇不决，或在攻实药中加些扶正补品，以为安全稳妥，则必会滞留热邪，或致实邪去留各半，而使失眠烦躁等症缠绵时日。故有"当断不断，必受其乱"之说。但是邪去显露正气不足之时，则必依脉证为据，切不可认为此方有效，多吃几剂则"祛邪务尽"，此又差矣。仲圣治伤寒、杂症，无不时时以脉证为据，对证施治是为医者辨证用药之准绳也。

40. 失眠头痛，心悸健忘

姜某，男，49 岁。2011 年 9 月 3 日首诊。自诉："失眠、耳鸣伴头痛已有十余年，体质本来不好，近几年又加上心悸气短，记忆力下降。多处检查都说是'神经衰弱'，体质虽差，但无其他毛病。可就是这个毛病弄得我不到 50 岁就和老头儿一样，工作耐力差，生活没情趣，这样下去，不就成了个废人嘛！我也没少治，感觉效果都不理想。我的要求不高，一夜能够睡着四五个小时，记忆力不再明显下降，头痛也能轻点，精力可以保持正常工作，也就满足了。"刻诊：视其身体瘦弱，面色萎黄，眼圈淡黑，舌质偏淡，舌苔白润；闻其说话声音，显然丹田之气不能上扬，甚至声音颤弱；切其脉，细弱无力，左关微弦；问他食量是否很小？食欲不旺，消化吸收较差？甚至经常大便不实，夜尿偏多，偏于畏寒？姜某回言："先生所言皆是，还有性生活三两年都没想法，所以我说'生活没情趣，工作耐力差'，年龄还不到 50 岁，就像个老头儿一样。"我又问他："你是否青少年时身体就弱？或者得过啥病？"患者言道："从小身体就弱，还小病缠身，自懂事起，身体就没健康过。"

看来该患者是先、后天都不足，难怪老早出现"神经衰弱""年不及半百乃衰"。此等患者临证虽不多见，但亦有之。治疗起来，就像他自己说的"感觉效果都不理想"。欲使脾肾这个根本不再持续亏虚，岂能一朝一夕见效！每逢此等患者，我比他们还"头痛"。幸亏姜某是个有知识、明事理的人，看我有些为难，便又言道："无论治到啥程度，我绝不会有丝毫抱怨。我相信您、配合您，无论时间长短、花钱多少，我都不会打退堂鼓。"对于患者的如此信任，我的顾虑也就打消了许多。遂拟以调补脾肾、安神宁志法，方用四君子汤合右归丸加味。人参、焦白术、茯神各 15g，炙甘草 6g，熟地黄、炒山药、山萸肉、甘枸杞各15g、制菟丝子、炒杜仲各 18g，鹿茸片 9g，当归身 15g，炮附子、桂心各 6g，灵芝 15g，龙齿、白莲子各 18g，大枣 5 枚，6 剂。头煎冷水浸泡半小时，冷水煎开后小火再煎半小时，1 剂药煎 3 次，药汁混合一处，早、晚饭后半小时各温服 1 次，1 日半服 1 剂。四煎药渣宽水，煎开后适温泡足。服药期间忌绿豆、茶水、酸菜、萝卜，以免降低药性。尽量精神减压，劳逸适度，饮食温和，注意保暖，谨防感冒。

四君子汤助阳补脾、和中益胃，治一切阳虚气弱，饮食少思、四肢倦怠等症；右归丸温肾助阳、以补命火，用治元阳不足，命门火衰，饮食少进、畏冷恶寒、大便不实、小便自遗、阳痿无子等症；加龙齿、灵芝、白莲子养心安神，治本之方，疗效可能不会神速，但求脾肾不再续虚。

9 月 15 日二诊。自诉："您说见效可能很慢，我觉得未必，6 剂药服后，大便已经基本成形，夜尿也明显减少，身体已感到温暖，饮食、精神亦小有改善，比起'头痛医头，脚痒抓脚'的治法，要明显好得多。起码二便已基本正常，夜里少入厕，这就可以多睡一两个小时，头痛自然也就轻了些。才服药 6 剂，我已看到了希望。"复诊其舌脉，未见有明显变化。嘱其上方续服 10 剂，服用法及注意同首诊。

10 月 2 日三诊。观其面色略显微润，眼眶淡黑稍退，精神较首诊时略振；闻其说话声音无变化；复切其脉，仍显细缓乏力，唯有左关微弦之象已无。问他自我感觉如何？姜某微笑言道："睡眠续有改善，二便已经正常，四肢逐渐恢复温暖，总之，服药效果很好。"思其根本不足，虽然服药有效，欲求身体完全健康，失眠头痛、心悸健忘痊愈，则并非易事。患者倒是信心十足，但我却不能明言，以防伤及患者的自信心。原方汤药续服 10 剂，另取 10 剂去大枣，加入紫河车、炙龟甲、炙黄芪各 180g，制锁阳、制肉苁蓉各 120g，制远志、石菖蒲各 90g，陈皮、砂仁各 60g，同减去大枣的 10 剂药共研细末，炼蜜为丸绿豆大。待汤药尽剂，续服丸药，每服 9g，日服 2 次，早、晚饭后半小时，每日用大枣 5 枚，核桃仁 5 个，黄小米 30g，煮粥送服。无论汤药、丸药，服下继续有效，待半年后尽剂再诊。服药期间如有外感发热，应即刻停服，感冒痊愈后接服。如感效果不佳时，可及时告知。

3 个月后姜某电话告知："服丸药也有效，而且方便。现在除失眠头痛、心悸健忘等症已大为减轻外，体重也增加了两三斤，精神明显好转，工作耐力差、生活没情趣的状况已有改善。谢谢您的精心调治啊！"

按语：本例失眠头痛、心悸健忘患者，始终未治其症，而是专调其本。他的本就是脾肾两虚，身体瘦弱，年不及半百乃衰。所以用四君子汤合右归丸加味，补脾肾以壮根本，虚寒除而精血渐旺，大便成形，夜尿减少，自然睡眠改善，精神渐振，不适症状随之亦退。此亦不治其"实"而治其虚的成功案例。虽不为常见，但偶亦有之。

像姜某这样的本元不足，形体薄弱，连说话声音都发颤的患者，若直接治其失眠头痛、心悸健忘等症，不能说无效，而且见效还快，但屡治屡犯，再用老方法自然也就效果不佳了。在他首诊时我也犯难，治标为主？还是治本为先？往往患者都"图快"，还想根治，医者何尝不想，但本患者身体如此虚弱，岂能在短时间内达到要求？幸亏姜某明白医者的难处，表态让我放心治疗，因而以治本为先。汤、丸共服近半年，身体逐渐趋向健康，诸症得以续除。大凡不给医者施加压力，能够相互信任，知道自己的身体状况、病情轻重的，往往治疗结果都较圆满，皆大欢喜。反之，医者不得不畏首畏尾，顾虑重重，其结果不言而喻。这是一个老中医的真实经历写照，不影射任何一个医者、患者。

41. 失眠耳鸣，口苦胁胀

李某，男，30岁。2012年4月2日首诊。自诉："这两年反复出现失眠、耳鸣，同时口苦胁胀，心烦易怒，尿黄便秘，饮食乏味，全身不爽。西医检查肝胆、血液等未见异常，中医多数说是'肝火过旺'，吃药有效，但逢熬夜饮酒即会立马复发。春节后一个多月来打针吃药不少，效果都不如以往，一夜难睡着3个小时，口苦胁胀、耳鸣心烦等症状还在不断加重，食欲不振，头脑昏沉，四肢困乏。"刻诊：视其身体健壮，面色暗红乏泽，舌质暗红，舌苔黄厚微腻；闻其说话声音粗浊，嗅到浓浓酒气；切其脉，滑实有力，两关兼弦。

由上所见，一派肝胆湿热盛实之象。我遂直言于患者：现在西医检查未见异常，再持续饮酒熬夜，就很难说以后不出现酒精肝、脂肪肝、高血压、糖尿病等大的毛病。切勿认为自己年轻力壮，任意满足"口福"，只顾当前！仅就耳鸣而言，时间长了，不说听力下降，若成为神经性耳鸣，那就很难治愈啦！观察患者表情，似乎不太在意。为尽一个医者的职责，还是认真地要求他不要再熬夜饮酒，饮食尽量清淡一点，保持心情愉悦，以减少失眠耳鸣的复发。李某言道："试试看吧！"遂拟以清热利湿、通便安神法，方用龙胆泻肝汤加减。处方：龙胆草、黄芩、木通各15g，生地黄24g，白芍18g，栀子、柴胡、郁金、大黄（后下）各15g，磁石、龙齿各30g，朱砂3g（分3次用汤药调服），连翘、茯神各15g，甘草6g，3剂。头煎冷水浸泡半小时，1剂药煎3次，早、中、晚饭后半小时各温服1次，1日1剂。四煎药渣宽水，煎开后加陈醋半斤，适温泡足。其他注意事项同上所嘱。

龙胆泻肝汤功能清热利湿泻火，主治肝胆实火，胁痛头痛、口苦目赤、耳聋耳鸣等症；减去当归、泽泻、车前子，加入白芍、郁金、大黄、磁石、龙齿、朱砂、茯神、连翘，以增强泻火通便、重镇安神之功，用以治疗本患者的失眠耳鸣、口苦胁胀等症的肝胆湿热盛实证，是为常用经验方。

4 月 6 日二诊。自诉："这两天倒是爽快多了，大便已经通畅，小便量多色淡黄，口苦胁胀已轻，一夜可以睡 5 个小时左右，耳鸣心烦也就自然好多了。按我的想法，不吃药就行了。因为药太难喝，3 剂我都吃得够够的。"我又能如何？只有让他自己买点龙胆草丸、朱砂安神丸合起来吃一段时间，巩固下疗效，同时诚挚要求他尽量少饮酒，勿熬夜，饮食清淡一点，争取减少失眠耳鸣等症的复发。后来李某旧疾又复发过几次，间隔时间 3 个月、半年不等，也都是吃几剂药就放下，严重了再治。饮食习惯没有根本改变，注意了复发时间就间隔长一些，忽略了就随时复发。

按语：李某初诊时面色暗红乏泽，舌质暗红，舌苔黄厚微腻，说话声音粗浊，嗅到浓浓酒气，脉来滑实有力，两关兼弦，自感胁胀口苦、失眠心烦、二便秘涩、纳差体困等症。明显为肝胆湿热盛实证，故选用龙胆泻肝汤加泻下、安神之味，以速去实热，通其二便，因而口苦心烦、失眠耳鸣等症随之减轻。本欲将泻下药适当减量，续清余热，并要求他改变生活习惯，争取根本治愈，但遗憾的是医者不能强迫病人，只有苦口婆心地陈述厉害，听与不听，全凭患者。俗语说："孝子大夫，医者仁心。"有责任心的医者，不都是这样做的嘛！

该患者认为自己年轻力壮，生了毛病不太在意，这也是能够理解的。但是，因为熬夜饮酒等原因引起了失眠耳鸣、心烦口苦等症，且屡治屡犯，已经感到身体不适，却还不愿改变生活习惯，也不坚持治疗，年轻力壮又能怎样？还不是小病照样难愈，感到难受！这不是个案，"倔犟"的人，我可遇到过不少，如有些人当着我的面就直接说："哎呀！我既恨你又爱你，因为你犟我也犟，每次看病都不让我喝酒，真是恨死你了！可是几十年下来，还是你犟的对，要不是你的严肃忠告，我早就死了（酒精性肝硬化、肺结核、肾结核、胃溃疡、糖尿病、高血压、脑梗等病患都有）！"时间长了，或者说我的年龄大了，即使是老年患者，好像越来越多的人都能把医嘱当回事儿了，这使我很高兴。

失眠证型远不止以上诸案。限于篇幅，本卷暂辑入 6 例不同病因及证型的失眠症，以示个人治法与运用方药经验，仅供参考。

42. 胸阳不振，畏寒胸痛

张某，男，55 岁。2011 年 9 月 10 日首诊。自诉："平时比别人怕冷，且动则汗出，不时似感冒非感冒，全身酸楚，但每次量体温都略低于 36℃，并不发热。胸前总感痞闷，甚至压痛，呼吸不够顺畅，尤其是吸气时，胸背闷痛格外明显。怕是'冠心病'，结果做心脏彩超、造影等，未见异常。吃点止痛药可以暂缓一时，但总是反复复发。50 岁以后，复发次数增多，胸闷压痛加重，特别是心情不好或劳累过度、天气转凉时，症状格外明显。最近又到三级医院检查，还是说我心肺正常。听邻居介绍，特来请您看看。"刻诊：观其形体偏胖，精神尚可，面色㿠白，舌质偏淡，齿痕明显，舌苔白厚微腻；切其脉，细濡之象。小便清长，夜尿偏多，大便常不成形，食量、消化一般。

综合以上所见，此人心脾阳虚、胸阳不振明矣。治宜宣通心阳，豁痹止痛。方用芪附汤合瓜蒌薤白白酒汤、丹参饮加减。处方：黄芪 90g，炮附子（先煎）9g，瓜蒌皮 15g，薤白 18g，丹参 30g，延胡索（酒炒）、檀香、川芎各 12g，砂仁（后下）9g，乌药 15g，降香 9g，炙甘草 6g，大枣 5 枚，煨姜 30g，3 剂。头煎冷水浸泡半小时，煎开后小火再煎半小时，1 剂药煎 3 次，药汁混合一处，早、晚饭后半小时各温服 1 次，可同时饮适量大曲温黄酒以助药力，1 日半服 1 剂。四煎药渣宽水再煎，煎开后适温泡足。

瓜蒌薤白白酒汤通心阳而治胸痹胸背痛或喘息咳唾气短等症；芪附汤，"卫外之阳不固而自汗，则用芪附（喻嘉言）"；丹参饮活血理气，治胸痛、胃痛、痛经等一切痛症。三方相合，重用黄芪以温分肉，实腠理，解肌热，益元气，壮脾胃，助附子以壮元阳，逐肾寒而补命火，率诸通阳理气、活血止痛之味，治疗胸阳不振，畏寒自汗、胸背痹痛等症。心阴不足、脾肾无寒者禁用。

9 月 17 日二诊。自诉："胸背已感轻松，夜尿减少过半，畏寒略感减轻，大便尚无明显变化。"复诊其舌脉，均无明显变化。上方炮附子加 3g，另加焦白术 18g，以增强健脾助阳功效。续服 3 剂，服用法及注意同首诊。

9 月 23 日三诊。自诉："这次药服后，大便已经成形，胸背压痛及畏寒自汗、身似感冒之状已不明显，效果满意。"复诊其舌脉，面色、舌质已略显微红，齿痕变浅，舌苔淡黄微润；脉来由细濡转为缓滑。胸阳复振、胸痹豁散、脾肾转暖之象。嘱其二诊方续服 3 剂再诊。

9 月 30 日四诊。自诉："胸背压痛与畏寒自汗已除，其余也都感觉正常，能想个法子以后不复发多好。"服药 9 剂后,面色、舌、脉都已与同龄无病之人接近,嘱其汤药再服 3 剂,服用法及注意仍同首诊。另将二诊方取 6 剂去煨姜、大枣,加人参 90g,以补益元气,而增强抗病能力。共为细末,炼蜜为丸绿豆大。汤药尽剂之后,接服丸药,每服 9g,日服 2 次,用煨姜 9g、大枣 5 枚煎汤送服,以求巩固疗效,减少复发。

顺访:张某自服汤药 12 剂、丸药 1 料之后,3 年胸背压痛、畏寒状似感冒及夜尿偏多、大便不成形等症,未再明显出现,身体较以往健康。

按语:胸痹胸阳不振,胸背压痛者不为少见,但像张某这样单纯属于胸阳不振,而无其他兼夹症的,却为数不多。临证所见,往往与所谓冠心病、胃脘痛、肺癌等病症有关。故在首诊时,需要倍加注意。

本例患者自述动则汗出,比别人怕冷,体温低于 36℃,总感胸背压痛等症,其形体偏胖,面色㿠白,脉象细濡,呈现出明显的胸阳不振征象。故治法以宣通心阳、豁痹止痛为大法,选用瓜蒌薤白白酒汤、芪附汤合丹参饮三方加减,服下对证,二诊时仅加附子 3g,焦白术 18g,效果续有提高。服药 9 剂之后,诸症基本平息,共服 12 剂汤药。二诊方取 6 剂加人参 90g,配制丸药 1 料续服,胸痹胸痛症治愈,身体较以往健康。顺访 3 年,旧疾未再明显反弹。与此例症状相似的,治疗效果也都较佳,治法亦无新奇之处。但有一点很重要:因人辨证无误,选方用药对证。这是中医临床者始终不可忽略的关要,舍此而走"捷径",皆非良法。"捷径"或偶尔有效,但很少有逐渐治愈,中间不出现明显反复,疗效能够巩固,身体同时复健者。张某胸阳不振、正气不足是本,畏寒自汗、胸背压痛是标,故重用黄芪以温分肉,实腠理,解肌热,益元气,壮脾胃,而助附子以逐肾寒而补命火,率诸通阳理气、活血止痛之味,使其畏寒自汗、胸背痹痛等症较为顺利地治愈。

43. 气滞血瘀,胸背胀痛

胡某,男,35 岁。2012 年 5 月 7 日首诊。自诉:"我这么年轻就有高脂血症,经常胸背胀痛,臂麻肩沉,活动不便,双腿强滞,心情不好时全身都感到困乏,甚至胸前刺痛。若一阵子吃肉饮酒过多,以上症状便会加重。听人说冠心病就是这种症状,可是在三级医院检查过多次,人家说我心脏正常,就是血脂过高。难道高血脂就这么严重?有办法治好吗?"刻诊:视其形体偏胖,"将军肚"颇为显眼,走路动作不似年轻人敏捷;面色滞暗,舌质暗腻乏泽,舌苔淡灰偏厚;切其脉，颇费腕力，浮、中难得，沉取细涩，可能是肥胖的原因，脉管细、血行不畅所致。我遂言道："高脂血症可以治愈，但要剥夺你的'口福'，饮食需要清淡，饮酒越少越好，还不能久坐久睡，多加运动最好。你现在只是高血脂，莫要等到糖尿病、高血压、重度脂肪肝等病的出现，那时可就真不容易治愈了！"证属气滞血瘀，胸阳不振，治宜活血行气，通阳豁痹。方用血府逐瘀汤合十味锉散加减。处方：当归尾（酒洗）、川芎各 18g，丹参 90g，桃仁、红花、枳壳、赤芍各 15g，柴胡、桔梗各 12g，牛膝 18g，炮附子（先煎）9g，生黄芪 24g，肉桂、甘草各 6g，生姜 5 片（约 30g），5 剂。头煎冷水浸泡半小时，煎开后小火再煎半小时，1 剂药煎 3 次，药汁混合一处，早、中、晚饭后半小时各温服 1 次，1 日 1 剂。四煎药渣宽水，煎开后加陈醋半斤，适温泡足。少饮酒，勿食猪油、肥肉，饮食尽量清淡，多运动。坚持吃药 20 剂，再复查血脂。

血府逐瘀汤功能活血祛瘀，主治胸中血瘀，血行不畅，以致胸痛头痛，日久不愈，甚至痛如针刺，痛有定处，或呃逆日久不止，或内热烦躁等症；十味锉散功能祛湿散寒通痹，主治在臂之痹，血弱臂痛，举动难支等症，二方合用，以达到活血行气、通阳豁痹之功。近十余年来用此方治疗不少所谓高脂血症属于气滞血瘀证者，而非冠心病、胃脘痛等，凡能饮食清淡，多加运动，以配合服药治疗的，其疗效都较显著。

5 月 13 日二诊。自诉："母亲给我煎药，父亲监督吃药、忌口，督促跑步锻炼，老婆、孩子都关心。5 剂药服下，胸背胀痛已有明显减轻，全身也感到稍微轻松。您说服药 20 剂后去复查，今天干脆开 15 剂，吃完复查后再来看。"鉴于用药对证，可以 1 次开 15 剂，服用法及注意同首诊。

5 月 31 日三诊。自诉："复查拿结果时，认识我的医生问我吃的啥药？用啥法治的？在这么短时间内血脂已经正常，而且精神、气色也有较大变化。我自己称了下体重已减去 1.5kg，除胸、背、肩、臂等处已无明显胀痛、刺痛及麻木沉困外，双腿也感到轻松许多。"观察他的面色微见亮泽，行走较首诊时灵活，舌质略显红润，舌苔白润；复切其脉，略显细缓，较首诊时稍易寻得。气滞已行，血瘀已散，胸阳不振，痹阻强痛已通之征。若不愿再服汤药，可将上方去生姜，再取 5 剂，另加生山楂肉 150g，共为细末，水泛为丸绿豆大，每服 15g，日服 2 次，用温开水送服。继续坚持锻炼身体，饮食尽量清淡，少吃荤腥油腻之物，控制饮酒，以巩固疗效，希望不再出现明显反弹。

3 年过去了，胡某每年复查 2 次，血脂一直正常，体重又减轻了近 5kg，全身感觉轻松，胸背胀痛刺痛、肩臂麻木及双腿沉重等症都已未再明显出现。

按语：本例患者从体型、气色、舌质、舌苔、脉象，走路不够灵活，以及他表述的不适症状等各方面看，都不难诊断出属于胸痹胸痛，辨证则为气滞血瘀、胸阳不振。选用十味锉散取其祛湿散寒通痹之功，以治在臂之痹，臂麻肩沉；取血府逐瘀汤之活血祛瘀，而治胸中血瘀、血行不畅而致之胸痛、头痛，痛有定处，甚至痛如针刺等症。二方合用，以治气滞血瘀、胸阳不振之胸痹胸痛等症，常常获得较好疗效。但这只限于体质壮实，身无其他慢性疾病的胸痹胸痛症。假若脾肺气虚，或肝肾不足，或气滞夹热者，均不宜使用此方。若能因人辨证，审慎兼夹病症，酌情加减药味、用量，亦可运用于相近证型的胸痹胸痛症。个人经验，仅作参考。

本例能够顺利治愈，得益于本人的认真配合。他给我的印象是"听话"。如果疗效不佳，患者就会失去信心。有些患者当面应承"谨遵医嘱"，而转身又忽略了忌口、服药，这就会直接影响治疗效果。

44. 肝气上逆，胸背憋痛

龚某，女，53 岁。2012 年 10 月 7 日首诊。自诉："胸前痛，逢怄气必发，发作时恨不得锤敲棒打，从前胸顶到后背，憋胀疼痛难忍，捶打一阵子，即感轻松。有时吃点顺气药也管用，但就是不能怄气。西医检查心、肺、胃都正常。中医有的说是'气厥''肝气犯胃'等，治疗也都有效，但还是遇到生气就发。这次又痛了半个月，以前的药吃了效果都不明显，有人介绍我来请您看看。我要不是这个毛病，干起活来，一般年轻人都拼不过。后来想想，可能就是这好胜赌气的性子，造成逢气必胸背胀痛的原因。"刻诊：视其形体尚健，言谈举止有序而顺畅，面色也与常人无异；舌质略显滞暗，舌两边隐约有暗紫点状瘀斑，舌苔略显灰腻；切其脉，缓匀之中，两关兼弦之象。

看来中西医检查诊断的都没错，就是肝气上逆，胸背憋胀，病似气厥。遂用疏肝理气降逆法，方用乌药顺气汤合丹参饮加减。处方：乌药 18g，佛手、川芎、白芷、枳壳各 15g，丹参 30g，檀香 6g，降香 9g，川楝子、延胡索各 12g，砂仁（后下）9g，吴茱萸 6g，厚朴 12g，甘草 6g，生姜 3 片，3 剂。1 剂药水煎 3 次，药汁混合一处，早、中、晚饭后半小时各温服 1 次，四煎药渣宽水，煎开后适温泡足。尽量保持心情平和，劳逸适度。

乌药顺气汤宽中顺气苏厥，用治中气厥逆，脘闷憋气等症；丹参饮活血理气止痛,用治胸痛、胃痛、痛经等一切痛症;去桔梗、麻黄等味,加厚朴、吴茱萸,以宽中下气、疏壅降逆。常用于肝气上逆,胸脘憋闷,胸背胀痛等症,其效甚速。治标之方,体实正气不虚、无其他疾病兼夹者宜之,反之慎用。

10月12日二诊。自诉:"服药1剂后,胸背胀痛即消,效果很好。按以往情况,只要不怄气,也就没事了。"视其舌质、舌苔未见明显变化,脉来弦象已不明显。鉴于她的病情较为单纯,自己也知道诱发原因,因而可以不再续服汤药。嘱其将上方去生姜,再取3剂,共研细末收贮防潮。如感旧疾欲发时,将末药用温开水送服6~9g,症状消除即停药。如感觉胃寒欲呕,或口吐清水,可用生姜一大块(约30g),水煎送服。患者闻言道:"我正有此意。因为我们附近就有不少人是您给开的末药,都说效果很好,省力又省钱。"

按语:治过不少近似胸痹、气厥、胃脘痛等常见病症,因于气滞、气逆、气聚而致胸痛、背胀、脘痛、痛经等症,用本方因人对证稍作加减,服之皆有显著的理气止痛效果。如本例患者,和以上两例病情都较单纯,体质也不虚弱,故治之均较易愈。加之自我调养得法,复发率也都很低。而本例患者的气逆胸胀胸痛,病情更为单纯,虽然年过半百,但身体尤健,故用乌药顺气汤合丹参饮稍作加减,以理气降逆之味,3剂药胸背胀痛消除,复用末药胀痛时服,症状消除停药。顺访3年,旧疾未再明显复发。这也是她明白自己的病因,后来很少赌气,自我调养的结果。但若是因为某些大病引起的胸背胀痛,治疗起来就没那么简单,效果也没那么显著了。如下例的"冠心病",外科案例的"肺癌"等,其止痛作用就没那么灵验了。

45. 心血瘀阻,胸痹刺痛

刘某,男,59岁。2011年9月2日首诊。自诉:"我的胸前憋闷刺痛,有时背部同时胀痛,已有七八年,在三级医院做心脏彩超、造影等检查,确诊为冠心病,并要求放支架,还要终生吃药,加强自我调养,不能操心劳累等,您看我这个家庭条件,能这样做吗?况且要我闲着,还要花钱养着,那不是要急死我吗?我本是干活的人,一下子让我享受起来,没那个福气啊!"刻诊:视其年近六旬,身板还算硬朗,言谈举止都还正常。面色略显暗红,舌质乏泽,舌尖处及两侧有隐隐瘀斑,舌苔偏于淡黄而腻;切其脉,弦迟、偶代之象。

辨证应属心血瘀阻型胸痹。问他平时饮食习惯如何?患者回言道:"辛劳之人,常饮点小酒解乏,偶尔也能喝醉,饮食没啥要求,就是农活重而多的时候有些着急上火。说来也怪，干活倒没觉着咋的，闲着的时候，或者天气突然变化，尤其是闷热及过分寒冷的季节，胸闷憋气，甚至背胀，胸前刺痛就明显起来。而干点活，出点汗，反而轻松许多。"综合所见，辨证应属无误，治法当以活血祛瘀、通痹止痛为主，方药仿通窍活血汤拟定。赤芍、川芎各 15g，丹参 60g，桃仁、红花、三七粉（分 3 次用少量温黄酒调服）各 9g，当归 15g，生黄芪 30g，石菖蒲、薤白、枳壳各 12g，桂心、甘草各 6g，3 剂。1 剂药煎 3 次，药汁混合一处，早、晚饭后半小时各温服 1 次，1 日半服 1 剂。四煎药渣宽水，煎开后适温泡足。尽量保持心情平和，饮食温和，劳逸适度，谨防感冒。服药如有效果，尽剂再诊。

前 4 味为通窍活血汤原方活血祛瘀之品，麝香难以寻到，且煎服法较为复杂，无奈省去。但通窍止痛之功却会大打折扣，因为麝香通窍止痛等功效无药可比。故而加入丹参、三七、石菖蒲、薤白、枳壳、桂心等味，以活血散瘀、宣通心阳、通窍止痛；加黄芪、当归、甘草，以益气和血、调和诸药。此为个人常用于心血瘀阻、胸痹刺痛之经验方。用治冠心病心血瘀阻型胸闷憋气刺痛等症，亦有较好效果。

9 月 11 日二诊。自诉："没有麝香，效果也挺好，这几天胸前已经感到轻松，呼吸也顺畅多了。"复诊其舌脉，与首诊时相比，几无变化。嘱其原方续服 3 剂再诊，服用法及注意同首诊。

10 月 15 日三诊。自诉："这 1 个月以来未再明显复发，我怕天气冷了又会出现胸闷憋气，甚至背胀刺痛等症，故早点来诊治。"视其面色、精神尚可，舌质瘀斑已不明显；脉来仍显细迟，偶代已明显减少。方药不变，嘱其续服 5 剂，煎服法及注意事项仍同首诊。另取 3 剂，共锉碎为粗末，用细纱布分包 10 个小包，棉线扎紧口，放入做大曲黄酒的坛内，约 20 斤糯米量，加水约 100 斤以上（按自己平时做黄酒 20 斤糯米的比例放入大曲和水），密封坛口，待发酵后百日，即可每取少量加温饮。若能找到真麝香，或者真麝香包子亦可，放入已酿造好的大曲黄酒坛内，其通窍宣痹止痛之功即可明显提高。孕妇及体弱者禁服。亦不可将此酒当寻常黄酒过量饮。会饮酒者，每次饮 3 两至半斤，1 日 1～2 次。不会饮酒者，每次饮半两，以胸前后背感到舒畅、胀痛或刺痛明显减轻为度。

患者听后言道："您的治法我很喜欢，既治病又省力，还可以过酒瘾。我们家每年都做黄酒，至少两次，我基本不喝别的酒，这样多好啊！" 5 年过去了，刘某多次来我这里说："这几年听您的嘱咐，不再过度劳累，病情也基本稳定，身体还是老样子，干轻活没问题。复查一次几千块，我也没再去。"

按语：本例患者首诊时面色暗红，舌尖及两侧有瘀斑，脉来细迟、偶代之象，自感胸闷憋气，甚至背胀、胸前刺痛等症，西医已确诊为"冠心病"，并要求他放支架被拒。我内心也有顾虑，一旦服药乏效，病情加重是有一定危险的。但又不能拒绝患者的诚邀，凭以往治疗此类病症的经验，药用活血通痹之品，对证治之，其效也算较佳。本例患者的治疗效果也算较为满意，那是因为李某虽然年近六旬，但体质不虚，且谨遵医嘱。5 年已经过去，身体依旧基本正常。

类似李某这样的胸痹患者很多，不愿放支架的多半都是有点"任性"的人。医者又不能过分勉强，而用所谓"保守"的方法治疗，加以自我调养得当，大多数也都病情基本稳定，工作、生活未受到大的影响。

各种证型的胸痹病症较多，能够引起胸背胀痛的病种也不少。以上 3 例，仅是较为常见，且病情不算复杂的患者，因而疗效都还算满意。作为传统中医，既要不忘"传统"，还要结合现代医学检查，无外乎尽量减少点疏漏和失误，多给病人点安全、有效。一生不因己之大意而给患者带来不必要的痛苦，即是"阿弥陀佛"了！所以"谨慎"二字，一直监督我要"胆小慎微"，万万不可稍存懈怠！

46. 肝气郁滞，右胁胀闷

曹某，男，40 岁。2012 年 7 月 5 日首诊。自诉："我已确诊的病有胆囊炎、重度脂肪肝、胆囊息肉三种，肝功、'两对半'、乙肝病毒都正常，血脂偏高。除右胁经常胀闷胀痛，偶尔刺痛，容易生气，身体倦怠，小便常黄短，大便经常秘结外，余无明显不适，故而别的没检查过。都说像我这样的毛病吃中药效果较好，也听人说您经常治这样的毛病，但就是要求忌口严苛了点。为了自己的身体健康，严就严点吧！"刻诊：视其形体也不算胖，"将军肚"并不明显，气色精神一般，言谈举止正常，乍一看就像无病之人。问他平时生活习惯如何？曹某言道："没啥讲究，见好吃的就吃，饮酒致醉常事，彻夜不眠算是家常便饭，一日睡到昏黑常有，算是个生活无规律吧！"看他的舌质滞暗，舌苔微黄厚腻；切其脉，沉滑兼弦微迟之象。

病属胁痛，证为肝气郁滞，治宜疏肝理气、利湿散瘀。方用龙胆泻肝汤加减。处方：龙胆草、黄芩、泽泻、栀子各 15g，生薏苡仁 60g，当归尾、赤芍各 18g，丹参 60g，柴胡 15g，青皮 12g，酒大黄（后下）9g，山楂 30g，醋制鳖甲

15g，5 剂。1 剂药煎 3 次，药汁混合一处，早、中、晚食远（饭后 1 小时半许）各温服 1 次，1 日 1 剂。四煎药渣宽水，煎开后加陈醋半斤，适温泡足。要求：饮食尽量清淡，勿熬夜饮酒，早睡早起，适当增加运动量，以配合早日治愈胁痛症。看患者对于这 4 条要求有些为难，我又言道："如果还是你以前的老生活习惯，吃药几乎无效。能做到以上 4 条，不吃药也能把重度脂肪肝降下来，只不过是需要时间长点而已。此患对身体的影响，想必你也已经感受到了。若出现肝硬化，那就更不容易治疗了。切勿只顾眼前，以后还有几十年呐！"看患者还是有些犹豫，我亦无奈。

龙胆泻肝汤的主要作用为清热泻火利湿，用治肝胆实火，胁痛口苦等症；加生薏苡仁以增强利湿之功；加丹参、赤芍以活血；加青皮以伐肝气；加酒大黄以通便秘；加山楂、醋制鳖甲以消脂散结。诸药合用，以疏肝利胆、泻火通便、消脂散结，用于本例患者由脂肪肝、胆囊炎、血脂偏高引起的胁痛胀满等症，亦是临证常用之方。包括早期肝硬化，用之亦有一定疗效。

7 月 12 日二诊。自诉："回家的路上一直在想，您说的话是为我好，现在的毛病虽说还好治，但不治总是个隐患。家人也督促我要认真吃药，所以决心舍掉点口福，配合治疗。5 剂药服后，右胁肝区胀痛已经轻松多了，小便也不黄了，大便解时稍感爽快，效果还是很明显的。"复诊其舌脉，舌质已显稍泽，黄腻舌苔略化，脉来略显缓滑，弦迟之象已不明显。嘱其上方续服 15 剂，服用法及注意仍同首诊。尽剂后做肝胆彩超复查，再定下一步治疗方药。

7 月 31 日三诊。自诉："右胁胀痛早已感觉不到，前天肝胆彩超复查后医生问我吃的什么药？重度脂肪肝已消至轻度，血脂偏高已除，胆囊壁毛糙已不明显，说是疗效可谓甚速。我听您的，还吃药不？这段时间我可没吃肉喝酒，再也不敢熬夜睡懒觉，天天跑步锻炼呢！"观其舌质已见亮泽，舌苔薄黄津润；复切其脉，已见缓滑之象。嘱其汤药续服 5 剂，服用法同前。另取 5 剂，共为细末，炼蜜为丸绿豆大，待汤药尽剂，续服丸药，每服 9g，日服 2 次，用温开水送服，以巩固疗效。

3 年后的秋初，曹某来言道："这几年听您的话，各方面都很注意，体检原来的三种病没有复发，自我感觉胁痛也未明显出现。最近可能是因为天热冷浴过频，身体感到倦怠乏力，右胁及胃脘有点胀闷，所以赶来再看看。"视其面色如蒙垢尘，舌质淡腻，舌苔白厚微润；切其脉，滑濡之象，此为伤于阴暑所致。暑湿困脾，胃失和降，因而脘胁胀闷、倦怠疲乏。遂以芳香化湿法，方用六和汤加减，以治当前暑湿困脾之患。处方：党参18g，漂白术、赤茯苓各15g，藿香、佩兰、厚朴、陈皮、白豆蔻（后下）各12g，生薏苡仁24g，木瓜、滑石各15g，甘草6g，3剂。煎服法同3年前首诊。暂勿饮冷食寒、贪阴纳凉过度，3剂药服下，其患即除。3天后曹某电话告知："哎呀，我还怕胁痛要复发呢！让您说对了，3剂药尚未尽剂，右胁胃脘胀闷已除，身体也恢复正常啦。"

按语：本例因脂肪肝、胆囊炎、血脂偏高引起的右胁胀痛症，为临证最为常见疾患之一，凡是患者能够配合治疗的，多能在较短时间内治愈。若能改变生活习惯，注重自我调养，复发率也不高。如为胆结石引起的右胁胀痛，结石不除，则不时作痛；结石除掉，其痛方愈。但若是肝胆癌症引起的疼痛，治疗起来就很是棘手。有时看到患者疼痛难受的情景，有心无力，甚是无奈！故而同是右胁痛，不同病因引起，治疗效果也就差别很大。

曹某的右胁胀痛症，乃属于饮食膏粱厚味，起居无常，少于运动，日久肝气郁滞、肝血失活所致。故而出现重度脂肪肝、胆囊炎、血脂偏高病症，引起右胁胀闷、时而胀痛、便秘尿黄等症。其舌苔黄腻，脉象弦滑，即为肝胆湿热壅滞、肝气失于条达所致。故用龙胆泻肝汤加减，以清利肝胆湿热、舒郁活血、消脂化积为大法，服药20剂，其患消除，复用丸药以巩固疗效，加以自我调养得法，旧疾未再反复。然而并非所有类似患者都能如此，如不认真治疗，又舍不下"口福"，还懒于运动的，即使暂时治愈，也会随时复发，欲其治愈，难度必会加大。如病情缠绵日久，反复无度，出现酒精肝、肝硬化者，偶亦有之。所以小病早治，轻病即引起注意，早点去掉"隐患"，方为上策。莫等花大钱还治不好的时候才引起重视，"渴而穿井，不亦晚乎！"

47. 左侧胁痛，内有顽疾

方某，女，59岁。2011年4月9日首诊。只见数人护送一位老妇人而来，其中一人告知我说："我母亲在三级医院检查诊断为'慢性胰腺炎'已经3年。住院治疗数次，小诊所、当地中医也都治过，还是经常呼叫左侧中腹部胀痛，影响饮食、睡眠，精神似乎不如以往。我们从远道而来，请您瞧瞧。"刻诊：视其气色精神欠佳，情绪有些不宁，舌质暗红乏泽，舌苔偏厚微黄；切其脉，沉滑兼弦之象。问她饮食消化及二便如何？是否口干口苦？患者言道："好多东西医生都不让吃，我也不想吃、不敢吃，因为吃点不易消化或寒凉、辛辣、油腻的东西，一是胃不舒服，二是左侧胁腹部胀痛，弄不好又要去住院，一住院就是半月、1 个月。小便时黄，大便解时不畅，甚至左胁至小腹憋胀难受，口干口苦偶有，但不严重，即使口干，也不敢饮水太多，多饮则要呕吐。"

综合所见，患者的左胁痛，病属西医诊断的"慢性胰腺炎"，中医称为左胁痛，辨证应属肝脾失和，湿滞中焦（只代表我个人当时看法）。治宜疏肝解郁、利湿通便。方用香砂六君子汤合茵陈蒿汤、血府逐瘀汤三方加减。处方：党参18g，白术、茯苓各15g，陈皮、木香各9g，茵陈24g，栀子、酒大黄（后下）各6g，当归15g，赤芍12g，桃仁、红花各9g，柴胡、香附各12g，甘草6g，6剂。1 剂药煎 3 次，药汁混合一处，早、晚饭后半小时各温服 1 次，1 日半服 1剂。病久体弱，服药不可过急。总宜服下无不适反应，病情有好转为目的。四煎药渣宽水再煎，适温泡足。饮食即如本人所述，切不可勉强食之，尤其是不易消化及发病之物，如荤腥油腻、生冷、辛辣，忍饥、饱食等，均须注意。心情尽量平和，保暖防寒，以求服药有效。

四君子汤（参、术、苓、草）补脾益气；陈皮、木香行滞理气；茵陈蒿汤清热利湿通便；当归和血，赤芍、桃仁、红花活血散瘀；柴胡、香附疏肝解郁。诸药合用，以达到健脾益气、疏肝解郁、清热通便、活血止痛之功。根据以往治疗同类疾患的经验，是为扶正祛邪之法，寄希稳妥有效。

4 月 20 日二诊。自诉："药服下平稳有效，大便解时已较为顺畅，左胁胀痛减轻，这几天未再出现呕吐，精神也略有好转。今天多开几剂，以免我往返劳顿。"复诊其舌脉，与首诊时相比未见明显变化，只是精神略振。嘱其原方续服10 剂，服用法及注意事项仍同首诊。

2012 年 5 月 10 日三诊。问她缘何过了 1 年时间才来复诊？患者言道："自从吃了您的药后，只要饮食注意，不生气，不劳累，不感冒，胁痛就不明显反弹，身体感觉已经基本正常。前段时间因为不慎感冒发热了一次，在当地治愈后，左胁处总有点不舒服，虽然没有胀痛，但还是有点担心，故而再来看看。"视其精神、气色比首诊、二诊时好，舌质淡红而润，舌苔薄黄津润；复切其脉，缓而细匀之象。病情基本稳定，方药也不做较大更动，再服 10 剂，服用法及注意仍同首诊。如感不适，及时来诊。

按语：3 年过去了，方某就这样或 1 年，或半年，如有不适，即来诊治。让她去复查，她却说："我感觉可以就行，复查它干嘛！"从临证而言，左胁痛未再明显反弹，身体、精神等方面基本保持正常；但"慢性胰腺炎"是否治愈？她不去复查，医者又不能勉强，也就无根据下结论是否治愈。仅就 3 年未再住院治疗，以及临床症状的减轻或控制，判断为中药治疗有效。

曾治过多例所谓"慢性胰腺炎"引起的左胁胀痛病人，其年龄、体质、病情、证型大致相近者，即用本例患者的方药，以益气和中、清热利湿、舒郁行气、活血止痛为主要治法，服药基本都有效果。经过对多例患者的观察，病程最长的5年，最短的1年，治疗中病情出现反弹的过半，完全不再反复的为少数，但多数身体并无大碍，生活及一般轻活都无明显异常。还是老生常谈，凡是能够饮食注意、心情保持平和的，则疗效较好，复发率也低。反之，病情极易复发，甚至反复住院，身体越来越差的，亦不为少见。

48. 气滞血瘀，两胁胀痛

黄某，女，53岁。2012年9月3日首诊。自诉："绝经前每次行经都有胸胁胀痛感觉，喝点顺气活血的药就会减轻。绝经后这两年，只要心情不好，随时都会出现两胁胀痛，严重时还像针扎一样刺痛。做肝胆B超、抽血化验等检查，未发现异常。中药治疗有效，但总是复发。有时候弄得我心烦意乱，睡眠不安，偶尔口苦，大便常秘，小便时黄，饮食乏味，全身倦怠，心里老静不下来。有人说我是'更年期综合征'，可是我这胁痛已有几十年了，只不过是绝经后不分时间出现罢了。疼得狠了自然就会心情不好，甚至容易生气。"刻诊：视其身体尚健，听其说话声音洪亮，面色暗红，两颧隐约淡青，舌质乏泽，两侧隐隐瘀斑，舌苔淡黄而厚，略显津液不足；切其脉，滑实而兼小弦。

该患者的胁痛，辨证应为肝气郁滞、肝血失活所致。治法当以疏肝理气、活血止痛为主，方用清肝散加减。处方：当归、白芍、川芎、牡丹皮、栀子各15g，郁金、柴胡、香附、延胡索、川楝子各12g，丹参30g，红花、五灵脂、酒大黄（后下）各9g，甘草6g，3剂。1剂药煎3次，药汁混合一处，早、中、晚饭后半小时各温服1次，每次汤药中加入红糖半两、黄酒一二两，以助活血止痛之功。四煎药渣宽水，煎开后加陈醋适量，适温泡足。要求饮食清淡，勿进生冷油腻寒凉及辛辣燥热之物。尽量保持心情平和，劳逸适度，谨防感冒。

此方归、芍、川芎活血；牡丹皮、栀子泻火；郁金、香附、柴胡、川楝子疏肝理气解郁；丹参、红花、五灵脂散瘀止痛；酒大黄泻下通便；甘草缓急止痛，调和诸药。用于肝气郁结、肝血失活引起的胁胀胁痛症，寄希对证有效。

9月9日二诊。自诉："3剂药服至一半，大便已经顺畅，胁胀胁痛也随之减轻，口苦心烦等症稍有好转。"视其面色暗红及两颧隐青略退，脉舌与首诊时相比尚无明显变化。嘱其上方续服 5 剂再诊。

9 月 20 日三诊。自诉:"两胁疼痛已除,二便也已正常,就是睡眠还不是很好,这也是我的老毛病。"复视其舌脉,面色暗红及两颧隐青已退,略显微润,舌质微泽,隐隐瘀斑已不明显,舌苔薄黄津润;脉来小缓之象。此为气顺血和之征,但不算痊愈之兆。上方去郁金、川楝子、五灵脂,酒大黄减量至 6g,加入酸枣仁 15g,龙齿、珍珠母各 30g,以减少疏肝活血止痛之味,而增强镇静安神之功。续服 5 剂,服用法及注意仍同首诊。

9 月 30 日四诊。自诉:"胁痛未再反复,睡眠已有好转,精神等方面也都基本正常。我不想吃药了,您给我说个小单方经常泡水喝行吗?"再诊其舌脉,已无明显病象。患者不愿再服药,可以小单方继续泡水饮,以巩固疗效。小单方:香附、川芎各 6g,丹参 15g,此为 1 日量,开水冲泡或 1 次宽水煎半小时,放入小暖瓶中,分数次微温当茶饮。功能和血行气止痛。若睡眠不佳时,可用下方。合欢花 15g,灵芝、柏子仁各 6g,服用法同上方。功能养心安神。再加龙眼肉 3 ~ 6g,还可养颜。

按语:临证常见的胁痛病症,无论男女,多数都是肝气郁结、肝血失活所致。至于兼夹寒热虚实的,则应因其所兼,辨其虚实,而后选方用药,治之多能速见效果。患者若能注意自我调养,谨遵医嘱,则此患不难治愈。但若是因为内脏有大病如肝癌、胰腺癌、肝硬化晚期等疾病引起的胁痛,那就很不容易治愈了,甚至疼痛一直伴随。

本例患者就是气滞血瘀所致的两胁胀痛,故见面色暗红,两颧隐青,舌有瘀斑,脉滑小弦,自感口苦、便秘、胁痛、心烦等症,所以用清肝散加减,以解其郁滞而活血止痛,加以通便的酒大黄,因而见效亦速。其后便通痛止,又显露出睡眠不实,故减去舒郁止痛之味,加入养心安神之品,服后睡眠改善,胁痛也未再反弹,续用小方当茶饮,调之而安。

49. 肝气上逆,胁胀头痛

刘某,男,47 岁。2013 年 9 月 12 日首诊。自诉:"我的血压时高时低,高时可达 210/115,低时 140/90,即使是血压最高时也很少头晕,平时更无头痛头晕感觉。就是遇到事情多、时间紧、急躁、做事又不顺时,那就不得了,瞬间即感到头痛头晕、胸胁胀满,甚则气壅目恍,刹那间半边身子都感到麻木强痛,似乎不由我自主的样子!我很怕中风,但做磁共振检查,脑血管未见异常。就是血脂偏高，血糖正常。作为个体业者，生活没规律，应酬又很多，我想这都是吃出来的毛病。这几天又遇到不少事儿，头顶疼痛灼热，两胁胀满，口苦心烦，尿色微黄，大便解时不畅，左手手指屈伸不能自如。朋友们都说早点找老中医看看，以防突然中风偏瘫就麻烦啦。"刻诊：视其形体偏胖，行走不够灵活，面色暗滞，舌质暗红，舌苔黄厚；切其脉，盛实有力，滑而兼弦。

辨证：肝气上逆，阳亢血热。治法：平肝降逆，凉血泻热。方用镇肝熄风汤加减。处方：川牛膝、生赭石、生龙骨、生牡蛎、生龟甲、生白芍、生地黄各 24g，黄芩 15g，丹参 60g，红花 15g，地龙 12g，羚羊角粉 6g（分 3 次吞服），枳实、厚朴各 15g，甘草 6g，3 剂。冷水浸泡 1 小时，煎开后小火再煎半小时，1 剂药煎 3 次，药汁混合一处，早、中、晚饭后半小时各温服 1 次，1 日 1 剂。四煎药渣宽水，煎开后加陈醋半斤，适温泡足。首要是心情平和，精神减压；其次是饮食一定要清淡，切勿熬夜饮酒，要劳逸适度，但要适当增加运动量，体重不可再增加。希望遵嘱，配合治疗。

镇肝熄风汤平肝息风，用治肝阳上亢，脑中热痛、目胀耳鸣、头重脚软、眩晕昏仆等症；加黄芩、丹参、地龙、红花、羚羊角，以助清热息风、凉血活血之功；加枳实、厚朴，以降上逆之气，而缓胁胀胁痛。待其盛实上逆之气势衰，视其脉证变化，而后应变增减药味。

9 月 17 日二诊。自诉："3 剂药服后，从上到下都有如释重负之感，身子轻松了许多，胁胀胁痛也有明显减轻。就像您说的，不能光顾着挣钱，而忽略身体健康。"视其面色略显润泽，舌质暗红稍退，舌苔仍显黄厚；复切其脉，盛实之势略衰，弦滑依旧。问他二便及口苦心烦现在如何？刘某回言："也都略有减轻，但大便解时仍不顺畅。"遂将上方加大黄（后下）12g，续服 3 剂，服用法及注意事项仍同首诊。

9 月 21 日三诊。自诉："多年来我是第一次感到这么舒服，头顶灼热疼痛、眩晕、胸胁胀满气急、口苦心烦等症已除，大小便也已基本正常，按现在的身体情况，不吃药就行了。"视其精神气色续有好转，舌质色转红润，舌苔薄黄津润；再切其脉，盛实有力之势已缓，弦滑之象仍在。提示他若嫌服汤药费时，可将二诊方略作加减，配制成丸药服用，以继续治疗。因为眼前感到的舒服，只是标症气实壅滞、肝阳上亢之势暂衰，而弦滑脉象仍在，肝经湿热未除，若遇到事多焦急或熬夜饮酒等诱因，随时又会胁胀头痛复作。患者闻言，沉思片刻言道："您说的很对，行，行，行，就听您的。"遂将二诊方的地龙加 3g，再加醋制香附、郁金、桃仁各 15g，以助行气解郁、活血散瘀之功。取 6 剂，共为细末，炼蜜为丸绿豆大。每服 9g，日服 2 次，用温开水送服。另外每天晚间用陈醋半斤，加入热水适量泡足，亦可有助于调节血压。饮食清淡等注意事项切勿淡忘。如有不适，及时告知。

后得知刘某又将三诊时加味方自行配制丸药数次，坚持服用 2 年余，他的肝气上逆胁胀头痛症未再明显反弹，身体状况基本稳定。

按语：本例的肝气上逆胁胀头痛症，与肝阳上亢、肝经血热头痛眩晕症的舌象、脉象、症状等，大体上并无明显区别，治则用药也都相近。但刘某不同的是，以气逆胁胀胁痛为主症，其他则为兼症。故首诊时在治相同症的肝阳上亢方面，主方仍用镇肝熄风汤，加入枳实、厚朴二味，即是破气行滞降逆之意。气实上壅之势衰，气有余便是火，阳亢岂不是"火"？气得以降散，火随之泻下，故而服药 6 剂，便自感"如释重负"，上下都觉得轻松，尤其是胁胀胁痛症状减轻得较为明显。所谓"差之毫厘，谬以千里"之说，临证司空见惯，往往病看得没错，但在辨证上稍有差错，用药就会不够灵验。主病治法大致相同，兼症一定要分清轻重缓急。俗话说"枪打出头鸟"，在正气不虚，兼症突出，对患者影响较大的症状，不妨先平其标症。如本患者首诊时的用药，不仅是平肝潜阳，而且行气降逆、凉血活血药同用，这就是治病与治症同施。其实都是治标之法，因为他正气不虚，不必瞻前顾后。但是前两例胁痛症的治法就和此例有所不同，因为他们不属于肝阳上亢、肝气横逆所致。所以用药就得因人、因病区别治之。"大刀阔斧"的治法，并不适应于所有的胁痛患者。

50. 冷浴食寒，肠鸣腹泻

王某，男，30 岁。2012 年 7 月 20 日首诊。自诉："因为天气太热，7 天前晚饭后到坝下泡了个凉水澡，当时感觉很爽，回家后又吃了两块冰冻西瓜，没想到半夜里腹胀肠鸣，一阵阵作痛，后半夜至天明就泻了三四次，早晨饭也不想吃，肚子又胀又痛又拉。在当地诊所输了 5 天液，还吃了止泻药，泻下次数倒是已经减少，但肚子还是膨胀、响鸣，稍微吃点凉东西，随即又开始拉黄汤。尿量不多，颜色深黄，尿道有灼热感。弄得我心烦不宁，全身疲乏，四肢无力。"刻诊：视其面色如蒙垢尘，舌质深红，舌苔白腻；切其脉，濡缓小弦之象。

此为外受寒湿，内伤生冷，闭郁暑气，脾阳受困，湿滞中焦，健运失常，故而肠鸣腹泻，清浊不分，尿黄短少。治法当以芳香化湿、和胃止泻为主。方用六和汤加减。处方：藿香、厚朴各 15g，党参 18g，白术 15g，砂仁（后下）、陈皮、木香、大腹皮各 12g，赤茯苓 18g，车前子 30g，滑石 15g，甘草 6g，生姜 3 片，大枣 3 枚，3 剂。1 剂药煎 3 次，早、中、晚饭后半小时各温服 1 次。药渣宽水再煎，煎开后适温泡足。暂勿冷浴及贪阴纳凉，饮食当以温和容易消化为要。

六和汤功能芳香和胃，渗湿健脾。常用于夏月饮食不调，内伤生冷，外感暑气，或寒热交作，或吐或泻，倦怠尿黄等症。去杏仁、半夏、白扁豆、木瓜，因其无寒热呕吐及腿肚转筋等症；加砂仁、陈皮、木香、大腹皮，以和中行滞而治腹痛肠鸣；加车前子、滑石，以清热利湿止泻。此为夏暑季节外感暑湿、内伤生冷所致肠鸣腹痛、泄泻、尿黄、心烦、倦怠等症的常用验方。一般无兼夹症者，多能服药二三剂即愈，其效甚为稳妥。

7 月 25 日二诊。自诉："肠鸣腹泻已经痊愈，尿色已清，消化已感正常，特来告知于您。"

按语：本例患者因为年轻体健，在坝下很凉的水中泡澡，回家后又吃冰冻西瓜，当夜即感腹痛肠鸣，继而泄泻不止。可能是用止泻药过早，因而泄泻次数虽然减少，但暑湿闭郁在内未化，故脘腹痞闷、消化不良、尿黄量少、腹痛便溏等症未除。暑湿虽然腻黏缠绵，但用药对证，且无其他兼症者，治愈常常不难。若忽略时令六淫，不分风寒暑湿燥火之何因致病，往往使易愈之患迁延日久。或当时症状消除，转眼又出现他患。如本例患者泄泻稍止后脘痞纳差、尿黄倦怠等症的出现，即是未针对致病原因调治，或止泻过早所致。六和汤即是夏月外感暑湿、内伤生冷引起的脘痞倦怠、腹痛泄泻等症的常用良方，若能对证加减，可谓效如桴鼓，药到病轻。加之自我调养适宜，一般都能在 3 天左右治愈，且无任何后患遗留。

51. 肠中积热，泄泻臭腐

鲍某，男，45 岁。2011 年 8 月 9 日首诊。自诉："我平时就肠胃火大，经常烦渴引饮，尿黄便秘，吃西药打针几乎不起作用，吃泻药有时管用、有时不管用，我 1 次买黄连 30g 泡水饮，才可以把火排出去，烦渴便秘得以缓解一阵子。这次可就怪了，莫名其妙的腹泻五六天不止，口也渴，尿也黄，肚子痛一阵泻一次，泻出深黄色稀汤，臭腐难闻，肛门也辣乎乎的痛，吃了几片止泻药，半天没泻，可是腹痛加重，胀鸣加剧，还不如拉出来好受点。"问他腹泻前是否饮酒吃荤腥油腻之物过多？或者夜寐纳凉过度？患者言道："我的肠胃很好，从不忌讳酒肉冷热，可能就是您说的情况，饮酒吃凉拌猪头肉太多，加之睡觉离空调太近，第二天照常喝冰冻啤酒、吃肉，不知不觉地腹胀肠鸣，口干口渴，又把冰冻雪碧、汽水当茶频饮，接着又吃麻辣火锅，一下子可不得了啦！就是我以上说的，肚子疼一阵拉一阵，难受极了！打了好几天针也没管用，还是来请您看看。"刻诊：观其形体健壮，面色黝黑暗红，舌质深红，舌苔黄腻，略显津液不足；切其脉，滑数兼弦而有力。辨证：湿热内蕴，积滞腹泻。治法：清热利湿，导滞止泻。方用葛根芩连汤为主加味。处方：葛根 30g，黄芩 15g，黄连 12g，酒大黄（后下）9g，金银花 30g，白芍 15g，木香 12g，炒山楂、炒麦芽、槟榔各 15g，车前子 30g，甘草 6g，3 剂。煎服法及注意事项同上例王某。

葛根芩连汤清阳明胃腑实热；加酒大黄、金银花、白芍，以清肠中积热而止泻止痛；加木香、槟榔、炒山楂、炒麦芽，以消积导滞理气；加车前子，以利水益阴止泻。用于体实火泻实证，虽无止泻之味，而阳明胃腑实热清、肠中积滞消、小水利，则其泻自止。夹寒脾虚者禁用！

8 月 15 日二诊。自诉："服药头剂腹痛泄泻更甚，服至第二剂时，泄泻次数减少，腹胀肠鸣及肛门灼热减轻，这两天感觉已经没事儿了。"视其舌质暗红、舌苔黄腻已退，脉来滑数兼弦之象转为小缓，湿热积滞之势已衰。看来体实病情不杂之人，病来虽猛，但去之亦速。为巩固疗效，又反复嘱咐他饮食注意一段时间，以温和容易消化为主，暂勿饮酒及陡进荤腥油腻之物，以防重伤肠胃，而致泄泻复作。或每日用真葛粉一二两，分 2 次开水冲服，亦有清胃热、止泄泻作用。患者言道："这好喝，行！行！行！这次搞怕了，以后会注意。"

按语：本例患者积滞火泻的治法为"通因通用"，即泄泻反用通滞泻实攻下之剂。葛根、黄芩、黄连以泻其阳明肠胃积热；槟榔、山楂、麦芽以消积导滞；大黄摧枯拉朽之势推陈泻下；木香理气止痛；金银花、白芍、车前子以清热益阴止泻；甘草清热解毒，调和诸药。用于正实热甚、舌红苔黄、尿黄短少、泻下臭腐、烦渴引饮、脉象滑数兼弦而有力之肠胃积热火泻证，正中肯綮，故而 3 剂药服下，其病痊愈。此为正气不虚、积热盛实之证的用法。若或正气不足，或兼有其他疾患者，不可轻易使用此法。

52. 脾胃虚寒，大便溏薄

余某，男，63 岁。2012 年 10 月 5 日首诊。自诉："身体从小就弱，尤其是肠胃不好，食欲不旺，食量偏小，即使是很注意，也是经常大便溏薄，甚至有人说我是'稀屎痨'，经过不少中西医治疗，总是不能根治。到了 20 岁以后，身体慢慢好些了。可是 60 岁过后，老毛病又开始出现，虽无原来严重，但也是饮食等方面稍不注意，即感到脘腹膨胀，肠鸣溏泻，全身乏力。这半个月以来，不知是天气开始转凉的原因，还是我饮食哪点没注意到，总是脐腹部不温，饮食乏味，肠鸣不断，消化不良，大便溏稀，倦怠乏力。"刻诊：视其形体偏瘦，精神欠振，面色萎黄，舌质偏淡，舌苔白润；切其脉，濡弱之象。

综上所见，辨证当属脾胃虚寒、运化无力无疑。治当温中健脾，和胃止泻。方用参苓白术散为主加减。处方：人参、茯苓、焦白术、炒山药、炒白扁豆各 15g，炒薏苡仁、白莲子各 18g，陈皮 12g，砂仁（后下）、干姜、肉豆蔻各 9g，赤石脂 18g，炙甘草 6g，大枣 5 枚，黄小米 15g，6 剂。头剂冷水浸泡半小时，文火煎开后小火再煎半小时，1 剂药煎 3 次，药汁混合一处，早、晚饭后半小时各温服 1 次，1 日半服 1 剂。脾虚体弱，服药不可过急。四煎药渣宽水，煎开后适温泡足。饮食一定要温和容易消化，且有规律，还要适度增加营养，忌食生冷、油腻、焦硬等不易消化吸收之物。劳逸适度，注意保暖，谨防感冒。

参苓白术散健脾渗湿、和胃止泻，用治脾胃虚弱，饮食难消，脘胀溏泻等症；去桔梗，加干姜、肉豆蔻，以温中祛寒醒脾；加赤石脂以涩肠止泻；加黄小米以补脾养胃。用于本例的脾胃虚寒、运化无力、消化不良、大便溏薄等症，应属对证施治。但由于患者素体脾虚，年龄六旬有余，且年轻时就有脾虚泄泻之患，服药效果如何？有待二诊时方知。

10 月 16 日二诊。自诉："6 剂药没白吃，10 日前 1 天大便四五次，这两天至多两三次，且近似成形，胃口也有好转，饮食知味，膨胀减轻，精神略振。这次只开 3 剂，服后再来看看。"观其面色、舌质、舌苔及复切其脉，均与首诊时近同，可以按患者要求，原方续服 3 剂，服用法及注意仍同首诊。

10 月 20 日三诊。自诉："白天大便 1 次，夜间 1 次，都不算很成形。就现在这个天气，夜里双足暖不热，起夜入厕怕冷。"视其舌质偏淡，脉象濡弱，已服药 6 剂，仍无明显变化，仅仅是大便次数减少，而未完全成形，且夜间下肢不温，必须入厕 1 次，必是脾胃虚寒日久，累及肾阳不足所致。遂将上方去白扁豆、炒薏苡仁、陈皮渗湿行滞之味，加入炮附子、桂心、炒五味子各 6g，以温肾助阳、涩精止泻。续服 3 剂，服法、注意同前。

10 月 28 日四诊。自诉："这 3 天服药后，夜间可以忍一忍不入厕，大便 1 日至多 2 次，逐渐成形，下肢不温略有减轻。"复诊其舌脉，仍无根本变化，复将附子、桂心量加至 9g，再服 3 剂。

12 月 30 日，余某来门诊告知："连续服您的药 15 剂之后，至今大便 1 日一二次，基本成形。饮食消化比以前明显为好，肠鸣膨胀很少出现，精神精力也略有提升。"

按语：本例患者从脾胃虚弱到脾胃虚寒，以后出现下肢不温、"五更泻"的脾肾阳虚，先用参苓白术散加减，虽然对证有效，但起夜入厕怕冷凸显，加入附子、桂心、炒五味子后，由于附、桂量轻，亦是有效而不显著，当二味量加至 9g 时，其患方愈。这是我治疗体弱便溏日久的一贯谨慎做法，总以步步稳效而不出意外为目的。可能有人笑我是"胆小怕事"，然也。不出意外而能治好病，谁不求之？"速战速决"固然更好，那是要因人、因病、因症而言。所有人、所有病、所有症，都去速战速决，则谬矣！暴急之症可以，体实外感者可以，正气不虚肠燥便秘等症者均可以。唯有体弱病杂者不可以。即使某一病症再突出，也不能顾此失彼，以图一时之快。治其实而不伤其正，济其虚而不滞其邪，方为良法也。

以上 3 例，首例王某为夏暑季节冷浴食寒腹泻，方用六和汤乃属和法之用；例 2 鲍某为肠胃燥热火泻，方用葛根芩连汤加泻下之味，治属攻法之用；本例患者，素体虚弱，且便溏日久，方用参苓白术散加味，则近同于补法之用。3 人体质、年龄不同，病程新久亦异，虽然都是泄泻，但选方用药差异很大。此即是"四因（因人、因病、因时、因症）"而区别治之的具体应用。

53. 湿热痢疾，里急后重

蔡某，男，50 岁。2013 年 7 月 30 日首诊。自诉："起初消化不良腹泻，输了 3 天液，加吃止泻药，拉肚子止住了，但是吃饭不香，食量减少，脘腹部胀闷，心烦口渴，有时肠鸣，解便不爽，这几天又出现腹痛下坠，蹲下去许久，只排出少量不太成形的粪便，当中夹有些许红白黏冻，肛门感觉灼热，莫不是成痢疾了？"问他平时饮食习惯如何？蔡某言道："我平时身体很好，啥都吃，不挑食，每顿饭有酒肉更好。"刻诊：视其形体尚健，精神正常，面色偏于暗红，舌质略显深红，舌苔白厚微黄；切其脉，弦滑之象。

由上可见，该患者体质无碍，就是肠胃湿热偏重，故而解便不爽，兼有红白黏冻，且腹痛下坠，已成痢疾征象。治宜清热化湿，兼以消导疏利。方用白头翁汤加味。处方：白头翁、秦皮各 15g，黄连、黄柏各 9g，金银花、葛根各 18g，地榆、槐花、赤芍、牡丹皮各 12g，木香、枳壳各 9g，酒大黄（后下）、甘草各 6g，粳米 15g，3 剂。1 剂药煎 3 次，药汁混合一处，早、中、晚饭后半小时各温服 1 次，1 日 1 剂。四煎药渣宽水，煎开后适温泡足。暂勿饮酒，饮食清淡几日，勿饮冷食寒、纳凉过度，谨防中暑受热。

白头翁汤清热燥湿止痢，用治湿热痢疾，下利脓血、里急后重、肛门灼热、渴欲饮水、身热心烦等症；加金银花、葛根、地榆、槐花、赤芍、牡丹皮、酒大黄，以清热解毒止痢；加枳壳、木香以疏导理气缓痛；加甘草以缓急而和诸药；加粳米以助谷气而护胃。用于体质不虚，肠胃湿热偏盛而致的红白痢下、口渴欲饮、肛门灼热等症，亦是常用有效方。体虚内无湿热，即使有红白黏冻、里急后重等症，而小便不黄、肛门无灼热、不烦渴欲饮者亦慎用。

8 月 5 日二诊。自诉："头剂服后，解便即爽，心烦口渴已解；2 剂服后红白黏冻渐无，腹痛下坠已轻。这两天脘腹胀闷已除，饮食知味，就是不敢犯禁，酒肉都没敢沾边。药是不吃了，因为感觉都已正常，就是来问问还得几天才能大胆吃喝？"视其面色暗红已退，舌质红润，舌苔淡黄津润；复切其脉，弦滑已转为缓匀。舌脉变化与患者感觉吻合，上方可以不必再服。饮食荤腥之味可以缓慢恢复，但不可暴饮暴食，总宜容易消化，而不过热过寒，以免复伤肠胃为要。

按语：本例湿热痢疾的用药亦属"攻法"范围。白头翁汤加清热凉血解毒、导滞泻下之味，乃是寒上加寒，若不是脉象弦滑、舌苔白厚微黄、心烦口渴、痢下红白黏冻、肛门灼热、里急后重等脉证为据，加之本人素体健康，仅为湿热痢疾实证为患，岂敢如此用药！本来痢疾治愈之后，再以和法和其脾胃，去其暑湿，方用六和汤加减调之，但是患者执意不愿再服药，宁愿早点吃好的恢复精力，也不愿再多服一剂汤药。后得知服药后饮食又注意了五六天，即恢复到他原来的吃喝习惯。顺访 2 年，泄泻、痢疾均未再犯。这是他的本身体健使然，脾胃不健者切勿仿效。

54. 心火下移，尿黄淋涩

邹某，男，33 岁。2012 年 5 月 20 日首诊。自诉："每逢饮水少，出汗多，或劳累时顾不上及时饮水，汗出过多仍然坚持劳作，便出现小便黄短，解时尿道涩痛，甚至滴沥不出，小腹憋胀，尿道刺痛，还有几次尿中带血。大便基本正常，心烦口渴明显，严重时烦躁不宁，睡眠不安，肌肤热烫，但量体温正常。若能渴了及时饮水，则可减少复发，即使是有以上症状，也都很轻。这个毛病已经出现过数次，西医诊断为'泌尿系感染'，即俗称的'急性尿道炎'，打针吃西药都能治好，就是每次都需要六七天才行，有时还会更长些。这次是昨天开始的，我想换个方法治疗，吃中药看看效果如何？"刻诊：视其形体健壮，面色暗红，舌质深红，舌苔薄黄乏津；切其脉，沉数之象。

　　按他的脉证而言，五淋之中近似于气淋、血淋实证，因为他做 B 超等检查已排除石淋（泌尿系结石），且每次以上症状的出现大多是受热及劳累时出汗过多，不能及时补水，以致热注膀胱、气化不利所致。而膏淋、劳淋，则多是淋证日久，肾气不足，中气下陷，以致出现尿如膏液、遇劳即发等症。由上可见，本例辨证应为心火下移小肠，灼伤津液所致。治宜清热泻火、益阴利尿。方用导赤散加味。处方：生地黄 24g，川木通 12g，淡竹叶 15g，甘草梢 6g，赤茯苓、牡丹皮各 15g，栀子、黄芩各 12g，麦冬 24g，滑石 15g，琥珀 9g，车前子 30g，2剂。1 剂药煎 3 次，药汁混合一处，早、中、晚空腹各温服 1 次。药渣宽水再煎，煎开后适温泡足。暂勿饮酒，饮食清淡数日，尽量多饮温开水，适当休息两天。

　　导赤散功能清热泻火利尿，用治心火过旺，面赤心烦，口渴而喜冷饮，小便赤涩，淋沥刺痛，甚或口舌生疮等症；加赤茯苓以渗湿利水；加牡丹皮、栀子、黄芩、滑石、琥珀、车前子以清热泻火、益阴利尿、凉血止血，而治尿道涩痛、尿中带血；加麦冬以滋阴生津、清心除烦。此方常用于治疗气淋、血淋之气实热证，心烦口渴引饮，舌红脉数，小便黄赤淋涩，甚至尿道刺痛，尿中带血等症，常获速愈之功。但仅可用于气实热证，若为淋久肾气不足，偏于阴虚火旺，小便淋沥不尽，腰酸神疲，尿中带血色淡，尿道涩痛，脉象细数的，此方不可轻用，当以知柏地黄汤为主，对证加减，以滋肾阴而清虚热。

　　5 月 23 日二诊。自诉："我已经完全好了，以后再犯这个病我还吃中药。人们都说西药疗效快，我看不是所有的病都是如此！"我笑言道："你以后注意点少犯这个病，那不是更好！"邹某问道："如何注意？"首先，不要忍渴不饮水，累了适当休息片刻；其次，常用点清热利尿小方泡水饮；再者，尽量少饮酒，饮食少吃过咸及辛辣之物，即可减少复发，乃至痊愈。患者遂言道："我尽量做到。小方还要您指点。"遂将容易买到而有效的常用小方告知于他：① 鲜竹叶、鲜荷叶、鲜车前草各 30g，开水冲泡当茶饮。② 栀子、黄芩各 6g，生地黄 9g，服法同上方。③ 灯心草 30g，滑石 15g，甘草 3g，服用法同上。三方可轮换使用，以免服用日久乏效。

按语：像邹某这样的因为出汗过多、未能及时饮水而引起的烦渴肌热、小便黄短、甚至尿道涩痛等症，临证颇为多见。只要身体不虚，无其他兼夹症的，及时治疗，一般都能一两天治愈。以后能够在饮食等方面注意，大多都未再明显反弹。邹某首诊时虽然说他复发过数次，每次治疗都需要7天左右，那是他没有注意到致病原因，治愈后忽略自我调养所致。他初诊时面色暗红，苔黄乏津，脉象沉数，显然是热盛耗阴，津液不足引起。故用导赤散尚显药力不足，又加入牡丹皮、黄芩、滑石、琥珀、车前子等味，以增强清热泻火、凉血止血、益阴利尿之功。小伙子体健身无他疾，故能2剂药治愈。由于他已重视，能在饮食等方面加以注意，并用小方代茶饮，之后2年中，尿黄淋涩旧疾未再明显出现。

55. 小便淋沥，遇劳则甚

李某，女，56岁。2013年3月30日首诊。自诉："10年前得过'尿道炎'，治愈后基本未再明显反弹，小便一直正常。这两年遇到劳累或睡眠不好时，即感到气坠小腹，肛门憋胀，好像立马就要解大便似的，其实有时并无大便可解，小便也是滴沥不净，时而混浊，偶感腰酸膝软，倦怠乏力。三级医院检查诊断为'慢性泌尿系感染'，可是反复治疗，反复复发，这次又复发了半个月，打针吃药效果都不明显。听人介绍，专程来请您看看。"刻诊：视其气色精神并无明显病象，面色略显萎黄，舌质偏淡，舌苔白润；切其脉，略显细涩。

由上可见，李某的小便滴沥不净，偶尔混浊，时感腰酸膝软，小腹与肛门憋胀等症，其病近同于膏淋、劳淋，有时也与男性前列腺增生出现的症状相似。本患者的辨证应属于脾肾两虚、中气下陷，故而出现以上诸症。治宜温补脾肾、益气升清。方以补中益气汤、菟丝子丸合用加减。处方：炙黄芪24g，人参、白术各12g，陈皮6g，当归12g，柴胡、升麻各6g，菟丝子、茯苓、山药、白莲子、甘枸杞各18g，炙甘草6g，生姜5片，大枣5枚，5剂。1剂药煎3次，药汁混合一处，早、中、晚饭后半小时各温服1次。药渣宽水再煎，适温泡足。饮食需要温和而有营养，劳逸适度，注意保暖，谨防感冒。

补中益气汤益气升陷，用治烦劳内伤，心悸气陷，脱肛，子宫下垂，一切清阳下陷之症；菟丝子丸补益脾肾，涩精收摄，用治腰酸膝软、肢体倦怠、小便滴沥不净等脾肾不足之症。二方合用，以治脾肾不足，中气下陷，小腹与肛门憋胀、小便淋涩不净、腰膝酸软等症，亦是常用稳验之方。

4月10日二诊。自诉："这5剂药总体效果很好，上述憋胀已经基本消除，腰膝酸软也明显减轻，就是小便还是滴沥不畅。"复诊其脉，仍显细涩，方中加入车前子24g，琥珀12g，以治淋沥尿涩。续服3剂，服用法及注意同首诊。

4月15日三诊。自诉："解小便已经顺畅，未再滴沥不净，其他方面也都还好。您看是否配制1料丸药续服，争取以后不再复发，不知可否？"复切其脉，转为小缓，是为病愈之象。患者要求甚为合宜。便嘱咐她将二诊方去生姜、大枣，取5剂，共为细末，炼蜜为丸绿豆大，每服9g，日服2次，用生姜3片，大枣3枚，煎水送服，白开水亦可。注意事项同首诊时嘱咐。

顺访3年，李某的近似劳淋证治愈。加以自我调摄，未再明显反弹。与她近似的男女患者也有不少，治法大致相同，能够坚持治疗，并加以自我调摄的，尚未见到过久治不愈者。

按语：本例近似劳淋、膏淋，以及男性前列腺增生症患者，其症状大致相似，如小便淋涩，滴沥不净，有时尿道涩痛，时有小腹、肛门坠胀，腰膝酸软，气陷倦怠等症，舌质偏淡，舌苔白润，脉象细弱，多为脾虚气陷、肾气不足所致。以补中益气汤合菟丝子丸二方合用，益气升提，补肾涩精，多可调治而愈。若能自我调摄得法，自会减少复发，乃至完全治愈。

诸淋初起的，多数为气淋、血淋、石淋实证，故用药以治标症为主，清热利尿排石、解毒凉血止血为其治疗大法，一般都易在较短时间内治愈。但若时日延久，亦可导致肾阴虚或肾阳虚。肾阴虚症见手足心热、腰酸脚软、形体消瘦或夜寐盗汗、脉象细数等表现，治宜滋养肾阴，方用知柏地黄汤为主加减；若为肾阳虚的，症见神气怯弱、手足不温或伴畏寒自汗等症，则治宜益肾温阳，方用金匮肾气汤为主加减。不可一概清热利尿，以防脾肾继续受损，病情缠绵难愈。

56. 小便淋涩，阳痿早泄

李某，男，40岁。2012年5月3日首诊。自诉："我的习惯就是坐，上班坐，回家坐，甚至通宵坐，越坐越懒于运动，40岁已经感到不如60岁健康人的身体、精力，腰酸脚软，性生活淡漠，阳痿早泄，最近又出现小便滴沥不净，小腹坠胀不适，偶感心烦气躁。三级医院检查有'前列腺增生'，打针吃药不少，效果都不明显。中医说是肾虚，吃药后手足心热，口渴尿黄，夜寐盗汗，早泄更甚，反而小便滴沥涩痛，有时尿中带血，小腹不适，腰膝酸楚，心烦气躁频繁。难道前列腺增生就这么难治？"刻诊：视其精神、气色一般，舌质偏于红绛，舌苔薄黄乏津；切其脉，沉细而数之象。问他最近吃的是否都是壮阳药？患者言道："我也不懂，只知道有人参、鹿茸、海马、枸杞子，桂皮也不少，别的不认识，一剂药三百多块，一共吃了二十余剂，医生说给我开的都是好药！"

根据患者的表述，结合舌脉反应，所服中药应该是壮阳药无疑。时下辨证乃是肾阴不足、心火偏旺。治法当以滋养肾阴、清泻相火为首要。方用知柏地黄汤为主加味。处方：生地黄（酒炒）30g，牡丹皮、泽泻、茯苓、山药、山萸肉、知母（盐制）、黄柏（酒炒）、怀牛膝各15g，车前子30g，枸杞子、龟甲（醋制）各18g，5剂。头煎冷水浸泡半小时，煎开后小火再煎半小时，1剂药煎3次，药汁混合一处，早、中、晚饭后半小时各温服1次，四煎药渣宽水，煎开后适温泡足。除工作外，尽量少坐，精神减压，保障睡眠，适度运动，饮食温和，暂勿饮酒，注意勿感冒。

知柏地黄汤滋补肾阴，清泻相火，即所谓"壮水之主，以制阳光"。李某的小便色黄、淋涩带血、手足心热、心烦气躁等症，即是肾阴耗伤太过、相火过旺所致，必依此方为主，以救耗散之肾阴；加怀牛膝、车前子、龟甲者，以助清热益阴、利尿通淋之功。眼下切不可再用温肾助阳及清热泻火之剂，以防反助相火炽盛，须防肾阴枯竭；虽然手足心热、尿黄淋涩，乃是壮阳药耗伤肾阴使然，绝非下焦火旺所致。故而壮阳、泻火二法，皆不适宜李某时下脉证。

5月10日二诊。自诉："5剂药服后别的没啥感觉，只是尿道涩痛带血已除，手足心热及心烦气躁大为减轻，小腹不适、腰膝酸楚也略有好转，性生活淡漠还是老样。总的感觉还是您的治法对路。"视其舌质红绛略退，舌苔薄黄津回；复切其脉，由细数转为小缓，此为服药已中病机，相火过旺稍衰之兆。方药暂不更动，嘱其原方续服5剂再诊。

5月17日三诊。自诉："各不适症状继续好转，小便已经顺畅，滴沥涩痛、尿血未再出现，按我的感觉，就算已经治愈。阳痿早泄、性生活淡漠，以后再不会有急迫要求，还是您说的，身体健康，性生活方面自然就会恢复正常。"复诊其舌脉，舌质已现正红微润，苔薄淡黄津润；脉象转为缓匀。肾阴不足、虚火过旺之象已不明显。上方知母、黄柏量各减至6g，以防滋阴泻火太过，有伤肾阳。另加制何首乌24g，当归、肉苁蓉各15g，以助补益肝肾精血之功。续服5剂，服用法及注意仍同首诊。

5月23日四诊。自诉："身体逐步趋向好转，以前不适症状未再明显出现。我也听您的嘱咐，减少久坐，适当运动，半月前做前列腺B超复查，医生说增生比以前较轻，有向好趋势。我想把三诊时的药方多抓几剂，配制成丸药续服，您看可以吧？"观察患者的精神状态较以往为好，可以将三诊时原方取 5 剂，共为细末，炼蜜为丸绿豆大，每服 9g，日服 2～3 次，用温开水送服。最好改变以往久坐习惯，多体育锻炼，争取前列腺增生治愈，不再影响心身健康。

按语：本例所谓前列腺增生的临证表现，与劳淋、血淋的肾阴不足、下焦火旺证相似，故有小便淋涩、手足心热、腰酸心烦等症。方用知柏地黄汤加味，乃是正中病机，自然服下病情趋向好转。若续用补肾助阳之剂，肾阴进一步浩劫，恐非仅仅小便滴沥带血，心烦气躁了！我曾治过一 29 岁男子，因为阳痿早泄，竟然吃壮阳药达 3 年有余，导致除两手尺脉虚浮散大无根之外，余部皆无脉可诊，阴茎、睾丸内缩，小便滴沥尿血，腰膝酸痛，形体干瘦，手足心燥热，动则汗出，连一般工作都不能胜任，乃至不敢见女朋友。孤阳不生，单阴不育，阴平阳秘，精神乃治。这是中医都知道的道理，甚至一般人都懂其中因由。作为患者，千万不要认为名贵药、值钱药就是"好药"，用不对证，人参、鹿茸照样可以"杀人"！故而药物的功效不能用贵贱来评价。是药都有它的作用，关键在于医者如何应用、是否对证？唯有疗效才能证实一切。

57. 中风偏瘫，半身不遂

杨某，男，49 岁。2012 年 9 月 1 日首诊。自诉："我已经中风过 2 次，每次都是右侧脑血管堵塞，住院治疗后，说话舌强，左边上下肢仍然活动不便，穿衣走路都需要人帮助。第二次出院亦近一年，现在上肢依然不够灵活，下肢走路不实，轻一脚重一脚，头脑有时昏沉，脖子僵，睡眠不实，饮食、二便及血压基本正常。一直吃多种西药，做理疗，但是效果都不明显。"刻诊：视其形体精神尚可，就是语言表达不顺畅，走路不稳，略显跛行；面色偏于萎黄，舌质略显暗淡，舌苔白厚微腻；切其脉，右手寸关细缓，左手关尺细弦。

辨证：湿滞血涩，经脉失活。治法：益气活血，通经活络。方用资寿解语汤为主加减。处方：天麻 18g，防风、酸枣仁、羌活、独活各 15g，当归 18g，川芎 15g，黄芪、丹参各 60g，红花、赤芍各 15g，地龙 12g，羚羊角粉 4.5g（分 3 次吞服，汤药调下），川牛膝 30g，甘草 6g，6 剂。头剂冷水浸泡半小时，冷水煎开后小火再煎半小时，1 剂药煎 3 次，药汁混合一处，加入鲜竹沥两匙、姜汁半匙，早、晚饭后半小时各温服 1 次，1 日半服 1 剂。药渣宽水再煎，加陈醋半斤，适温泡足。饮食以温和容易消化吸收为要，注意保暖，谨防感冒。加强锻炼，促进肢体功能恢复。精神减压，情绪放松，以免影响疗效。

资寿解语汤原本治疗中风舌强不语，风入脾脏，半身不遂等症，此处加减幅度较大，主要用于祛风除湿、活血通络，以治头昏颈强、半身不遂。杨某因为脉证并无明显寒象，故减去附子、官桂不用，加入独活、当归、川芎、黄芪、丹参、红花、赤芍、地龙、川牛膝、羚羊角粉等味，以增强祛风除湿、凉血活血、舒筋活络之功。此亦是个人治疗中风偏瘫，寒热、虚实、痰阻等象皆不明显的常用之方。疗效虽不算显著，但还稳妥有效。待脉证有所变化，药味亦要随变而变，并非一方服用始终。

9月11日二诊。自诉："6剂药服后，头脑感觉清醒了许多，头重脚轻有好转，下肢无力好像变化不大。"复诊其舌脉，皆与首诊时相似，可能与2次中风时日偏久有关。头脑已经清醒，亦是用药有效之兆。中风本来就是脑血管问题，故而先从头脑开始有效，也是用药施治的本意。嘱其原方续服6剂，煎服法及注意同首诊。

9月22日三诊。自诉："疗效仍如前6剂，同时睡眠、精神也有好转，说话好像利索些，总之病情在继续向好的方向转变。若能把我的腿再调治得有劲儿点，那才更好。"观其走路比首诊时稍稳，舌质略泽，白厚舌苔略化；切其脉，仍与首诊时相近。考虑湿滞血涩、语言不清、头脑昏沉等症已轻，治法亦需要变更，遂用补益肝肾法，以强壮腰膝。方用独活寄生汤加减。处方：独活15g，桑寄生、当归各18g，熟地黄24g，怀牛膝、杜仲各18g，人参、茯苓各15g，桂心6g，生黄芪、巴戟天、金毛狗脊、薏苡仁各30g，木瓜15g，甘草6g，10剂。煎服法及注意事项仍同首诊时所嘱。服药如病情继续好转，尽剂再诊；如有不适，及时告知。

10月5日四诊。自诉："上次服药期间，最麻烦的下肢无力已有起色，上坡稍感有力，下坡酸软程度减轻。这几天人们看到我说：你好多了！虽然与病前感觉还有差距，但我对治疗效果很满意。要求上次原方汤药再服10剂，另外喝药酒不知是否可以？或者制成丸药吃，这样更方便，你看行不行？"视其走路已较平稳，听其言语表达，已与常人无明显区别。舌苔薄润，舌质微红；复切其脉，虽仍细缓，但弦象已不明显，微显有力。患者的要求也是我治疗此类慢性病的常用方法，符合治疗要求。嘱其三诊方汤药续服10剂，服用法仍如首诊时所嘱。另取6剂，加入三七（打碎）、丹参各120g，鹿筋、续断、天麻各90g，用纯玉米大曲白酒30斤，浸泡于小口细釉陶坛中密封口，3个月后即可取饮。每次饮小半两，日饮2次。亦可加热外擦疼痛麻木僵硬处不计时。饮酒期间要经常量血压，如引起血压偏高，或者稍有疼痛眩晕感觉，应立即停饮药酒。虽然方中药物并不会升压，但还是谨慎点为好。

为了安全起见，最好还是将泡药酒的方药原方原量，共研细末，炼蜜为丸绿豆大，每服 9g，日服 3 次，用温开水送服。这样比较安全，也不影响疗效。只不过比药酒发挥作用偏慢点。患者闻言说道："我两种都配制，只要不影响血压波动，两种同时服用，药酒少喝点，这不都安全了嘛！"我笑言道："你想的比我还周详啊！这样甚好。以后如有不适，及时电话沟通。"之后的 3 年多，杨某介绍来不少与他相似的患者，顺访得知，一切都还正常。

按语：该患者在 3 年内连续 2 次中风，幸亏速到大医院治疗，后遗症还不算严重，仅是留下头脑昏沉、语言表述不够顺畅、下肢酸软无力等症。在我这里用汤药调治不到 3 个月，上述诸症都有明显好转，继用药酒、丸药续治，肢体功能逐渐恢复到正常。不到半年时间，工作已不受影响。在这 3 年多时间里，病情未出现反复，治疗效果还算是满意。

初诊时因为头脑昏沉，语言不清，肢体活动受限，故首选方用资寿解语汤为主加减，以疏风通络、祛痰解语；待以上症状明显好转后，凸显出腰腿酸软乏力等症，乃是病久肝肾不足、精血亏乏所致，因而改用独活寄生汤为主加减，以补益肝肾精血，强壮腰膝，而使头重脚轻、腰膝无力等症逐渐消除，肢体功能恢复，工作正常。

这类患者之多，难以胜计。而且得病年龄趋向年轻化，不到 40 岁偏瘫者屡见不鲜。预后并不是年轻体壮者就好，而是早发现，早治疗，甚至分秒必争，还要到医疗机构治疗。能在病情稳定后的 3 个月内加强康复理疗、抓紧时间自我锻炼的，大都能够功能恢复正常。反之，有时拖延几分钟亦有丧失生命的危险（中医称为真中风，有朝患夕死之说，即脑出血）！或者病情稳定后不愿锻炼，或者不接受继续调治的，大多都是"以歪就歪"，歪下去肢体功能就很难恢复。即使不是医者，也能看到很多患者的结局，懂得以上所说的道理。

58. 肝癌未罢，又患肺癌

商某，男，65 岁。2013 年 9 月 3 日首诊。自诉："半年前因为肝区隐痛胀气，在某三级医院肿瘤科检查诊断为肝癌，并怀疑肺部转移，但还不能确诊。住院 1 月余，先做介入治疗，几次后身体有些受不了，个人要求出院。听人介绍，特来请您用中药调治。因为我看到比我还年轻的患者，即使是做手术，之后又做放化疗，效果也不是都很好，一些人甚至几个月就死了。我想何必受那个罪呢，保守治疗，至少少受点痛苦。我也想开了，死活听天由命，您不用担心，尽力调治就行。"患者看来是个明白人，我尽管给他说实话自己连三分把握都没有，以前虽然治好过几个癌症，但心里一点底气也没有。可是患者总是反过来安慰我，无奈只有硬着头皮、战战兢兢地边探索、边试着用药，心里总想着千万莫出意外！

视其年逾六旬，气色、精神尚可，舌质暗红乏泽，舌苔黄厚乏津；刚欲切脉，患者言道："右手血管做过放疗，脉象已经摸不着了。"左手脉来，寸、关偏于滑数，尺部沉滑，关部兼弦；切其右手，正好寸口处脉管有明显硬结，脉来无论如何细寻，只能感到模糊不清。问他饮食、睡眠等情况如何？患者回言道："食欲消化都很好，就是因为有糖尿病，血糖一般都在 12 以上，想吃也不敢大胆吃。睡眠一般，肝区偶感胀闷，大便略显秘结，有时口苦，小便微黄。家务活都是我做，因为老婆有冠心病。"

根据舌脉及症状表现，综合分析判断，辨证应属肝经湿热偏旺，肝血失活。治法暂以清热利湿、活血散结为主，方用茵陈蒿汤合血府逐瘀汤加减。处方：茵陈 30g，栀子 12g，酒炒大黄（后下）7g，当归、生地黄各 15g，桃仁、红花、赤芍各 9g，丹参 30g，醋炒柴胡、醋炒香附各 12g，醋炒鳖甲 15g，野葡萄根 30g，八月札 15g，甘草 6g，粳米 9g，6 剂。1 剂药煎 3 次，药汁混合一处，早、晚饭后半小时各温服 1 次，1 日半服 1 剂。年龄偏大，缓服出于稳妥考虑。尽量保持心情平和，切勿忧虑焦躁。少吃荤腥油腻、辛辣燥热、生冷寒凉及发病之物，以五谷蔬菜为主，温和容易消化为要。不可劳累过度，注意保暖防寒。

此方主要功能为清热利湿、凉血活血、软肝散结，曾治过肝癌、胰腺癌、肝硬化等顽疾，只能说是有一定疗效，如通便、退黄、减轻胀满等。欲求有多大把握治愈以上诸病，则完全不可能。即使在近二十年中治愈过三五例以上某些癌症，也说不清其中缘由。因为源源不断的癌症患者，几乎天天都有来诊者，近在咫尺的有，远在数千里之外的也有，有些患者甚至不容我说实话没把握治疗此类疾患，感觉我要推辞似的，即刻泪流满面！我很同情他（她）们的病苦，无奈只有竭力以治之。患者得上顽疾，已经是够可怜的，岂能再伤及他们的求生愿望！此案亦不例外，照常是战战兢兢地用药，希望服下有效。

9 月 13 日二诊。自诉："服药没多大反应，仅是二便已经顺畅，肝区略感舒适而已。"复诊其舌脉，均与首诊时相同。服药既无"多大反应"，说明还算平稳，原方续服 10 剂再诊。

9 月 30 日三诊。自诉："我以后每周只服 3 剂，到 12 月初复查后，看看结果如何，再来诊治，您看可以吗？"视其舌质、舌苔仍未见有明显变化，脉象与首诊时亦相近，问他精神、饮食及肝区感觉如何？患者言道："都还平稳，肝区以前的胀满在逐步减轻。"鉴于服药后脉证并无明显变化，便同意他的要求，每周服药 3 剂，待复查后再定是否更动方药。

2014 年 1 月 15 日四诊。自诉："复查后专家、主任看后说病情稳定，癌肿有微微缩小变化，并支持续用中药调治。这段时间别的没啥感觉，就是有点气虚乏力，您看加点啥药？"复诊其舌脉，因为右手脉象难寻，余与首诊时比无明显变化。患者要求甚合情理，已服利湿散结药 3 月余，是到考虑加入扶正之味的时候了。遂在上方中加入生黄芪 30g，人参 9g，以补脾益气，辅助正气。每周仍服 3 剂，如无其他不适出现，到下一次复查后，看病情变化待定。

2015 年 9 月 5 日五诊。自诉："去年的药一直吃到上个月，当中复查过 2 次，肝癌病情依然趋向稳定，但是肺部可疑癌细胞转移仍不能排除。上月因为一次较重感冒，肺热咳嗽，经住院治疗复查，肺部癌变基本定性。考虑到肝癌尚未完全治愈，又有糖尿病及血压有时偏高，年龄接近 70 等情况，专家还是尊重我的意见，不强调手术或放化疗。我现在也拿不定主意，特来请您斟酌决定。"问他现在的自我感觉都有哪些不适？患者回言道："自上个月感冒后，咳嗽就没断过，右侧胸前隐隐作痛，有少量黏痰，精力也比以往差些，其余都还可以。"我遂言道："我的能力已经给你亮底，治这类病一点把握没有，只是想方设法用药，哪敢随便做主？"该患者和我很熟，他的心理素质也很好，所以敢跟他说实话。商某沉思了许久言道："我也说实话，在这两年多时间里，亲眼看到认识的人患上肝癌、肺癌的，比我年龄还小、家庭各方面情况比我好、得病时间比我短、没少花钱在大医院治疗的，还不是不少都死了。我还是吃您的中药慢慢调治，您不要有太大的压力，我啥都想得通。"

复诊他的舌脉，舌质、舌苔和首诊时几乎相同，脉象略显虚弱。拟以益气祛痰、清热散结法，方用自拟治肺癌方，细心调治。处方：生黄芪 45g，人参 9g，茯苓 12g，清半夏、陈皮、浙贝母、桔梗各 9g，黄芩 12g，龙葵、野荞麦根、蒲公英、鱼腥草、白花蛇舌草各 30g，海蛤粉 15g，甘草 6g，粳米 15g，6 剂。服用法及注意仍同首诊。特别要加倍注意谨防感冒，切不可过度劳累，心情要保持平和。方中人参、黄芪益气扶正；茯苓、陈皮、半夏渗湿祛痰散结；桔梗清肺，载药上行；黄芩、龙葵、野荞麦根、蒲公英、鱼腥草、白花蛇舌草、海蛤粉清热解毒、消肿散结；甘草、粳米益脾胃而调和诸药。此方已经应用近20年，仍在继续使用。曾治多例不同证型的肺癌，当中有因人因症稍作加减的，总的还算比较有效。

2016年3月10日复诊。患者自诉："五诊时的方药经您稍作加减，如半夏用到15g，龙葵用到60g，减去野荞麦根，换以芭蕉根鲜品120g（干品30g），又加铁树叶干品15g等，共服药半年，又全面复查过1次，肝癌情况依然稳定，未见波动；肺癌肿块未见缩小，但也未发展。他们建议继续中药调治。"复诊其舌脉，除左手脉明显偏于细弱外，余无明显变化。遂将上方人参量加至15g，生黄芪加至60g，嘱其不再使用铁树叶、芭蕉根、野荞麦根三味，因为正气逐渐虚弱，故而减掉清热散结之品。余药继续调治，注意事项同前。

截止到2016年12月20日止，该患者仍在用3月10日方调治。时间已过去3年余，无论肝癌、肺癌，都难以结论疗效优劣，因为两病都还在，而患者的体质、精神却显得已不如3年前。这类病咋就这么难治？眼看着病人的痛苦，仅仅有体恤患者之心，而无治愈疾病之力，作为医者内心的苦苦煎熬，不知是否有人知晓？哎！做医恁难。

按语：本例患者无论调治肝癌或肺癌，耗时3年余，仍不能治愈一患，想想颇感愧疚！纵然是废寝忘食，也想不出良方妙药，只能是见症治症，而无治愈之良法。凭心而论，实在是不愿写这类病案，无奈几乎天天都有癌症患者来诊，只有如实举例描述本人的真实能力，告诉众人，不要过分相信传闻。

如前几天遇到一半岁女孩儿，也是来求治顽疾的，看着她那幼小身躯，双目肿胀变形得可怕，听着她那颤弱凄凉的哭声，以及她家人介绍在一线城市大医院检查诊断肝癌转移到多个脏器、部位，目前国内外尚无法治疗的讲述，不仅我心里在流血，眼泪也强忍不住往外流，室内十余候诊者及医护人员都是表情凝重，目光不约而同地投向这个幼小的癌症小患者。大家鸦雀无声，不少人还在流泪，可见怜悯之心，人人有之。我轻轻地摸摸小患者的手和脸蛋，她竟然忍住啼哭，吃力地对我笑笑。这一笑不打紧，我的心像刀扎一样震颤，眼泪咋也忍不住，一涌而出！我心里说："小孙孙，爷爷懂你的心，可我没有本事去掉你身上的病魔啊！恳请你原谅我吧！"从此以后，那个小患者的笑就像钉子一样，钉在我的脑海里咋也忘不掉！如此幼小柔弱的身躯，竟然被顽疾折磨得这么痛苦，有谁不心痛啊！而她那顽强的一笑，明明是希望我救救她，可是我没有本事啊！孩子，爷爷空活七十余年，行医超过半个世纪，却眼看着你那么受罪，而我却束手无策，老朽实在对不起你呀！我不求你原谅，但望你理解啊！"尽管如此，现在仍有各种癌症患者陆续来诊，我无不至诚地告知他（她）们：这是我的短项，胸无良策，充其量也就是现学现用，甚至连"招架"之功都没有！可是，每当我张口，患者及其家人要么潸然泪下，要么还对我安慰、鼓励，这叫我如坐针毡，简直就是不知所措。既不能推辞，又无良方可医，都是在无可奈何的情况下，勉强予以"接招"。只要遇到疗效欠佳，或者病情似欲逆转时，我就越加内心煎熬，甚至战战兢兢，唯恐在吃我的药期间出现意外不测！可我又苦无良策，只有艰难地应对。所以我不愿写这类内容，因为很少有顺利治愈的病案。

59. 胃痛腿痛，副乳便秘

陈某，女，50岁。2011年3月15日首诊。自诉："我只要胃部开始胀痛，膝盖处也随之肿痛，严重时不能走路，伴腰部酸胀，同时胃里燥热烦渴，胀闷疼痛，大便虽不秘结，但解便艰难，胀闷难受。几年中去过不少家医院，西医检查有'糜烂性胃炎''膝关节炎'等；中医说是'胃脘痛'胃火旺、'风湿痹痛'、'腰腿痛'等，但是治疗有的有效，有的无效。即使有效，也不持久。如此已有四五年，病情不但没好转，而且还在加重。听您的徒弟介绍，特来求治。"视其面色萎黄乏泽，情绪稍显不安，走路有些吃力，双膝盖微肿、微热、微红；舌质偏于暗红，舌苔偏厚微黄，津液不足；切其脉，沉滑兼弦微数之象。

病为胃脘痛偏于胃热，膝关节肿痛为痹证偏于湿热，以往中医诊断应属无误。至于用药细节，则不得而知。像患者这样胃痛膝盖痛、胃不痛时膝盖痛也轻的患者，临证并不多见。综合舌、脉、症分析，应与脾胃湿热有关，胃与宗筋相关，胃恶湿恶热，湿热所伤在胃则气滞胀满，故而胃痛胃胀，大便滞涩；在肢体则沉困强滞，湿热聚于关节，则痛则肿，故见胃痛则膝盖亦肿胀疼痛，患处偏热。治宜清热燥湿、活血通络。方用防己汤为主加减。处方：防己、木通、槟榔各15g，生地黄18g，白术、苍术各15g，黄柏12g，水牛角片、川牛膝各18g，赤芍15g，生薏苡仁、生石膏各30g，知母15g，甘草6g，3剂。1剂药煎3次，药汁混合一处，早、晚饭后1小时各温服1次，1日半服1剂。药渣加陈醋、白酒各约半两拌匀，加热布包敷患处不计时。饮食尽量不偏热偏寒，总以温和容易消化为要。保持心情平和，劳逸适度，保暖防寒，注意勿感冒。

防己汤功能清热燥湿，原本用治脚气足胫肿痛、憎寒壮热等症，今去川芎，换以赤芍，另加入川牛膝、生薏苡仁、石膏、知母4味，以增强清热渗湿、活血通络之功。试图上清其胃中湿热，下利其关节而消肿，以治湿热为患之胃热胀满、膝关节肿胀疼痛。寄希能够切中病机，服药后症状缓解。

3月21日二诊。自诉："遵您所嘱，内服外敷，胃部燥热及双膝肿痛等症都已减轻。"视其情绪微烦已除，复诊其舌质、舌苔及脉象，均与首诊时相近，看来她的湿热的确较重。遂将上方的黄柏加3g，川牛膝加12g，生薏苡仁30g，另加酒大黄（后下）9g，续服6剂，服用法及注意仍同首诊。

4月25日三诊。自诉："上药服后，无论胃胀膝肿，都有显著减轻，感觉就像病好了一样。也不知道啥原因，这几天病情开始反复，虽无原来严重，但是害怕再反弹到原先程度，因而赶紧再来看看。"视其精神比以往要好，舌质暗红已不明显，舌苔薄黄偏厚津润；复切其脉，沉滑微弦之象。问她大便是否已经顺畅？患者言道："服药期间顺畅，之后偶尔还是滞涩难解，但比以往要好。"嘱其将二诊方续服5剂，服用法及注意同首诊。

患者就这样连续调治十天半月，症状基本消除后停药，感觉欲复发时，又服药5剂、10剂的。半年后胃胀胃痛、膝盖胀痛等症基本控制，未再明显反弹。到翌年秋天，陈某又来要求治疗"副乳"。诊治过程如下。

2012年9月30日四诊。自诉："以往的毛病只要各方面注意，已经基本未再明显复发。其实原来右侧腋窝就有'副乳'，但是影响不大，肿块小，最近几个月肿块在变大，感觉胀痛连及前胸近腋窝处、后背肩胛骨处，肿块已有鸡蛋大。医院说要切除，我有点害怕，听说您能用药治好，故再来麻烦您调治。"复诊其舌脉，与三诊时相似。遂拟以活血消肿、软坚散结法，仿照夏枯草膏方加减。处方：夏枯草30g，当归18g，川芎、浙贝母、清半夏、陈皮各12g，海藻、昆布各15g，生黄芪30g，炙穿山甲3g，鹿角霜15g，蒲公英30g，生甘草9g，5剂。煎服法及注意基本同首诊，药渣亦可热敷双膝，之后加热水适温泡足。心情一定要平和，切勿忧思恚怒。

夏枯草膏功能养血散瘀、软坚散结，原治瘰疬肿痛，无论已溃未溃。加入之味，乃是增强清热解毒、消肿散结之品，以助原方益气养血、消肿止痛之功。此方已治愈多例所谓"副乳"，得病时间较短者，一般都在10剂以内肿块消散，胀痛随除，乃至完全治愈。本例患者得病时间较长，可能需要时日治愈。

10月9日五诊。自诉："副乳肿硬略软，疼痛减轻，肿块似有萎缩感觉。"问她服药期间对胃及双膝是否有影响？患者言道："胃部稍感不适，但无大碍。双膝无影响，前病基本稳定。"为加快消散肿块，上方穿山甲加3g，另加牡蛎24g，再加白术 15g，以燥湿健脾。续服 20 剂，服用法及注意仍同首诊。服药期间如感效果欠佳，肿块未见继续消散，或者前症稍有反复，须及时来诊；如 20 剂药能将副乳消去大半，疼痛减轻，同时无不适反应，待 1 个月后尽剂，再来复诊。

11 月 15 日六诊。自诉："副乳肿块由鸡蛋大已消至指头顶大，腋窝及前胸疼痛已不明显，胃痛、腿痛亦未明显反弹，自我感觉身体、精神也有好转。"视其面色微红润泽，动作言谈正常。舌质微红津润，舌苔薄白；复切其脉，细缓而匀，略显无力，弦数之象已不明显。上方减去蒲公英、夏枯草清热解毒散结之味，换以党参 24g 益气扶正，白芥子（微炒）12g，以消痰散结，续服 5 剂。

2015 年 12 月 5 日七诊。自诉："这 3 年中，虽然副乳未能彻底消除，但已无明显不适，比起初诊时鸡蛋大肿胀，衣服、被子挨着都疼，连及胸前、腋下等处的情况，现在就跟好了一样。以前的胃痛、腿痛、膝肿，也都未再明显反弹。虽说比别人吃药时间长，但我这毛病都好几年了，治过的地方也不少，我对您的治疗效果，从内心里说，还是很满意的。"

按语：本例患者初诊时对胃痛、腿痛毛病深感苦恼，按她说的"胃痛就够难受了，同时腿痛膝肿，连走路都困难，还不说腋下有副乳胀痛，弄得吃不香、睡不好，无精打采。"因为开始她并未言及"副乳"，故以治疗胃痛、腿痛为主，如治湿热脚气法，方用防己汤加减，以清胃腑湿热，而治胃痛燥热便涩、腿痛膝肿微红，幸得切中病机，病情逐步好转。待其胃痛、腿痛症状基本消除之后，方言及副乳一患，故在权衡用药不影响前症的情况下，选用夏枯草膏方为主加减，以清热解毒、软坚散结之味治之。由于其患日久，且肿块较大，疼痛较甚，故服药时间较长。患者对用药治疗效果还是满意的。且不言胃痛、腿痛，就所谓副乳一患，这是我治疗时间最长的一例。一般 40 岁以下，患病时间不超过半年的，都未超过 10 剂药即可完全消除，治愈后顺访 3 年以上，尚未见到过复发的。

此案并非疑难症候，只不过是同时在一人身上出现多种病症，这类一人同时身患多病的，临证可谓屡见不鲜。只要患者不心急求快，甚至希望一次性治愈所有疾病，不给医者施加过大压力，知道自己的毛病复杂，并配合医者有条不紊地调治，不少疾患看似疑难复杂，其实大多都能治愈。反之，不管自己毛病的新久、难易，或者在他处治疗过多长时间，一概要另一医者一次用药、并在短时间内完全治愈所有疾病，不知道他医是如何想的？我一听到这样的要求，心里就连连摇头，除耐心地给他（她）们解释外，又能如何？

60. 鼻渊鼻塞，胸痞打鼾

李某，男，35 岁。2013 年 11 月 3 日首诊。自诉："慢性鼻炎，鼻甲肥厚，已近十年，经常鼻塞，有时头闷头痛，甚至胸前痞闷，痰涎较多。家人说我睡觉打鼾之状，犹如雷声吓人。中西医都治过，皆是轻松一时，不久症状如前。这个病以往对身体没啥影响，所以也没太在意。近来已感到容易疲倦，复查还是原来的老问题，其他方面都无异常。"刻诊：视其形体偏胖，面色乏泽，舌质色暗淡腻，舌苔白滑微厚；听其说话声音失于清爽，似有痰滞之状，鼻音明显沉闷，近乎风寒感冒鼻塞；切其脉，濡滑之象。

由上可见，此人湿痰偏重，阻遏上窍，以致肺气失于宣畅，因而出现以上诸症。治宜燥湿祛痰，辛通鼻窍。方用二陈汤合辛夷散加减。处方：姜半夏 12g，茯苓 18g，橘红、辛夷、白芷、升麻、藁本、川芎、防风各 15g，细辛 5g，苍耳子、石菖蒲各 15g，甘草 6g，生姜 5 片，6 剂。1 剂药煎 3 次，药汁混合一处，早、中、晚饭后半小时各温服 1 次。四煎药渣宽水，煎开后适温泡足。饮食需要温和偏于清淡，节酒戒烟，勿食寒凉油腻之物，注意保暖，谨防感冒。

二陈汤燥湿化痰，用治痰涎壅滞、胸膈痞闷、头眩心悸、舌苔白腻、脉象濡滑等症；辛夷散辛散通窍，常用于肺经湿热上蒸于脑，而生鼻渊，时流浊涕，头痛鼻塞，或生息肉等症；加苍耳子发散风湿，上通脑顶，外达皮肤，而治头痛鼻渊等症；加石菖蒲芳香开窍，祛湿逐风，除痰宽中，乃是助其主方祛痰通窍之功。此方仅可用于湿痰壅盛偏于寒者。若属肺经湿热，口腔干燥、吐痰色黄等症者，可去生姜、姜半夏、白芷、细辛等辛温之味，换以黄芩 15g、生石膏 30 ～ 60g、浙贝母 9 ～ 15g、薄荷 15g、桔梗 12g 等清肺化热痰之品，以对证施治，不可不分寒热，照搬使用。

11 月 10 日二诊。自诉："自己感觉胸脘痞闷已减轻，呼吸通畅多了，家人说我睡觉打呼噜的声音也小了，不像以往那样响声如雷，持续不断。可能是睡眠好了，头闷也有减轻，精神也舒畅了，就是稍感口渴，但不想饮水，总之效果满意。"视其舌质略泽，舌苔已转为薄黄津润；闻其说话声音稍感顺畅，鼻音沉闷略轻；复切其脉，濡滑转为缓滑，湿痰上壅之势已缓之征。原方药味不变，服法改为 1 日半服 1 剂，中午 1 次减去，余如首诊时所嘱，续服 6 剂，尽剂再诊。

11 月 22 日三诊。自诉："按我自己的感觉，鼻炎的症状已经不明显了，可是家人还要我来看看，巩固下疗效。"复诊其舌脉，首诊时寒痰偏盛之象都已基本消退，但是难免不再复发。如风寒感冒、过食荤腥油腻及寒凉之物等，都可诱发旧疾鼻渊。嘱其上方再服 3 剂，服用法同二诊。另取 5 剂，生姜换干姜 6g，共为细末，每服 9g，日服 2 次，用辛夷、薄荷各 6～15g 轻煎取汤送服。

按语：李某的寒痰壅盛所致的鼻渊、头闷、胸痞、鼻塞声重、夜寐打鼾等症，方用二陈汤合辛夷散加减，以辛温通窍、温化寒痰之法，共服汤药 15 剂、丸药 1 料之后，加以饮食等多方面自我注意防护，疗效基本得以巩固。近三年中，旧疾未再明显反弹。与刘某相似症状的鼻渊患者，用以上方药治疗后，即使不能彻底断根，也可以减轻大半不适症状，基本不影响正常工作、生活，但这仅是指湿痰壅盛者而言。若属肺经湿热偏盛，上蒸于脑，而生鼻渊、鼻息肉者，则见时流稠涕色黄，头痛鼻塞，或咽干口渴等症，则又当去半夏等味之辛温，换以浙贝母、黄芩、鱼腥草、薄荷等辛凉清肺化痰之味，可以明显减轻不适症状，加以饮食等方面注意，基本治愈者亦不少见。若属鼻腔生疮或息肉，则用中医外科相关方治之，除癌症外，一般都能基本治愈。

鼻渊症状较轻的，用辛夷、薄荷、黄芩各 6～12g，白芷 3g，为 1 日量，开水冲泡当茶饮，亦可减轻鼻塞头痛等不适症状。或用辛夷、苍耳子、白芷各选 1 味，6～12g 为 1 日量，开水泡饮，亦有减轻症状作用。夏季鲜薄荷叶、鲜荷叶各适量泡水饮，尚有清暑通窍之功。

二、外科常见病症近期治验案例选辑

61. 足掌手掌，脓疱连生

吴某，男，19 岁。2016 年 11 月 30 日首诊。听其家人介绍："孩子 50 天前因为脚掌生脓疱疮，溃烂流黄水，旧疱未愈，新疱又生，痛痒交加，致使走路困难，到某三级医院皮肤科住院治疗。治疗 1 个半月，可以说一点效果都没有，反而足掌传到双手手掌，大小脓疱重叠，整个手足掌侧溃烂，连走路、端碗、拿筷子都艰难。问何时能够治好？回答是：'这病难治，半年后看看咋样。'不但影响孩子上学，还要大人专门伺候，我们也都上班，半年时间影响多大呀！何况还说'看看咋样'，我们心里很着急啊！"观患者双手、双足整个掌侧如上所述，肿胀溃烂，脓水浸淫，指趾屈伸艰难，走路拖腿皱眉。小伙子身体倒还健壮，一个手足掌侧脓疱疮竟把他弄成这样。观其舌质暗红，舌苔黄厚微腻；切其脉，滑数之象。问他是否尿黄、便秘、口干口苦欲饮？患者回言道："尿色微黄，大便解时不够顺畅，口苦口渴，但饮水不多。"

由上可见，此患乃是湿毒偏盛，毒聚掌侧，故而溃破浸淫，痛痒交加。治宜清热燥湿解毒，消肿止痛止痒。方用二妙散加味，内服外洗。处方：黄柏15g，苍术18g，苦参12g，土茯苓、生薏苡仁各30g，当归18g，金银花、生黄芪各30g，白鲜皮18g，煅龙骨、煅牡蛎各30g，陈皮12g，甘草6g，5剂。1剂药煎3次，药汁混合一处，早、中、晚饭后半小时各温服1次，药渣合下方外用熏洗药，宽水煎煮半小时，取汁先熏后洗手足，1日服药1剂，熏洗2次。饮食一定要清淡，忌饮酒，勿食一切发病之物，如鱼、鳖、虾、蟹等水产品及猪头肉、猪蹄肉，还有葱、姜、蒜、花椒、胡椒、八角茴香、桂皮等辛辣之物。渴了喝白开水，一切饮料都暂勿饮用。

外用方：土槿皮、露蜂房、苦参、黄柏各30g，雄黄、枯矾各9g，5剂。此方1剂合内服方已煎取过的药渣1剂，宽水再煎半小时，头煎取汁熏洗，二煎连药渣熏洗，1日熏洗2次，温度适宜即可，不可太烫及冷浴。

二妙散主要作用为清热燥湿，用治湿热痿躄，倦怠身痛、口渴便秘等症。今用于手足掌侧脓疱疮，亦是取其清热燥湿之功。所加之药，乃是增强其清热燥湿、渗湿解毒之味，如苦参、土茯苓、生薏苡仁、白鲜皮等品；加金银花、黄芪、当归、陈皮、甘草，以助和营解毒、行滞疗疮之功；加煅龙骨、煅牡蛎，因其脓水浸淫、痛痒交加，而取其收敛水湿之功。此方已用数十年，治愈湿热为患之脓疱疮等无数，内服外洗，无论身体何处滋生湿毒疱疹，用之皆有显效。能够谨遵医嘱的，治愈后亦可减少复发。

外用药的土槿皮、露蜂房、苦参、黄柏、雄黄、枯矾乃清热燥湿、解毒收敛之品，亦是以毒攻毒之味。用于湿毒疱疹溃烂、脓水浸淫、痛痒交加等症，既可燥湿杀虫止痒，又能清热解毒止痛、收敛水湿。仅可外用，严禁内服！

12月15日二诊。家人介绍："内服外洗至第2剂药后即见显效，痛痒减轻，不再复生新疱，溃烂旧疱萎缩，脓水渐少。5剂药尽剂，手足掌侧溃烂不堪之状若失，手足掌侧健康如初，仅剩下微痒感觉。因为办出院手续等事情耽误，所以至今才来复诊。"观察患者手足掌侧即如上述，其患若失，已经完全恢复正常。仔细观察，仅有宽不到1mm、长不过3mm的皮肤色白，有微痒之感。其舌质暗红已退，黄腻舌苔已化；复切其脉，由滑数转为滑缓。问他二便现在如何？是否还口苦口渴？患者言道："二便已经正常，口苦口渴这两天已无感觉，就是手足掌侧还有点微痒，其余都和生脓疱疮前一样。中药味道太苦难喝，病好了就算了，父母硬是让我再来吃点药巩固下疗效。"我又再三叮嘱患者：有必要再服几剂续清余毒，但更重要的是尚须忌口 1 个月以上，千万不能大意犯禁，以防旧疾复发。嘱其将上方内服、外洗药各再取 3 剂，服用法和首诊时相同，争取彻底消除余患如微痒等。

2017 年 2 月 24 日，患者二姨妈（第一次来诊也随行）来治皮肤瘙痒，问她的外甥手足掌侧脓疱疮现在如何？春节期间吃了些与平常不同的食物，是否对脓疱疮有影响？患者二姨妈言道："未见有何影响，手足掌侧一切正常。"

按语：本例先从足掌生脓疱疮，溃烂痒痛，住院治疗 1 个半月后未见好转，反而又传到双手掌侧脓疱连生，溃烂不堪，甚至行走不便，端碗、拿筷都困难，还说"治疗半年后看看如何"，个人尚属第一次遇到。手传足、足传手的脓疱疮患者固然有，但从足传到手，溃烂如此严重的，确属第一次接诊。而疗效如此神速的，也是第一次见到。非但患者及其家人满意，我自己也感到出乎意料，能够 5 剂药治愈，后来的药只是续清余毒，巩固疗效而已。

顺访得知，春节期间虽未饮酒，但吃过鱼虾等发病之物，庆幸的是脓疱疮未见复发，这也使我感到意外。曾在 3 年前治过 1 例"掌侧脓疱疮"，仅为双手掌侧以内及指缝近掌处有新旧较小暗红色疱疹，最大的像薏苡仁，比豌豆还小，溃烂也不明显。当我正要开药时，患者却言道："我这病可是世界罕见，中国第一例啊！一线城市的大医院都说很难治呀，好几家大医院用时近两年都没治好。我咋看您毫不犹豫就开药，您见过这病吗？"我闻言甚是好笑，这病咋会是"世界罕见，中国第一例"呢？我治愈的也不下百例了，真是令人啼笑皆非！其用药近同于本例患者，亦是 5 剂药见效，诊治 3 次治愈。这个患者的说法是真是假？那是他个人的亲身经历，不好加以评论。

脓疱疮多数都与湿毒有关，脓水清稀，小便不黄，大便不秘，口不烦渴，舌苔白滑，脉象濡缓者，则偏于湿寒，非本例之湿热偏盛证型，上方不能轻用。或将本方中的黄柏、苦参适当减量，另加附子、肉桂各 6 ~ 9g，用之亦效。脾虚纳差者可加党参 15 ~ 30g，白术 12 ~ 18g。总不离乎祛湿化毒、消肿止痛、收敛止痒等治法方药。脓疱疮虽属体外疾患，但也要辨证施治，不能总以清热燥湿解毒贯穿始终。湿热偏盛者可以，脾胃虚寒者，用之反伤脾胃阳和之气，而使湿毒留恋缠绵，反复无度。

62. 热毒上攻，痤疮损容

孔某，男，21 岁。2013 年 8 月 3 日首诊。自诉："从 17 岁开始脸上长痘痘，至今依然不绝，治过好多次，总是不能治愈。现在人们老看我的脸，感觉很不好意思。满脸疙瘩，颜色紫暗，确实难看。有时候还痛痒，抓破流血水，偶尔自破流出黄色稠脓，金银花、野菊花泡水没少喝，效果都不明显。有时尿黄口渴，大便秘结，心烦不宁。母亲让我趁着放假，来请您看看。"视其形体尚健，面部如其所述，新痘旧痕，色泽暗红，疙瘩累累，手摸微热微硬，的确影响容颜。舌质暗红乏津，舌苔偏于黄厚；切其脉，滑数有力之象。

辨证：热毒上攻，营血失和。治法：清热解毒，和营散结。方用五味消毒饮为主加味。处方：金银花 30g，野菊花 15g，蒲公英、紫花地丁各 30g，紫背天葵、连翘、赤芍、牡丹皮各 15g，生地黄、玄参、当归尾、紫草各 18g，甘草 6g，5 剂。1 剂药煎 3 次，药汁混合一处，早、中、晚饭后半小时各温服 1 次。四煎药渣宽水，煎开后取适量澄清液熏洗面部，其余适温泡足。饮食一定要清淡，忌食一切发病之物，如水产品、辛辣燥热、荤腥油腻等，勿饮酒，勿熬夜，多饮水，保持心情愉悦，亦要谨防伤暑受热。

五味消毒饮的主要作用为清热解毒，主治热毒为患，体生疔疮毒疖，红肿热痛等症；加连翘、牡丹皮、生地黄、玄参、当归尾、紫草、甘草，以助主方清热解毒、凉血活血、消肿散结、和营润肤之功。常用于痤疮等患属于热毒者，加以严谨忌口，配合治疗的，疗效都较显著。

8 月 10 日二诊。自诉："这几天吃的清淡，除了五谷，就是蔬菜，您嘱咐忌口的，啥都没沾。5 剂药服后，原来的毒疖状硬包在变软，溃破的在萎缩，大面积红赤色在消退，痛痒症状略有减轻，但还有几个新的小硬包冒出来。"视其面部暗红色略退，瘢痕赤红色稍微变浅，黄厚舌苔略化，脉象滑数依旧。问他二便有无变化？回言："尿色比原来还黄，可能与服汤药有关，大便和原来差不多，口渴心烦稍好点。"据其所述及面部、舌、脉变化，可见热毒之深，痤疮时日过久，故服药 5 剂，效果不算显著。将上方再加酒大黄（后下）12g，水牛角片 30g，以增强泻下排毒、凉血和营之功，续服 5 剂，服用法及注意事项同首诊。

8 月 17 日三诊。观其面部赤红色已明显消退，原有的瘢痕面积缩小，但还有一两个新痘复出。舌质已见红润，舌苔薄黄津润；复切其脉，仍偏于滑数，但其热势已衰。二诊方不变，续服 5 剂再诊。

8月25日四诊。自诉："痛痒交加症状已经基本消除，脸色比服药前明显改观。二便也已正常，口苦心烦未再出现。再服5剂药就要开学了，能想个办法维持治疗，以后不再反弹就好了。"观其面部原来的痘疹瘢痕，与首诊时相比，已经消除掉八成，颜面状况大为改观。嘱其三诊方续服5剂，服用法及注意事项仍同首诊。另开小方3个，轮换使用，泡水当茶饮，寄希巩固疗效。但饮食清淡一项切不可忽略。尤其是鱼虾等水产品及各种酒类，半年内最好不沾，以防痤疮复发。小方1：野菊花、金银花、连翘各6g；小方2：大青叶、玄参、赤芍各6g；小方3：玄参、麦冬、紫草各6g。三方可轮换使用，1日1剂，开水冲泡当茶饮。

春节前孔某来告知："痤疮终于治好了，不知春节时能否饮酒吃海鲜？"观其面部，除前额及颧骨下尚有数小片浅褐色瘢痕外，其余都与常人无异。虽不算最好效果，但也属临床治愈。对于患者的要求，凭经验说，还是再坚持一段时间饮食清淡为好。孔某明白我的意思，表示尽量不吃发病之物。

按语：无论男女青年，面部生青春痘，甚至痤疮满面的，临证不为少见。青春痘本属青春发育期正常现象，但若赤红色新旧重叠，痛痒交加，甚至成为痤疮，影响面容的，应当及早治疗，以减轻或消除此患。个人经验体会，凡能认真治疗并注意忌口的，大多都能治愈。即如本例已经影响面容，新旧瘢痕重叠，能够及时坚持治疗并认真忌口，也不过1月余时间即基本治愈。续用小方维持治疗，继续饮食注意，治愈后未再明显复发。

究其病因，多为过食荤腥油腻及辛辣之物，日久积毒上攻，或者精神压力过大，气滞血凝，先为稀疏暗红小痘，继而连片成为痤疮。体质壮实、脾胃不虚、尿黄便秘者，用药不妨苦寒泻火，方用五味消毒饮合黄连解毒汤，再加活血散瘀之味，其效更速。但体质较弱、纳差食少、尿清便溏、正气不足者，切勿轻用此法！以防反伤脾胃中和之气，反致毒不化解，留恋日久，瘢痕难去。本来易愈之患，非但小患未除，反因为用药过于苦寒，而致身体受害。

63. 头生毒疖，红赤肿痛

黄某，男，33岁。2012年5月5日首诊。自诉："我母亲火气大，经常头生毒疖红赤肿痛，还口舌生疮溃破，不知道吃过多少下火药，到现在60岁才稍微好些。我这两三年几乎也和我母亲差不多，再吃下火药，也遏制不住上火，尿经常色黄，大便秘结，喝大黄水量小了不起作用。头顶、前额常生大小不等毒疖，大的如樱桃，小的似豌豆，红赤热痛，心烦口渴，睡眠不安。大医院检查一切正常，就是这个毛病令人讨厌！难道也要到 60 岁以后才能好些？"视其形体健壮，面色红赤，前额近发际处有两三个比豌豆略大的红赤毒疹，头顶等处亦有多个樱桃大毒疖，有的正在溃破流出脓血水。未破的用手指轻轻按一下，较硬而热，患者呼痛。舌质暗红，舌苔黄糙；切其脉，滑数有力。

辨证：热毒炽盛，三焦火旺。治法：清热泻火，消肿散结。方用五味消毒饮合黄连解毒汤加减。处方：金银花 30g，野菊花、蒲公英、紫花地丁各 18g，天葵子 15g，黄连 12g，黄芩、栀子各 15g，大黄（后下）12g，天花粉、赤芍、川木通各 15g，生甘草 6g，5 剂。1 剂药煎 3 次，药汁混合一处，早、中、晚饭后半小时各温服 1 次，药渣宽水再煎，煎开后加陈醋半斤，适温泡足。并嘱患者从今以后饮食一定要清淡，切不可熬夜饮酒，海鲜等一切荤腥油腻、辛辣燥热之物皆宜禁忌。情绪保持稳定，劳逸适度。

黄连解毒汤苦寒泻火解毒，去黄柏换大黄，以泻三焦实热而通便，常用于治疗三焦火毒实证引起的心烦口燥、痈疖肿毒、口舌生疮、舌红苔黄、脉数有力等症；合五味消毒饮加天花粉、木通、甘草，以止烦渴，而利小便，增强清热解毒之功，仅可用于治疗疗疮毒疖红肿热痛实热证。本例头生毒疖，心烦口渴，尿黄便秘，苔黄脉数，即是三焦火旺实证。脾虚体弱、寒热交织者禁用。

5 月 11 日二诊。自诉："毒疖肿胀热痛略有减轻，先起的已见萎缩，服药期间还有新疖续生，但痛的程度稍轻，小便量多微黄，大便解时仍不顺畅，口渴心烦略有好转。药量再重点，可能更好些。"复诊其舌脉，几无变化，将金银花量加至 60g，黄连、大黄各加至 15g，续服 5 剂。服用法及注意同首诊。

5 月 17 日三诊。自诉："这次的药服下，二便已经顺畅，心烦口渴已除，未再出现新疖，原来的大部分已干痂脱落，效果比首诊时要好。"视其面色红赤已退，毒疖都已萎缩，舌质转为红润，舌苔黄糙转为薄黄微润；复切其脉，滑数有力之势稍缓。嘱其二诊方续服 5 剂再诊。

5 月 25 日四诊。自诉："这几天偶尔又冒出一两个小毒疖，但一两天即萎缩，其余都还正常。"再诊其舌脉，与三诊时近似。将三诊方加连翘 15g，以加强清热解毒之功。续服 5 剂。

6 月 10 日五诊。自诉："终于把我几年的毒疖治得差不多了。怕以后再复发，您还是要想个法子防止反弹。"我回言道："第一个好法子就是首诊时所嘱，饮食清淡，勿熬夜饮酒，精神减压，劳逸适度。另用金银花、连翘、玄参各 6 ~ 15g 为 1 日量，开水冲泡当茶饮。如大便出现秘结可加大黄等量，小便黄短时加木通、淡竹叶等量，口渴加麦冬、天花粉等量。如欲复发时，可用二诊时方煎服三五剂，或用小方泡水送服牛黄解毒片（丸）几日，即可防止明显反弹。

按语：用上方治疗过很多例头面及身体各处热毒疮疖，唯独此例耗时最长、服药最多，可能与他的母亲素体热盛，多年体生毒疖、口舌生疮有关。黄某担心他也和母亲一样到 60 岁以后才从根本上好转，故连续服药 20 剂，并彻底戒酒，远离海鲜等一切发病之物，坚持小方续治，3 年来头面未再出现毒疖。但屡治屡犯的亦有之，即如前面所述，多为不认真治疗或是不坚持忌口所致。体外热毒疮疖不属于大患，谨遵医嘱并认真治疗的都能在较短时间内完全治愈。至于以后希望少复发或不复发的，则全靠自己在饮食等方面注意了。

此例用药，因为患者体实火旺，故以泻火解毒为主，攻伐三焦实热为要，"三黄"加清热解毒之味，重剂直攻其毒邪，故而 20 剂药治愈数载头面毒疖。续用小方调治，更得力于患者本人的忌口调养，因而治愈后疗效得以基本巩固。

64. 瘰疬连发，术后正虚

方某，女，63 岁。2016 年 7 月 7 日首诊。自诉："起初左侧耳后、耳上近头顶处连生 3 个较硬肿包，小的樱桃大，大的形如鸡蛋，隐隐作痛，心烦口苦，半年后肿胀疼痛渐甚，在某二级医院外科确诊为'淋巴癌'，将 1 个小的肿包手术切除后，不料大的肿包迅速肿胀，变得更大，半边头痛加重，手术后的包块处仍有硬肿作痛。又到三级医院检查，仍确诊为'淋巴癌'，住院将最大的肿包手术切除，之后做了化疗；另外 2 个小的肿包（包括第一次做手术的）未动，医生说待身体恢复一段时间看情况再定。孩子们看到我反复手术 3 次，最大的手术后虽然还可以，一大块没头发事小，伤口周围仍不时疼痛，尤其是已手术的和未手术的 2 个小的肿包，几乎一直还在疼痛。饮食乏味，精神疲倦，若再手术，害怕经受不起。因而执意要我请您用中药调治，这样会少受点罪，可能对身体恢复还有帮助。"观其精神有些委靡，面色萎黄枯糙，身体偏瘦，舌质偏淡乏泽，舌苔白腻；切其脉，细弦之象。

其患西医诊断为"淋巴癌"，其形其症近同于中医的瘰疬、痰核，总为肝脾失和，气滞血凝，日久气血积聚所致。据目前形症舌脉，当属脾虚气弱，无力化毒，故而神疲倦怠，肿块不消，疼痛不减。治法暂以补脾益气、和中醒胃为主，兼以疏肝散结、消肿止痛之味。在调治中观其整体变化及患处症状的消长，再予增减药味。方用保元汤合海藻玉壶汤加减。处方：生黄芪 30g，人参、白术各

15g, 肉桂 6g, 海藻、昆布、陈皮、浙贝母、姜半夏、连翘、青皮、香附、川芎各 9g, 当归 12g, 甘草节 6g, 5 剂。1 剂药文火缓煎 3 次, 药汁混合一处, 早、晚饭后半小时各温服 1 次, 1 日半服 1 剂, 病久体弱, 服药不可过急, 缓服有利于药效运化吸收。四煎药渣宽水, 煎开后适温泡足。饮食需要温和容易消化而有营养为要, 暂勿进食海鲜等水产品及过于荤腥油腻等不易消化和发病之物, 以防滞胃、发病。保持心情平和, 保暖防寒, 注意勿感冒。

保元汤温脾益气, 主治劳弱虚损, 元气不足, 痘家阳虚, 顶陷浆清, 难以灌浆收敛等症; 海藻玉壶汤清热化痰, 软坚散结, 主治瘰疬瘿瘤, 肿硬不消, 时或隐痛等症。二方合用, 以补益气血, 消肿散结, 用于本例"淋巴癌"术后, 其余 2 个类似瘰疬肿核及术后伤口周围疼痛, 正气不足难以托毒, 纳差神疲等症, 乃扶正祛邪之方。试图恢复正气, 减轻疼痛, 控制尚未手术的肿块不再发展。

7 月 15 日二诊。自诉: "服药后感觉精神好些, 饮食知味, 患处疼痛略微减轻。我知道自己的毛病轻重, 不着急, 慢慢调。"复诊其舌脉, 除精神略振外, 其余均无明显变化。但据本人所述, 上方应属基本对证。嘱其原方续服 10 剂, 服用法及注意事项同首诊时所嘱, 半月后复诊。

8 月 5 日三诊。自诉: "疼痛逐渐减轻, 未手术的肿核仍未变软、变小, 饮食、精神续有好转, 走路觉得稍微有力, 睡眠也稍感安稳。"视其面色微微隐红、光泽, 精神比首诊时明显要好; 舌质已见微红, 舌苔白润; 复切其脉, 由细弦转为微缓稍感有力, 是为正气渐旺之象。上方再加天葵子 15g, 蒲公英 18g, 白芥子 9g, 以增强软坚散结之功。续服 10 剂, 服法同上。

12 月 15 日四诊。自诉: "8 月 5 日方服后疼痛继续减轻, 精神、饮食及睡眠等方面都续有改善, 孩子们照方给我抓药, 吃十天半月歇息几天, 控制的还可以, 起码伤口周围疼痛已经明显减轻, 未手术的肿核依然未见变小, 但疼痛减轻, 也没再生新的肿核, 身体也比以往好多了。家人都支持我继续用中药调治。"观其气色精神续有好转, 舌脉接近常人, 抚摸其耳后偏上处 1 个肿核仍未变小, 嘱其三诊时方不变, 继续调治。

按语: 本例患者心态非常好, 从开始服药略微见效, 到连续治疗半年不厌其烦, 她认为目的已经达到, 知足感总是大于期望值, 所以常常是乐呵呵的。到我整理此案止, 已是 2017 年元旦, 患者仍在继续调治中, 身体各方面都在继续向好的方向发展。但是, 未手术的 1 个肿核, 既未见消散变小, 亦未见发展变大, 仅是疼痛略微减轻而已。

本人以前和现在，接诊这样的病人断续有之，治疗效果却是一般般。对于初起肿核较小的，患处局限在颈项周围，年龄较小，或者尚未癌变者，虽是瘰疬难以消散，但若体质尚可，身无其他兼夹症的，且能坚持服药、自我调养配合的，多数都能在 3 个月左右基本治愈。用药大多都是以海藻玉壶汤为主，根据各个病人体质的不同，以及精神、饮食、睡眠等方面的差异，予以对证加减，针对性施治，疗效较佳的为多数，亦有完全治愈的。但若是已经癌变或者患生多个肿块的，再加上手术后体质较弱、年龄较大、身患其他疾病的，则治疗效果多不佳。个人经验体会，仅作回眸梳理。

65. 肺癌胸痛，治疗乏效

闫某，女，68 岁。2016 年 7 月 3 日首诊。家人介绍："她是肺癌，本人还不知道。在三级医院确诊后，考虑到她的性格刚强，年龄偏大，且有上消化道溃疡，血压、血糖也都偏高等情况，一不敢让她知道，二不敢动大手术，三恐怕她经受不了化疗。我们虽不是本地人，但她听说过您的名字，很乐意来看，但请您千万要保密。"患者坐下，便开口言道："我身体素来很好，就是容易上火，经常口干，心口燥热，小便时黄，大便偶尔秘结，别的都没什么。这次干咳胸痛了几个月，大小医院都治不好，真是邪门了，也不知道得的是什么怪病? 肚子很胀，饭也不想吃，老放屁!"看她的身体真不算虚弱，言语表述爽朗，声音洪亮，年将七旬，行走动作不亚于青壮年。观其面色隐红乏泽，舌质偏于暗红，舌苔薄黄乏津; 切其脉，滑数有力之象。

辨证: 三焦火旺，肺胃津虚。治宜泻火清金，生津润燥。方用沙参麦冬汤为主加减。处方: 沙参 30g，玉竹、霜桑叶各 18g，生扁豆、天花粉各 12g，麦冬 18g，地骨皮、黄芩各 15g，白花蛇舌草 30g，桔梗 12g，鱼腥草、半边莲、炙桑白皮各 24g，浙贝母（打碎）12g，甘草 6g，5 剂。1 剂药连煎 3 次，药汁混合一处，早、中、晚饭后半小时各温服 1 次。四煎药渣宽水，煎开后适温泡足。饮食勿进辛辣油腻之物，最好偏于清淡。切勿心浮气躁，尽量心情平和，谨防酷暑受热，也不能过度纳凉，以防伤暑、中暑。

沙参麦冬汤清肺润燥，主治秋燥伤肺，温热耗阴，肺热久咳，或咳吐黄痰，或咽痛咯血等症; 加入地骨皮、黄芩、白花蛇舌草、炙桑白皮、浙贝母等味，亦是清肺润燥止咳、清热解毒消肿之品，试用于肺癌三焦火旺证，寄希火降肺清，干咳胸痛等症得以缓解。名方加经验用药，应用多年，有一定作用。论治肺癌有几分把握？个人评价为：十分连三分都无保证。

7月9日二诊。自诉："服药有效，心口燥热、腹胀、干咳胸痛已略有减轻，饮食知味，精神略好。"视其舌质尚无明显变化，舌苔依然薄黄，但已略显津润；复切其脉，仍显偏数。上方麦冬量加至30g，另加瓜蒌皮、丝瓜络各15g，以增强润肺生津，而清胸络积热。续服15剂。服用法及注意仍同首诊。

7月27日三诊。自诉："胸前燥热续有减轻，干咳次数减少，但是右侧胸前后背肩胛骨处，疼痛不见减轻，其余都还基本正常。"视其面色已显微润，舌质暗红略轻，舌苔依然薄黄津润；再切其脉，弦滑微数之象。上方已达17味之众，暂不加减，嘱其续服5剂。另外加服西黄丸，1次3g，1日2次，可用汤药送服。如感觉止痛效果较单纯服汤药略好，可服用1个月后再诊。

9月10日四诊。自诉："加服西黄丸后，稍比单服汤药止痛要好。但服1个月后，几乎又回到原先状况，没啥明显止痛作用。所以这几天还是只服汤药。"复诊其舌脉，与三诊时相比较，仍无明显变化。患者除胸痛难以根本好转外，其余情况基本稳定。改用治疗体外肿疡法，以消肿止痛、溃坚托毒方治之，用仙方活命饮加减。炙穿山甲6g，天花粉12g，制乳香、制没药各9g，白芷、赤芍、浙贝母各15g，炒皂角刺6g，当归尾15g，陈皮12g，金银花、蒲公英、生黄芪各30g，桔梗15g，甘草节9g，5剂。1剂药煎3次，药汁混合一处，早、晚饭后半小时各温服1次，1日半服1剂。其余用法及注意事项仍同首诊。

10月20日五诊。患者家人对我说："上次开的药服后感觉胸痛有减轻，但口感不好，后来勉强又服5剂。到三级级医院复查，癌肿未见明显缩小，其余情况也与3个月前相同，病情没发展，但也无明显改善。"我闻言反复琢磨：胸中无良方，如何克顽疾？患者见我踌躇不决，面有难色之状，随即言道："您要是治不好，我哪里也不去！我是个粗人，但我也能猜到身上的毛病难治。说话不中听，您莫太在意！"这下我心里更着急了，既不能给她明言，又不能推辞不治，唯有"强吞苦水"，好言安慰。遂又将前后方药味调整，去掉口感不好之品，如乳香、没药（气浓味苦）、穿山甲（有腥味）等，仍以清热解毒、散结止痛为主，方药如下：金银花、蒲公英、鱼腥草、半边莲、白花蛇舌草各24g，浙贝母、瓜蒌皮、桔梗各15g，生黄芪30g，当归尾、延胡索、白芷、陈皮各12g，生甘草9g，粳米15g，3剂。煎服法同四诊。如感到有效，口感能够接受，可连续服几剂，歇息数日，不要勉强。

之后多数都是患者家人来告知病情，如饮食乏味、食量偏少、精神欠佳时，则减少清热解毒之味，加入参、术、砂仁各适量等，随症更换药味，身体保持基本正常，但胸痛症状依然不能明显减轻。一直到 2017 年 2 月 9 日为止，胸痛依旧不能明显减轻，但身体各方面，以及饮食、睡眠等，基本保持正常。

按语：与闫某病情相似的肺癌患者，包括手术及放化疗后患侧依然疼痛不能消除，近同于中医资料记载的肺疽、肺癌，也用过西黄丸、小金丸之类的传统名药，并结合新近探索的所谓抗癌药同时应用，但效果总不理想。特别是手术及放化疗后身体虚弱者，虽然因人对证，细心用药调治，正气逐渐恢复，饮食、精神等方面都有改善，但患侧疼痛总难完全消除。个人的医技仅限于此，纵然心有余，但却力不济。偶尔治愈的，纯属偶然。今选其案例一二，仅作回眸梳理。诚望同仁及后之国医精英，能够早日攻破这个难疾，以解众多肺癌患者之痛苦。本人已至暮年，纵然殚精竭虑，余力也是微乎其微。天天看到来诊者的痛苦，却是束手无策，唯有长吁短叹而已！

66. 湿毒奇痒，形似疥疮

刘某，男，10 岁。2015 年 11 月 3 日首诊。其母代诉："孩子全身湿疹续生，尤以脊背到腰以下最为严重，旧疹未愈，新疹又生，抓破流出血水、黄水，皮肤淡紫晦暗，孩子呼叫极痒难忍。最近腰至臀部、大腿处溃烂成片，脓水浸淫，夜间呼痒乱抓，焦躁不安。3 年之中，大小医院及中医都治过，有效无效也记不清了。也有人说像是疥疮，用硫黄香皂洗涤，只能止痒一小会儿，毒疹照样续生，而且病情越来越重。"诊视：孩子体形偏胖，健壮，精神正常。全身湿疹遍布，尤以臀部上下左右肤色暗紫，溃烂不堪，脓血浸淫。舌质暗红乏泽，舌苔微黄厚腻；双手脉象，细滑微数。问其母孩子平时饮食状况如何？其母言道："能吃、能喝、能睡，活动量小，尤其爱喝牛奶、吃海鲜，肉类只要有，来者不拒。同时还好喝饮料，很少喝水。小小年龄，睡觉还打呼噜。"

由上可见，孩子由于平时喜食荤腥油腻肥厚之物，加以不善活动，故而形体偏胖，睡觉打呼噜，湿毒缠绵不愈。皆因湿滞日久，化毒伤营所致。前医用药也应有效，但致病原因未能解除，因而旧疹未除，新毒又生。

辨证：湿毒留恋，营血失和。治法：清热燥湿，和营解毒。方用自拟利湿解毒汤。开药前反复嘱咐：要想如期治愈，以后减少复发，必须改变生活习惯！否则，仍如以往，暂时好转或治愈，不久还会复发，而且时间越长，治疗越难。虽为小患，奇痒难忍。处方：白术、苍术各 12g，生薏苡仁、土茯苓各 15g，黄柏、苦参、僵蚕各 9g，乌梢蛇 6g，土牛膝、白鲜皮、赤芍各 12g，红花、当归各 9g，甘草 3g，5 剂。1 剂药煎 3 次，药汁混合一处，中午上学没时间吃，早、晚饭后半小时各温服 1 次，时间来不及也可以饭前服。四煎药渣宽水，煎开后趁热熏洗患处，但要室内温暖，谨防受凉感冒。饮食一定要清淡，忌食一切发病之物，如以海鲜为代表的水产品、猪头、猪蹄等，以及辛辣燥热、荤腥油腻，如牛奶、复合饮料、葱、姜、蒜、花椒、胡椒、大茴香、桂皮等香辣、脂腻、上火发病之物。切切谨记！

上方为我治疗湿毒（包括顽固性湿疹）的经验方，其主要功能就是清热燥湿、活血解毒。凡能谨记医嘱、注意忌口者，绝大多数都能治愈。治愈后能够改变生活习惯，断绝助湿生热、复发疾病之物，不再复发者，亦不在少数。

11 月 11 日二诊。其母代诉："您看，5 剂药服下加外洗，已经减轻了过半，这以后可要强行管住他胡吃乱喝了。"视其舌质略泽，舌苔薄黄津润；复切其脉，依然细滑微数。上方不变，续服 5 剂。服用法及注意仍同首诊。

11 月 21 日三诊。患者母亲来了就把孩子裤子扒下说："您看，溃烂的已见干痂脱落，未再出现新疹，夜间可以安稳睡觉了。"复诊其舌脉，舌质已见红润，舌苔薄黄津润；脉来已转细缓之象。湿毒已明显消退，续服 5 剂，以清余毒。改为 2 日服 1 剂缓调，熏洗照常，忌口切不可忽略。

按语：本例"顽固性湿疹"形似疥疮，3 年屡治不愈，由于家人重视，严格管控饮食发病之物，因而不到 1 个月治愈。顺访 1 年，治愈后继续注意饮食及忌口发病之物，加强冷暖呵护，旧疾未再反复。湿毒虽然顽固，但能杜绝滋生湿毒的根源，譬如饮酒过多、喜食辛辣油腻、居处阴暗潮湿等，都可能滋生湿毒，诱发皮肤疾患。其患能够认准为湿热者，即用本方随症加减，以清热燥湿、活血解毒为要，内服外洗，注意忌口，大多见效都较迅速，乃至治愈。

67. 下肢死肌，调治复活

李某，男，60 岁。2009 年 6 月 29 日首诊。自诉："1966 年唐山大地震，我正好当兵，参与救灾时下肢受伤，因为在夜间，又逢下雨，时间也很紧张，未能及时处置伤口而感染肿胀化脓。当时虽未引起更深层感染，但由于拖延时间过长，虽经多家医院治疗，双下肢膝盖以下至足背，依然多处溃破流脓血水，不能完全治愈。30 年过去了，记不清治过多少家大医院，现在膝盖以下仍然大面积皮肤死硬，肤色紫黑，手摸凹凸不平，走路下肢强滞，患处触觉模糊。更麻烦的是，有三块溃破不能愈合，时流淡红血水与清淡脓液交织不绝，木痒隐痛不断。内脏检查都还正常，但这个毛病却不知道哪里能治？甚至几度灰心，情绪低落！"刻诊：确如患者所说，双小腿从足三里穴至正前面以下到足背处，大面积肤色紫黑，侧视凹凸不平，手摸僵硬失活，温度略低于健肤，右小腿中间偏外处有比鸭蛋大面积溃烂流出脓血水，色泽淡暗，有腥臭气味；左侧小腿中间偏外下处有两块溃烂，面积比鸡蛋略小。看他的走路动作，似乎有些吃力。观其舌质暗淡，舌苔薄白津润；切其脉，细缓乏力。

当时中医科主任袁修德、我带弟子程辉，共3人协力共商调治，也用西药输液"抗感染"，我负责辨证开中药。辨证：正虚邪恋，毒凝不化。治法：扶正托毒，和营散结。方用仙方活命饮加减。处方：生黄芪120g，当归、金银花各21g，制乳香、制没药、天花粉、陈皮、生甘草各15g，炙穿山甲9g，生薏苡仁30g，川牛膝21g，5剂。1剂药煎3次，早、中、晚食远各温服1次，1日1剂。饮食忌生冷、辛辣及一切发病之物。另用生黄芪300g煎取药汁，用清澈者适量，每日微温洗净溃烂处，1日3～5次。或洗净后用纱布块浸透所煎黄芪水，敷于溃口及死肌处，干则随换。

仙方活命饮为治肿疡第一名方，功能消肿解毒，溃坚止痛；加黄芪以排毒内托，生血生肌，其患日久正虚，故而重用此味；加生薏苡仁、川牛膝以渗湿活络，引药下行，因患在下肢小腿，故加此2味。

7月3日二诊。自诉："服药期间脓血水增多，死硬皮肤略软，隐痛稍轻，余无明显变化。"观其流出脓血水清淡，复切其脉，仍显细缓，乃是病久气阳不足，阴血亏乏，寒凝毒滞所致。遂改用仙方活命饮合阳和汤加减，以温阳和血、散寒化凝。处方：生黄芪120g，金银花、当归、熟地黄各21g，麻黄2g，白芥子9g，鹿角胶（烊冲）15g，生甘草9g，陈皮12g，炙穿山甲15g，牛膝21g，苍术15g，生薏苡仁30g，红花12g，制乳香、制没药各9g，肉桂、干姜各2g，5剂。煎服法同首诊。外用黄芪300g，煅牡蛎、煅石膏各100g同煎，用法同首诊，并可用纱布块浸泡，敷于患处，干则随换，不可间断，以增强收敛水湿、愈合疮口之功。西药抗感染继续。

阳和汤温阳和血，散寒化凝，主治阴疽寒凝，肌肤不温、顽硬色枯、舌淡苔薄、脉来沉细等症。二方合用，以治患久肌死，正虚不能化毒托出，以致肌肤紫黑、凹凸不平、知觉麻木等症，寄希阳和寒化，死肌复活。

7月9日三诊。自诉："三块多年溃烂处脓血水渐净，两块面积小的即将愈合，无知觉的紫黑皮肤色泽变淡，逐渐变软，疗效满意。但觉得胃口不好，消化差，胁腹胀气。"观其伤患处，即如患者所述，两块较小的已基本愈合，一块大的脓血水渐净，大面积紫黑色皮肤颜色变浅，抚摸温度接近健肤。遂将上方穿山甲减量至9g，去红花、牛膝，加砂仁、木香各9g，继续调治。可停用西药，外敷药继续。

用以上方药共调治至8月24日，双下肢小腿前侧大面积紫黑皮肤色泽变浅，触觉比以往灵敏，隐痛基本消除，活动强滞减轻；较小的两块溃烂已愈合20日，最大的一块溃烂虽未完全愈合，但仅剩下约1cm许大小未愈合，尚有少量脓水浸淫。患者对治疗效果满意。但不知是何原因，要求出院，多带点药，回家继续调治。遂将汤药方改为配制丸药续服，并加外用药敷贴。袁主任留下患者的电话号码，随时沟通病情。

内服丸药方：生黄芪1500g，当归、熟地黄各200g，生麻黄、肉桂各21g，鹿角胶150g，制乳香、制没药、川牛膝各60g，炒薏苡仁、制苍术各600g，金银花300g，红花、炙穿山甲、生甘草各150g，炒白芥子、陈皮各90g，共为细末，炼蜜为丸绿豆大，每服6g，日服2次。10日后每日服3次，如感效果欠佳时，可适当加量至每服9g，用稀粥或温黄酒送服。服药期间，忌食生冷油腻及一切发病之物。注意保暖，谨防感冒及外力创伤。

外用药：生黄芪1500g，当归、白芷各1000g，红花、紫草各300g，乳香、没药各500g，共为细粉，收贮防潮霉变。每用适量，用黄酒（无则白酒亦可）与米醋按7∶3比例调为稠糊，外敷患处，保持湿润，一日一换。有温和气血、润肤止痛之功。

按语：此案治疗效果，不仅患者本人感到满意，就连科主任及同仁也感到效果出乎意料的好。因为三十余年的伤患，多家大医院治疗，肌肤紫黑坏死不能治愈，而且还溃烂浸淫脓血，未溃破的皮肤凹凸不平，温度偏低，触觉麻木，走路不够灵活。依据治疗疮疡半阳半阴证型治法，始终以温和气血为重点，故以生黄芪为主药。生黄芪功能温分肉、实腠理、泻阴火、解肌热、生血生肌、排脓内托，故为疮家圣药，因而始终重用此味，120g即传统剂量的4两，以帅金银花、当归、熟地黄、穿山甲、制乳香、制没药、生甘草等，和营排毒，散结软坚，因而得以死肌复活，溃烂的脓尽收敛。唯一遗憾的是，患者若能再治疗1个月时间，可能会使最大的一块溃烂亦能完全收敛，死肌基本复活。虽然临走时带药也不少，总希望继续有效，直至完全治愈。但袁主任要了他的电话号码，却是多次联系不上，可谓留下个缺憾。

相似患者如西医诊断的"硬皮病""脉管炎"等，亦是皮色紫黑，甚至溃破不知痛痒，时日延久不愈，肢体活动强滞等症，其治法也与本例用药相近，疗效也都较佳。能坚持治疗的，痊愈者时有之，减轻症状的为普遍。其中并无奥妙，也是与内科病症治法相同——辨证施治，对证用药。但不尽如人意的也时而有之。譬如就在治疗李某的期间，有一63岁男性张某，左足跟因为外伤感染未及时处治，以致肌肉坏死溃烂3年多，也是多家医院治疗无效来诊，经过半月余内外兼治，尚未见到明显好转迹象，即不辞而去；一75岁女性刘某，右侧足背溃烂1年余，亦是多处治疗无效而来，总共治疗3次，即嫌效果欠佳放弃；一69岁男性谭某，中风偏瘫患者，双下肢足踝以下肤色紫黑，多处溃烂，3月余不见好转，因为还有糖尿病，嫌医院治疗效果不佳，转而要我调治，调治不到1个月，较小面积溃烂逐渐愈合，两块较大面积的尚有脓水浸淫，也不愿续治而放弃，等等。像这样的患者虽不为常见，但偶亦有之。所以谁说能百分之百保证治愈某病，我不敢相信。因为同是一种疾病，即使治愈率很高，也不能保证每个人都能完全治愈。其中原因复杂，譬如有些兼症甚至比主症还难治，尚不论患者缺乏耐心，求愈心急，中途放弃，以及犯禁不注意忌口等，都会影响疗效。还有许多潜在致病因素，谁敢说在治疗此病的同时，不会突发其他疾病？故而医者不能太自信、夸海口、打包票！唯一能做的，就是思虑周到，辨证无误，用药审慎，时时谨防出现意外，倾其所学，尽心治病。

68. 痔疮出血，不愿手术

马某，女，43岁。2012年9月3日首诊。自诉："痔疮出血已经两三年，内服槐角丸、外用痔疮膏也管用。无奈最近一月余肛门老是坠胀，大便时打个喷嚏或咳嗽几声，肛门处即喷出鲜红色血。也在肛肠科检查过，就是个外痔，多次要我手术治疗，但说还会复发，故而拒绝。先吃点中药看看，能治好最好。"视其身体尚健，气色精神正常。观其舌质暗红，舌苔微黄乏津；切其脉，微显沉数。问她平时有无其他毛病？患者言道："有糜烂性胃炎，容易口渴，时而胀气胃痛，大便解时不顺，偶尔秘结，总感觉火气大。"

据其舌脉反应及患者所述，属于中焦火旺，耗伤阴血，血热妄行。治宜清热凉血止血、养阴生津润肠。用槐角丸方为主加减。处方：槐花18g，枳壳12g，当归、黄芩、生地榆各15g，生地黄24g，侧柏叶15g，血余炭12g，白茅根、黑芝麻各30g，酒大黄（后下）6g，木香9g，生甘草6g，3剂。1剂药煎3次，药汁混合一处，早、中、晚食远各温服1次。药渣宽水再煎，适温泡足。饮食一定要清淡，忌食一切辛辣热燥耗阴之物，如鱼、虾、牛肉、羊肉及八角、桂皮、葱、姜、蒜、花椒、胡椒之类，皆属温热耗阴之物，慎吃、少吃为好。另外，解大便时尽量少用力，以免血管破裂出血，还要注意肛门周围要清洁。

槐角丸功能凉血止血，主治肠风脏毒便血等症；加生地黄、血余炭、白茅根以增强凉血止血之功；加黑芝麻、酒大黄以清热润肠通便；加木香以理气而治腹痛坠胀；加生甘草以助清热泻火，而调和诸药。此方曾治无数肠燥脏毒便血、痔疮出血患者，其清热凉血止血之功较为显著。

12月5日，马某特来告知："谢谢您啊，3剂药还没吃完，痔疮出血即已止住，大便解时也已顺畅，肛门坠胀同时消除。遵您所嘱，饮食尽量清淡，这2个月一切正常，免除了我一次手术之苦。"

按语：本例患者外痔出血属于肠燥火旺，血热妄行，亦与便秘用力过度，血管破裂有关。故见舌质暗红，舌苔薄黄乏津，脉象沉数。加之平时自感"火气大"，有糜烂性胃炎等，这都作为用药依据。故而用本方以清热泻火、凉血止血为主，兼以润肠通便之味，以消除引起出血的原因，加以饮食注意，所以3剂药止住痔疮出血，免除一次手术之苦。因为不少人痔疮手术后再度复发，故而倾向于中药治疗者也为数不少。个人即以上方为主，因人对证加减，一般都能在五六剂药后将出血止住。能够注意饮食等方面，勿进辛辣刺激之物，劳逸适度，特别是不能熬夜饮酒，暴饮暴食。能做到这些，出血止住后，即可减少反复复发。否则，仅仅止住出血，也只能暂管一时。

69. 心烦尿黄，外阴红肿

刘某，女，45岁。2013年7月20日首诊。自诉："平时容易心烦口渴，小便黄短，甚至舌尖红赤溃破，夜寐不宁。近几个月又出现带下色黄，腰腹坠胀，外阴红肿热痛，医院检查为'妇科炎症'，治疗半月后外阴红肿热痛及黄带减轻。出院后不到半月，前症复发，外阴红肿溃破，黄带夹脓血水浸淫，疼痛比原先还重，内裤挨着即痛不可忍。又用西药治疗半月，效果不甚明显。最近心烦口渴加重，解小便时尿道热痛，足心灼热，夜寐更加不安。"视其面色暗红乏泽，情绪略显不宁，舌质深红，舌尖红赤，舌苔黄厚微腻；切其脉，沉数微滑之象。

此为心火移于小肠、下焦湿热偏旺所致。治宜清心泻火，渗湿止带。方用自拟清带汤为主内服。处方：淡竹叶 18g，麦冬 30g，连翘 15g，黄连 9g，连外皮灯心草 30g，川木通 15g，金银花 30g，生地黄 24g，当归 15g，苦参、黄柏（盐水炒）、樗白皮（麦麸炒）、生甘草各 9g，3 剂。1 剂药煎 2 次，药汁混合一处，早、晚食远各温服 1 次，1 日 1 剂。三煎药渣宽水，煎开后先熏后洗阴部。另用青黛、黄柏、煅石膏各 30g，冰片 3g，共研极细粉，凉开水调为稀糊，除药渣煎水熏洗外，另用淡盐开水清洗外阴，用药糊涂敷，干则随换。勤换内裤，保持清洁。尽量心情平和，劳逸适度，饮食清淡，勿食辛辣发病之物。

此方清心泻火利尿，燥湿解毒止带。用于心火过旺烦躁、下焦湿热偏盛引起的心烦尿赤、黄带不绝、阴肿热痛等症，加以外用清热解毒敷药，寄希早日消除患者痛苦。

7 月 25 日二诊。自诉："遵您所嘱，内服、外用、忌口、保洁，3 剂药服下，心烦口渴减轻，黄带略少，外阴红肿溃破、脓血浸淫也明显减轻。"复诊其舌脉，未见有明显变化，看来患者平时自感心火偏旺不假，下焦湿热亦甚。嘱其上方续服 5 剂再诊，煎服法及注意事项同首诊，外用继续。

8 月 5 日三诊。自诉："外阴红肿已消，溃破已经愈合，脓血浸淫 3 天前已干净，黄带尚未完全消除。心烦口渴、尿黄及夜寐不宁已基本治愈。"视其面色已见微润，心情比首诊时要好。舌质已转红润，舌尖红赤已退，舌苔淡黄津润，复切其脉，沉数转为细滑之象。乃是心火湿热已衰之征。嘱其上方续服 5 剂，服法改为 1 剂药煎 3 次，1 日服 2 次，1 日半服 1 剂，以续清余热，巩固疗效。所嘱饮食等注意事项，最好再坚持一段时间。

按语：本例患者因为素体心火过旺，下移小肠，故而经常心烦尿黄，加之下焦胞宫湿热偏盛，心火夹湿热下注，所以黄带时下，外阴红肿热痛，甚至溃破脓血浸淫。药用淡竹叶、连翘、黄连、麦冬以清心泻火；灯心草、木通以清热利尿；苦参、黄柏、樗白皮以清热燥湿止带；金银花、生地黄、当归、甘草以凉血活血、消肿止痛，加以外用涂敷药清热解毒、燥湿收敛，也算是因人制方，对证施治。故而能在较短时间内治愈此患。而后续用 5 剂缓服，乃是续清余热，以图巩固疗效，加以注意自我调养，顺访 1 年余，外阴红肿未再出现。

70. 局部湿疹，全身银屑

许某，女，40 岁。2013 年 4 月 1 日首诊。自诉："20 天前右侧胸前巴掌大一块面积生出大小不等的褐色硬疹，大的如豌豆，小的如米粒，奇痒难忍，抓破流黄水。找您没上班，到某三级医院检查诊断为'过敏性湿疹'，在皮肤科住院治疗不到7天，湿疹长满全身，又过7天，原先的湿疹溃破干痂仍痒，白屑连片，后起的依然奇痒、溃破，黄水浸淫。后又诊断为'银屑病'，说是很不好治。又治7天，新疹虽然减少，但旧痕肤色淡紫，白屑布满全身。您看我颜面、颈项、四肢，包括躯体各处，都是色如云斑，白屑成块连片，奇痒难忍。不说上班，就连走出去都感到尴尬。"视其能见到的地方如颜面、颈项、双手及下肢胫足等处即如所述，可谓"体无完肤"，云斑状瘢痕夹表面白屑，用手轻轻抓之，纷纷落下。观其面色微黄枯糙，舌质暗红，舌苔微黄厚腻；切其脉，滑而微数之象。

此为俗称的"牛皮癣"，即银屑病。辨证当为湿热偏旺，血虚风燥。故而面色枯糙，舌红苔黄，脉来滑数。问她月经如何？患者回言："量偏少，色暗红，前后无定期。"这与辨证吻合。治宜清热燥湿，养营润肤。方用自拟疏风养血润燥汤内服，加外用方熏洗。内服方：防风18g，地肤子30g，僵蚕15g，生地黄24g，当归15g，制首乌、玉竹各24g，紫草15g，黄柏、苦参各12g，土茯苓、白鲜皮各18g，生甘草6g，5剂。1剂药煎3次，药汁混合一处，早、中、晚饭后半小时各温服1次。四煎药渣合下方外用药宽水同煎，趁热先熏后洗全身，1日熏洗2次。饮食清淡，忌食一切辛辣燥热及发病之物，如海鲜及水产品、猪头、猪蹄、酒、黄豆芽等。保持心情平和，谨防感冒，劳逸适度。

外用熏洗方：苦楝树皮、雷公藤根皮、当归、紫草、千里光、土槿皮、露蜂房各30g，5剂。1剂合上内服方药渣1剂，煎煮15分钟，头煎取汤先熏后洗全身，二煎连药渣熏洗。1日熏洗2次，熏洗时注意保暖，谨防感冒。

内服方以疏风清热、燥湿解毒为先，如防风、地肤子、僵蚕、黄柏、苦参、土茯苓、白鲜皮、生甘草等；兼以养血润燥之品，如生地黄、当归、制首乌、玉竹、紫草等。用于血虚风燥，奇痒色枯，白屑脱落等症，有一定疗效。

外用方主要作用为清热燥湿，杀虫止痒，养血润燥，减少白屑。此方仅与内服药药渣同煎外用熏洗，切不可内服，因为有大毒！

曾用上2方内服外洗，治愈数例20岁左右女子全身牛皮癣，由于患者治愈后坚持忌口养护，3年以上未再复发。但用于病程较长、年龄偏大的男性牛皮癣，仅可见效，减轻奇痒及皮肤白屑，但完全治愈者甚少。

4月7日二诊。自诉："内服外洗5剂药后，全身奇痒已轻，肤色暗紫略浅，干燥白皮减少，效果比较显著。"观其颜面等处确如所述，肤色暗紫略退，白屑减少，原有瘢痕亦有缩小趋势，但其舌脉并无明显变化。原方不变，续服10剂，服用法及注意事项同首诊时所嘱。

4月19日三诊。自诉："服药继续有效，全身原有瘢痕已经去掉 1/3，奇痒症状明显减轻。就是服药期间胃不舒服，食欲有些下降，精力也感到不如服药前。"视其面色依然萎黄乏泽，舌质暗红已退，舌苔转为薄黄津润；复切其脉，滑数转为细滑之象。此为湿热风燥已衰之征。牛皮癣虽已好转，但苦寒伤阳，脾胃中和之气受损，故而出现纳差神疲等症。内服方药味不减，加入党参18g，焦白术15g，陈皮9g，以健脾益气行滞。续服10剂，改为1日服2次，1日半服1剂，其余仍同首诊。

5月20日四诊。自诉："上次药服后牛皮癣已经好得差不多了，胃口也恢复到基本正常，所以自己又取10剂，照您嘱咐内服、外洗、忌口，从不敢吃发病之物。"观其大面积皮肤已恢复正常，瘢痕退去，只留下淡褐色印迹。面色已见微润，舌质红润，舌苔淡黄而薄；复诊其脉，细缓之象。嘱其三诊方续服10剂，服用法仍同首诊，外洗继续，忌口养护不可忽略。

本患者共治疗2月余，牛皮癣痊愈，瘢痕皮肤色泽不到3个月即恢复正常。由于她继续忌口养护，续访3年，旧患未见反弹，饮食、精神及月经等方面也都与患病前无异。

按语：本例患者的牛皮癣，既湿热偏盛，又血虚风燥，故用防风、地肤子、僵蚕、生甘草以疏风清热解毒；苦参、黄柏、白鲜皮、土茯苓以清热燥湿止痒；当归、制首乌、玉竹、紫草以和营养血润燥。用于治疗此类证型的牛皮癣，有疏风清热、燥湿止痒、和营润肤之功。病程较短的，内服外洗，且能遵嘱忌口者，疗效较为显著，治愈者亦常有。但若病程较长，反复复发的，则只能减轻症状，如缩小面积，减轻奇痒，控制发展，部分皮肤色泽恢复正常等。

回忆较为容易治愈的患者，大多都是年轻女性，而且多数都是先为局部湿疹，而后演变为全身牛皮癣的。至于为何由湿疹在治疗过程中演变为此患，不得而知。因为在我治疗各种湿疹的过程中，尚无出现牛皮癣的先例。又为何20岁左右女性此患容易治愈？可能是她们比较注重容颜，所以极其认真地服中药，也不嫌外用熏洗麻烦，还特别注意忌口养护的结果。我作为传统中医，认识水平也只限于此。是否还有其他原因？有待深入研究。总之，牛皮癣确实不好治，但也不是绝对治不好。

三、妇科常见病症近期治验案例选辑

71. 经期超前，一月二至

李某，女，23岁。2012年3月27日首诊。自诉："月经期总是超前，少则7天以上，甚则一月二至，1次经期7天左右，1个月身上干净不到20天。血量不是很多，也没血块，余无不适。问过同龄女孩，大部分都是一月一行，像我这样的并不多见。除此之外，就是手足心经常发热，偶尔心烦口渴，夜寐不实，容易生气。现在是本月第二次行经，已经6天还未结束。"视其面色略显暗红而乏津润，舌质深红，舌苔薄黄，津液不足；切其脉，沉滑微数之象。

由上可见，辨证应为血热妄行，故而每次经汛超前，甚则一月二行。治宜凉血调经，方用清经汤为主加减。处方：牡丹皮、地骨皮、白芍各15g，生地黄24g，当归、知母各15g，黄柏、青蒿各12g，茯苓、麦冬各15g，茜草、丹参各30g，桑寄生24g，6剂。1剂药煎3次，药汁混合一处，早、晚饭后半小时各温服1次，1日半服1剂。四煎药渣宽水，煎开后加陈醋半斤，适温泡足。饮食尽量偏于清淡，勿食辛辣燥热之物。保障睡眠，心情平和。

清经汤功能凉血调经，主治经期超前而属于体实血热者。熟地黄换以生地黄，加知母、麦冬、茜草、丹参、桑寄生，以增强清心除烦、凉血止血之功，而助原方凉血调经。非欲额外加药，乃是今之药效渐不如以往，产地及生长时间、采集、炮制等皆不按法度，即沈括所言"物是而质非"。加之今人服药多杂，耐药性较强，故而往往处方较大。其用意就是期待疗效显著，如期治愈疾病。而"专心经略财物"者，不能与之相提并论！也无须强扯硬拉属于经方派、时方派等"派别"。负责任医者，只图用药有效，早日治好患者的疾病。

4月7日二诊。自诉："药服至第二剂经期结束，按上月第一次行经时间，应该就在这两天。若能这次不来，坚持到20日经期至，那就是一月一行了，而且时间还没超前。"视其面色暗红及舌质深红略退，舌苔依然薄黄，但已微显津润；复切其脉，尚无明显变化。嘱其原方续服3剂，服用法及注意事项同首诊时所嘱，看看经讯如何再诊。

4月15日三诊。自诉："我特别高兴，可能这个月不会再行经2次了！"患者虽然高兴，但我却担心用药是否过于寒凉，若因此闭经不行，则为医者失慎。复诊其舌脉，与二诊时并无明显变化。为稳妥起见，改用四物汤加味，使之能在本月 20 日前后经汛如期而至。处方：当归、川芎、赤芍各 15g，酒炒生地黄 18g，醋炒柴胡、酒炒香附各 15g，泽兰 18g，红花、桃仁各 6g，丹参 24g，3 剂。煎服法基本同首诊，每次服药时加老红糖 30g 于汤药内，以助活血调经。另嘱：若本次行经时间超过 7 天不净，应及时来诊。若在 7 天内结束，下月仍然行经 1 次，超前时间在 5 天左右，即算已经正常，可不再续服汤药。

11 月 29 日四诊。自诉："4 月份第三次服药刚尽剂月经即行，没超过 7 天结束，半年来月经一直正常。这个月可能是喝了点酒，行经已经 8 天尚未结束，我生怕再回到半年前那样，所以赶紧再来看看。"视其舌质、舌苔，复诊其脉象皆与常人无异，仅是面色略红。用首诊时方嘱其续服 3 剂，正常即可。

按语：本例体实血热，月经先期，甚至一月二行，用清经汤再加凉血调经之味，调治数次，已经正常。经期正常后，只要不饮酒及过食辛辣上火之物，保持心情平和，勿熬夜劳累，经汛即一月一行，经期不超过 7 天结束。病因单纯，所以治之易愈。但这样病因单纯的案例并不多，临证所见大多都是虚实夹杂、寒热交织的患者。此类患者若不认真调治，或者不注重医嘱，不加以自我调养，多难在三两个月内调好。想回归到一月一行，超前错后及经期时间都不超过 7 天，经期中无明显不适症状，则需认真调治，并加以自我呵护，方能治愈后疗效巩固。

72. 经期滞后，甚则隔月

朱某，女，25 岁。2013 年 9 月 1 日首诊。自诉："经期老是错后，少则十天八天，多则半月以上，甚至两月一行，严重时 3 个月不来月经。经血量也偏少，偶尔有清稀无味带下。自感比别人怕冷，特别是小腹及下肢双足，即使是夏天，也感到不温。行经前后小腹冷痛格外明显，经行不畅，伴有血块，口淡纳差，多食脘胀，精神欠佳。多处治疗都说是'宫寒'，但是调好后不久，还是老样。这次已经 50 天仍无行经反应，现在若不调好，听人说结婚后可能会影响生育。"视其面色㿠白，舌质偏淡，边有齿痕，舌苔薄白津润；切其脉，细迟乏力之象。辨证：脾肾阳虚，寒湿下注。治宜温肾助阳，燥湿健脾。方用自拟暖宫汤为主。处方：炙黄芪 30g，人参、焦白术、茯苓、当归身、熟地黄、川芎各 15g，鹿角胶 9g（烊冲），益母草 18g，炒吴茱萸、炮附子、桂心各 6g，大枣 15g，炙甘草 6g，5 剂。1 剂药文火缓煎 3 次，药汁混合一处，早、中、晚饭后半小时各温服 1 次，四煎药渣宽水，煎开后适温泡足。饮食要有规律，不可早晨或晚间不食，还要温和而有营养，远离寒凉之物。要注重保暖，不可久睡、久坐，适当运动，以配合治疗。

此为因人制方，以治脾肾阳虚，经血量少，不能按月来潮者。方中四君子汤加黄芪以补脾益气温阳；归、地、川芎、鹿角胶、大枣以补益肝肾精血；附子、肉桂、吴茱萸以补火祛寒舒郁；益母草以活血调经。诸药相合，以成健脾温肾、补血调经之功。常用于脾肾虚寒，经期滞后，腹痛肢冷等症，效果较为显著。能够谨遵医嘱，注重自我调摄，可以明显提高疗效。

9月13日二诊。自诉："服药至第三剂时月经已来，5天多结束。这次经期小腹冷痛明显减轻，血块减少，口淡纳差及精神欠佳也有好转。"复诊其舌脉，面色未见明显变化，舌质略显微红，齿痕略浅，舌苔依然白润；脉来略显细缓。治法方药已是对证，经汛虽至，症状减轻，但是脾肾阳虚尚未根本好转。嘱咐她原方续服10剂，改为1日服2次，1日半服1剂，其余同首诊时所嘱。若能在服药后的10天内经汛至，不适症状续有减轻，可经期结束后再来复诊。

10月15日三诊。自诉："这次行经和上次相比推迟了2天，不适症状基本消除。平时腰以下怕冷、下肢双足不温等症也有减轻。"视其面色及舌质已见微红，舌苔薄黄津润；复切其脉，转为缓匀而略显有力。此为宫寒已散，病愈之象。方药依然不变，嘱其每月于经期结束后服5～10剂，服用法及注意事项仍同首诊时所嘱。连服2个月后，如月经每月一行，错后时间不超过7天，经期无明显不适症状，即可停药。但要谨记首诊时所嘱，注意个人调养，以防老问题重现。

按语：此案和上例虽然都是月经不调，而上例则属血热妄行，经期超前，甚则一月二行，故用清经汤以凉血调经；此案则属脾肾阳虚，经期滞后，甚则二三月一行，故用参、术、附、桂等味以益气温阳、补血调经，都属对证施治，因而皆在较短时间内治愈。之所以都能在预期时间内治愈，除了辨证无误、用药对证外，其病因也都并不复杂，而且皆能谨遵医嘱，注重自我调养，所以才有如此疗效。如果既不认真调治，又不注重自我调养，即使医者再用心治疗，也只能是屡治屡犯，时日延久。严重的不但影响孕育，而且对身体也会有一定伤害，故而有"女子以血为本"之说。经血如期而至，一月一行，色正而量适中，5天左右结束，亦无明显不适症状，是谓血和循经之兆。如此则何虑身体不健，婚后不孕？然而近几年遇到过3例未婚女子，年龄分别为31岁、25岁、27岁。其中27岁的竟然长达8年一滴月经未至，其余2例也都是1年以上、将近两年月经不潮。我是竭尽全力、绞尽脑汁地用药调治，除1例尚在调治外，可谓是"寸功未见"。之后才知道27岁的患者几乎跑遍全国，经过无数名医治疗，也都是无功而返。即使是现在还在调治的31岁患者，也已经吃药近3个月，身体倒是逐渐比以往好了起来，但月经仍然是毫无音讯。我行医已五十余年，真还是在调经中第一次"连吃三个败仗"，可谓老中医遇到新问题矣！我作为一名基层中医，也只能是竭尽全力应对，再难也得坚持，总想在我这里少一个失望者。

73. 月经不调，超前错后

杨某，女，26岁。2012年3月6日首诊。自诉："准备结婚，可是月经一直不调，不是超前，就是错后，超前错后的时间大致都在7天以上，每次经期都在10天左右结束，接着出现杂色带下，虽不严重，但淋沥不净多日。婚检说是输卵管不够通畅，有可能影响怀孕。除此之外，出现杂色带下时，阴部感觉不适，时而心烦多梦，口苦，胁胀，头痛，腰酸，小腹坠胀，偶尔便溏，畏寒怕冷，下肢经常不温。西医检查为'妇科炎症'，中医大多说是'月经不调，妇科杂病'，吃药打针也都有一定作用，但都不能完全调好。"视其身体尚健，气色精神正常，面色也看不出有何病象；舌质略显深红，舌苔偏于黄腻；切其脉，浮缓沉弦，略偏于数。

据其脉证表现，乃是上热下寒之候。故见上则心烦口苦，下则便溏畏寒。经血前后无定期，复加杂色带下，青年女性，病情真是有点复杂。治上则清热除烦当慎；治下则温阳祛寒助热，治则用方颇难适择。唯有先调其月经，兼治带下，以观其服药后变化，再调整治法方药。方用定经汤为主加味。处方：酒制菟丝子30g，酒炒白芍、熟地黄、当归、茯苓、山药各18g，炒荆芥穗、柴胡、醋炒香附、川芎各12g，煅龙骨30g，白扁豆15g，炙甘草6g，5剂。1剂药煎3次，药汁混合一处，早、中、晚饭后半小时各温服1次。四煎药渣宽水，煎开后趁热先熏后洗阴部，然后加热泡足。饮食需要有规律，早、中、晚必须吃饭，还要温和而有营养，忌食寒凉、辛辣两类饮食。保持心情平和，切勿熬夜及久睡久坐，并加以适当运动，见见阳光，对身体有好处。

定经汤功能温肾调经，主治经水先后无定期，因于阴气乘阳，胞寒气冷，血不运行，经水乍少而超前推后者。加香附、川芎以舒郁理气活血；加龙骨、白扁豆以收敛止带；加炙甘草以补中益气，调和诸药。先调治经带，以观其变化，而后随症易方用药。

3月13日二诊。自诉："上次服药时经期尚未完全结束，已有杂色带下、阴部干涩等不适症状，且有腰酸腿软，5剂药还未尽剂，经血已经结束，杂色带下也基本干净，其他不适症状亦随之减轻。个人觉得服药对证，有信心配合治疗。"

复诊其舌脉，均与首诊时相近，未见有明显变化，但依患者所述，应是用药对证有效。嘱其原方续服 10 剂，改为 1 日半服 1 剂，以缓服续调。个人饮食等方面注意仍同首诊时所嘱。

3 月 29 日三诊。自诉："上个月经期来潮是 2 月 28 日，今天已经是 3 月 29 日，只感到腰腹酸胀，但经血尚未来潮。不过以往超前错后都是 7 天以上，按上次仅推后了一两天。"再观其舌脉，舌质已见红润，舌苔微黄津润；脉来缓滑微弦之象。嘱其仍用原方，只是在欲行经的前三五天，可加玫瑰花红糖，1 次 30 ~ 60g，用汤药调化，空腹温服，以促进经血来潮。待经期结束，再续服原方 10 剂，争取 3 个月调好月经，治愈带下。

10 月 5 日，杨某特来告知："用您的方药调治 3 个月后，月经能够每月一行，杂色带下虽未完全消除，但仅剩月经后两三天内有少许，原有不适症状也都基本消除，国庆节已经结婚。以后若有啥问题，还要来麻烦您。"

按语：此例月经不调，起初我真是有点犯难。但本着女子以血为本，经血能够调顺，可能其他不适症状亦能随之消除的想法，凭借以往治疗此类月经先后无定期的经验，选用定经汤为主，以温肾调经。初诊时 5 剂，幸中病机，续调 3 个月，看起来较为复杂的月经前后无定期夹杂色带下等症一并治愈。在调经的 3 个月中，上热的舌质略显深红、舌苔黄腻、脉象略偏于数、心烦多梦、口苦头痛等脉证表现亦未加重。可见女子经血的异常亦可导致其他不适症状的同时出现。故而先调其月经乃为首要，经汛正常，其他不适症状亦能随之消除或减轻。与本例相似情况，临证颇为多见。

梳理调经经验，虽然由于禀赋不同，即所谓个体差异，其临证表现也参差不齐，但能针对病因，因人调治，其治法也都是大同小异，总以经汛每月来潮，相关兼夹症随之消除或减轻，能够正常结婚孕育，即为理想效果。如上例朱某，其治法也与本例并无较大区别，只是朱某明显偏于脾肾虚寒，本例则仅是所谓"宫寒"，而脾胃消纳正常，故而本例用药省去参、术等味，拟方专调肝肾，因而都能在预期时间内治愈。

74. 经汛紊乱，婚后不孕

张某，女，30 岁。2013 年 6 月 1 日首诊。自诉："经期很乱，不是超前，就是错后，超前 1 个月来 2 次，错后甚至一两个月不行。经期前后胸前微胀，小腹偶痛，食欲不旺，多食脘胀，全身无力，偶尔手足心热，头痛眩晕，经血量偏少，血色时淡时浓，有时色如咖啡，有小块，拖延时间较长，1 次行经没有 10 天以上，难以彻底干净。结婚已经 5 年，至今还未怀孕。京、沪、汉，还有很多地方的大医院，都去看过，花钱已经超过十几万，一直没有放弃治疗，不但月经没调好、没怀孕，瘦的还不足 45kg 啦！后来听熟人介绍，也是跟我的情况差不多，是在您这里看好的，现在孩子都四五岁了。所以我们也想试试看，来请您瞧瞧。"视其形体消瘦，面色萎黄淡黑枯糙，但是精神正常，言谈滔滔不绝而有序，可能是见过的世面多。观其舌质暗淡，舌苔近似花剥，津液不虚；切其脉，细弦而乱，参差不齐。

综合所见，本患者应属素体虚弱，气血不足，冲任失于滋养，因而任脉不通，太冲脉不盛，月事不能以时下，加之东跑西奔，服药必杂，所以身瘦如柴，脉细而乱，经血色如咖啡、量少而淋沥不净等症出现。治宜培补根本、滋养精血，寄希"任脉通，太冲脉盛，月事以时下"，身体复健，自然妊娠。方用毓麟珠为主加减。处方：人参、焦白术、茯苓、熟地黄、酒洗当归各 15g，酒炒白芍、川芎各 12g，酒制菟丝子、杜仲、续断各 15g，鹿角霜、龟甲胶（烊冲）、紫河车各 12g，川椒壳（炒出汗）、炙甘草各 6g，5 剂。1 剂药文火缓煎 4 次，药汁混合一处，早、晚饭后半小时各温服 1 次，2 日服 1 剂，五煎药渣宽水，煎开后适温泡足。服药期间忌食绿豆、豌豆、蚕豆、萝卜、酸菜、茶水及一切含有泻下成分的药物。饮食既要有规律，还要有营养，禁食寒凉生冷及难以消化之物。保持心情平和，勿久睡久坐，多见见阳光，适当运动，注意保暖，谨防感冒。如在服药期间月经至，可暂停几日，待经停再服。

毓麟珠补益气血、滋养冲任，用治妇人气血俱虚，经脉不调，或断续淋沥，或带浊，腹痛腰酸，或饮食乏味，身体瘦弱不孕等症。今用于张某的月经失调，经期紊乱，经血色如咖啡，淋沥不净，久不受孕等症，月经有望能在 3 个月左右如期来潮，身体逐渐健康，自然怀孕。

6 月 12 日二诊。自诉："这次月经已经超过 40 天未至，这两天感觉腰酸，小腹微胀，有点像月经来潮，但还未见红。服药后食欲、睡眠、精神都有一定改善，我一定谨遵医嘱，耐心调治。"复诊其舌脉，均与首诊时相同。鉴于月经欲潮不潮，遂在上方中加入茺蔚子 15g，红花 9g，取 3 剂，服药时加入老红糖 30g，亦可空腹温服，以促进经血来潮。

6 月 21 日三诊。自诉："服药至第二剂时经血至，但不够顺畅，至第三剂服下，月经方顺畅而行，3 天结束，血色较以往红，量稍增加，无血块，感觉比以往经期身体要舒适点。"视其面色略润，舌质已见微红，舌苔尚无明显变化；复切其脉，略显细匀。遂将二诊方去茺蔚子、红花，续服 10 剂，服用法及注意事项仍同首诊时所嘱。此方服后，在下次将行经前 5 ~ 7 天，再服加红花、茺蔚子方 3 剂，服药时加老红糖，待经期结束，再续服首诊时方。待调治至第三个月时，嘱咐患者丈夫：可用内科病案第 23 例 "肾虚不育" 治法方药，连服 10 ~ 20 剂，以配合促进受孕。

2014 年 9 月 23 日患者电话告知："按您的嘱咐，月经前服 3 剂加红花、茺蔚子方，月经后服首诊时方 10 剂，连续服药将近 5 个月，后即怀孕，怀孕后一切正常，生下龙凤胎，母子平安。现在快满月了，告知您一声，谢谢啊！"

按语：这是我近几年治疗月经不调、不能怀孕较为满意的案例之一。对于医者来说，比患者还高兴！因为这是对医者努力付出的最好 "回报"！这对于今后治疗类似疑难患者，无疑增添了些许信心。

女子冲任不虚，血海充盈，自然就能上行成为乳汁，下行成为月经。配偶身体正常，肾精不亏，也无其他障碍，婚后岂能不育？本例患者身体瘦弱，本元不足，加以四处奔波，劳累过度，冲任岂不受损？何以有精血滋养？故而经血不能如期而至，量少且乱，色如屋漏，身瘦如柴。当此之时，必以大补气血之剂，且要有血肉灵性之物，如参、芪、龟胶、紫河车等味，以益气养血添精，如此方能使冲任胞宫血海充盈，月事以时下，身体复原，正气不虚，因而得以自然孕育。此为治疗根本大虚者理法，若兼有瘀滞而身体不虚者，治法不在此列。误用大补、峻补，非但不能疗疾，必会滞邪增患。所以月经不调易断，辨证施治较难。同为月经不调，证型不知几多。治病之难，多难在辨证！

75. 胎死腹中，屡堕不育

姚某，女，29 岁。2012 年 9 月 1 日首诊。自诉："23 岁结婚，连续 3 次怀孕，都是中途胎儿停止发育，胎检无胎心音而处理掉。第一次怀孕不到 3 个月，第二次不到 2 个月，第三次几乎是不足 1 个月胎心音即停，之后这近两年索性不孕了。看过不少地方，依然至今不孕。也有人说多休息几年可能会好些，可我快 30 岁了，再晚不是风险更大吗？另外，每月经血量很少，几乎不到 3 天就结束，时间有点错后，血色偏淡，最后一天好像丁沫似的，小腹里感觉空痛，腰膝乏力，双足经常不温。食欲不旺，食量偏小，容易疲倦，失眠多梦。"视其形体偏瘦，面色㿠白，精神不够振作。舌质偏淡，舌苔薄白津润；切其脉，颇显细弱乏力。辨证：脾肾阳虚，精血不足。治宜温养脾肾，补益精血。问她下次月经何时来潮？患者回言道："大约 7 天左右。"随即嘱咐她："在我这里总共看 3 个月，每月看 2 次，月经前 1 次，月经后 1 次，今天正好是月经前，记住下次月经结束即来诊，3 个月都是如此。月经前一般都是服药 4 剂，月经后 6 剂。但你的身体较弱，应多服几剂为好。在这 3 个月里，一定要避孕，精神减压，劳逸适度，饮食有规律，还要温和而有营养，注意保暖，谨防感冒。"

月经前处方：炙黄芪 30g，人参、白术各 15g，陈皮 9g，当归、川芎、熟地黄、酒炒白芍、茺蔚子各 15g，红花、桃仁、肉桂、炙甘草各 6g，大枣 9 枚，4 剂。1 剂药文火缓煎 3 次，药汁混合一处，早、晚饭后半小时各服 1 次，每次加入老红糖 30g、老黄酒适量，混合于汤药温服，1 日半服 1 剂。四煎药渣宽水，煎开后适温泡足。服药期间忌食绿豆、萝卜、酸菜、茶水，以免抵消药效。

此方亦是因人制宜，以参、芪、术、草、陈皮益气补脾醒胃；以归、芎、地、芍、大枣养血补血；以茺蔚子、红花、桃仁活血调经；以肉桂助阳祛寒，宣导百药。合而功能益气养血、温阳调经。用于脾肾阳虚，屡堕不育，经血量少，纳差神疲等症，乃是补而调之，用于经前之方。

9 月 13 日二诊。自诉："服药至第三剂时月经来潮，还是 3 天结束，血色比以往略红，小腹空痛减轻，身体感到稍微有力。"复诊其舌脉，均与首诊时相近，未见有明显变化。月经后方用养精种玉汤为主加味，以补益肝肾精血。

月经后处方：熟地黄 24g，酒洗当归、酒炒白芍、酒蒸山萸肉各 15g，紫河车 12g（研末分 3 次吞服），枸杞子、菟丝子（黄酒蒸焙干）、覆盆子、鹿角霜、人参、白术各 15g，桂心 6g，每月于月经结束后服 6 ~ 10 剂。

煎服法及注意事项同首诊，不饮酒者可以不加黄酒。服药期间如无其他不适，身体逐渐向健康发展，月经应时而至，血色正红，血量渐多，小腹空痛及腰以下不温逐渐消除，即不用改方。服药至第三个月月经即将结束，服月经后方药时，即可解除避孕，希望能够受孕。这也是我治疗不孕症的基本方法，沿用至今，已有 53 年之久，现在每天都还在使用，来诊者有增无减，治愈率不知其详。

另嘱咐患者：如能怀孕，鉴于已经流产 3 次，为防不测，最好用下方按交代每月服用数剂，以保胎孕正常发育，足月生产，母子平安。这也是本人经验，已用五十余载。

泰山磐石饮方：人参 9g，黄芪 18g，当归、续断各 12g，黄芩 9g，熟地黄、川芎、白术各 12g，炙甘草、砂仁、糯米各 6g。水煎温服。此方怀孕后每三五日服 1 剂，服至 5 个月以后，即可逐渐安全。功能益气健脾，补肾固胎。主治气血两虚，或肥而不实，或瘦而血热，或肝脾素虚，倦怠少食，屡致堕胎者，但觉有孕，即宜常服之，以安其胎孕。

以上处方交给患者后，又反复叮嘱她要认真服药，精心调养，所有交代皆不可忽略。在这 3 个月当中，身体如有不适，应及时告知于我。如能圆满成功，则皆大欢喜，万一不能如愿，请谅解我已尽力。

2013 年 11 月 5 日，一和姚某病情相同的患者易某，因为姚某第四胎正常孕育并生下一男婴，听姚某介绍来诊，方知姚某已经圆满达到目地。至今不断来诊不孕不育患者，大多都是这样听人介绍而来求治的。

按语：二三年前我接诊不孕不育患者是全疗程，其内容包括调经、促孕、保胎、矫正胎位、预防难产等。后来此类患者日增，个人精力也在逐渐下降，加上可以剖宫产，也省却我许多需要劳心的内容。以前所治的每个案例都有记载，治愈率我很清楚。后来发现这样做患者多有"疑虑"，所以成功的都是通过后来诊治的患者而得知。未成功的占多大比例？也就不知其详。但来诊者遝迤不断，各种情况都有，我依旧尽心尽力，祈望每一个患者都能够满意。

我不是妇科"专家"，而是多科疾病都要接诊的"杂家"。十余年来仅接诊月经不调、不孕不育这类患者，已是够"头痛"的啦！自己感觉患这类毛病的人比以往增加，而且治疗起来难度也大多了。有可能是自己老了，有可能是药物质量无法保障，还有可能是人们的生活习惯也有影响，如此等等，都难以说清楚。所以一上班就感觉累，但还是要坚持。

76. 妊娠恶阻，不难治愈

王某，女，25 岁。2014 年 9 月 3 日首诊。只见孕妇面色㿠白，双眉紧皱，异常瘦弱，双手捧腹、弯腰，两人将她搀扶勉强坐下，头倾身斜，呻吟声微，一派极度虚弱的样子。问其家人："患者缘何如此虚弱？"其母言道："婚后首次怀孕，还不到 2 个半月，在某大医院住院已近 1 个月，原因就是怀孕后即开始不断呕吐，住院治疗一点也没减轻，呕吐依然不止，水米难进，精神难支，小腹下坠，腰部酸痛，这两天看着不行就要'去小保大'，说是不处理掉胎儿，大人生命有危险！女儿和她的婆家都拿不定主意，我还是想保住胎儿，但又怕大人身体撑不住。多人建议请您看看，要都能保住，那可是谢天谢地啊！"观其舌质淡白，舌苔白腻；切其脉，细如蛛丝，微弦微滑，重取欲断之象。如此羸弱的身体，正气颓败到这个地步，而且还在不断呕吐，水米难进，接诊确有风险，推却心又不忍！遂对患者及其家人言道："我先开药 1 剂，服下如能呕吐渐止，精神略振，可以进食，便有希望保住大人胎儿无恙。若药难入口，呕吐 2 天内不能渐止，水米依然难进，即应回到医院处治，保大人要紧。"

以益气和胃、固肾安胎法，方用泰山磐石饮为主加减。处方：炙黄芪 24g，人参 15g，白术、茯苓各 12g，陈皮、砂仁、煨姜各 9g，续断、桑寄生、熟地黄、当归各 15g，炙甘草 6g，大枣 5 枚，糯米 15g，1 剂。文火缓煎 3 次，药汁混合一处，少量多次温服，1 日半至 2 日尽剂。一定要文火缓煎浓汁，煎取量不宜过多，三煎浓汁合起来不超过 600mL。每次温服不超过 25mL，待呕吐渐止，可适当加量，绝不可冷服、急服！2 天内能思饮食时，亦不可骤食荤腥油腻等难以消化之物，要以五谷为主，容易消化为要。

本方参、芪、苓、术、糯米、炙甘草益气补脾；陈皮、砂仁、煨姜温中行滞醒胃；续断、桑寄生、熟地黄、当归、大枣固肾养血。诸药相合，以成益气和胃、固肾安胎之功。几十年来用于无数妊娠呕吐，或者脾肾不足，以致身体羸弱，胎动不安患者，皆能转危为安，正常孕育，但愿本患者亦能如此。1 剂药服后，呕吐止，能饮食，精神略振，胎孕能安，即为见效。

9 月 5 日二诊。见患者已能一人稍加搀扶，自己行走而来，身子能够直起，双手不再捧腹，愁容明显好转的样子，我也稍释紧张。患者言道："前天来我是一点力气都没有，加之小腹下坠，腰部酸痛，水米入口即吐，生怕连命都保不住，故而一句话都说不了。开始服您的药，一次一小勺，味道还好，服下没吐，1 日后就想吃东西，喝点稀粥也没吐。后来又加点蔬菜，胃口渐好，但不敢吃荤腥油腻之物。"复诊其舌脉，舌质依然偏淡，舌苔白润；脉来仍显细弱无力，但弦象已不明显。方药已是对证，原方续服 2 剂，改为 1 日半服 1 剂，饮食注意同首诊，加强保暖，谨防感冒，保持心情平和，动静适度。

9 月 9 日三诊。这次患者是自己走来，面色稍见润泽，精神已经正常。自诉："呕吐未再出现，饮食也已正常。我感觉再吃 3 剂就行了。"观其舌质已见微红，舌苔依然白润；复切其脉，细滑而匀。原方仍不更动，续服 3 剂可矣。但要加强自我调养，保持心情愉悦，饮食以温和容易消化而有营养为要。不可久坐久睡，需要劳逸适度，晒晒太阳，适当走走路更好。翌年 4 月王某电话告知："我已顺产一女婴，母女平安健康，谢谢您呀，周老先生！"

按语：王某属妊娠恶阻较为严重者，初诊时我也很犹豫，接诊要担很大风险，不接诊又于心不忍。虽然以往治疗这类病症从无失误，但越临证胆子越小，生怕失手，对不起患者及其家人。出于医者之天职，挽救了一个小生命，同时保住了大人生命安全，母女平安，全家欢喜。

本例的治法，乃是先益气和中，健脾醒胃，呕吐能止，正气即可渐复，如参、芪、苓、术、陈皮、砂仁、煨姜、炙甘草等；同时用固肾安胎之味，如续断、杜仲、桑寄生、熟地黄、当归等，以固其下，故而胃气和而呕吐止，肾气固而胎元安，足月顺生，母女平安。此为呕吐日久，脾胃虚寒，身体羸弱者治法。若为内有积热，或者肝脾失和，呕吐泛酸，心烦胁满，或因动怒触动肝气上逆，因而呕吐者，此方断不可用，以防肝气愈逆，呕吐更甚。所以怀孕之后，保持心情平和至关重要，医者用药更要谨慎。还是老话：因人辨证，对证施治，无论何种病症，都需严格遵循，如此方能用药有效安全。

仅近期所治几例妊娠恶阻患者，用药即有差异。举例如下：

张姓，30岁，妊娠恶阻，住院治疗半月未见好转，观其形体偏瘦，舌质深红，苔少乏津，脉象弦滑而数，呕吐苦水色黄，胁满脘胀，小便黄短，大便数日一解（与饮食少进有关）。此为肝胆湿热偏旺、胃气失于和降所致。黄芩、竹茹、茯苓、生地黄各15g，陈皮、砂仁各6g，茵陈、车前子各18g，3剂即安。

余姓，27岁，人工受孕至两个多月，出现恶阻呕吐，胃脘痞闷。当知道某熟人也是人工受孕至六个多月，恶阻呕吐一直治之不止，身体羸弱，某医院为保大人而引产，结果全家人痛苦不已时，自己亦感恐惧。视其形体白胖，舌苔白腻，脉象濡滑。此为中焦湿滞、胃失和降所致。用白术、茯苓各9g，陈皮、砂仁、黄芩各6g，煨姜1片，亦是服3剂而安。

李姓，29岁，妊娠3个月时，因于吃饭时怄气，随之胃脘胀闷，继而呕吐十余日不止。观其形体尚健，情绪微显不宁，舌质乏泽，舌苔白厚；切其脉，细滑微弦之象。此为肝脾失和、中焦气滞所致。用白术15g，陈皮、砂仁各9g，乌药12g，2剂药服下，呕吐即止。嘱咐她要保持心情平和，各方面注意自我调养，以后未再出现恶阻呕吐。

我家几代人不用半夏止妊娠恶阻呕吐，是为用药安全起见而坚持。虽然历代名家名方用半夏治恶阻的很多，但出于谨慎使然，不用此味依然治愈各种原因引起的妊娠恶阻。不用谈是论非，更不是轻古别出心裁，乃是各家主张不同，不过是出于谨慎而已。因为亲眼所见有人用半夏治恶阻而致堕胎，而且还不是个案！熟读本草，便知其理。

77. 恶露不行，小腹憋胀

洪某，女，27 岁。2014 年 9 月 3 日首诊。自诉："婚后头胎，在三级医院妇产科足月剖宫产，别的都还好，就是出院后至今已有半月，恶露不行，腰及小腹憋胀，甚至腰不能直，小腹下坠胀痛，心烦不宁，这几天还出现头痛。"视其形体偏胖健壮，但却面带愁容，弯腰捧腹，行走迟缓。舌体两侧有明显瘀斑，舌质暗而乏泽，舌苔微显灰腻；切其脉，沉弦微迟之象。

辨证：瘀血凝滞，恶露不行。治宜活血行瘀。方用生化汤合失笑散加味。处方：当归尾 18g，川芎 15g，桃仁 12g，炮姜 9g，炙甘草 6g，蒲黄（细纱布包煎）、五灵脂、生山楂各 12g，红花 9g，2 剂。问她伤口是否愈合？已有几天未用抗生素？洪某回言道："伤口尚未完全愈合，消炎药打针、口服已停 7 天以上。"问的目的是本方用老黄酒为引，以助行瘀。但伤口尚未愈合，或者在使用某些抗生素期间，不宜使用黄酒，可用童便适量兑服。若不愿接受，可加老红糖适量烊冲于汤药温服。1 剂药煎 2 次，早、晚空腹温服，1 日 1 剂，以恶露出而顺畅为度。三煎药渣宽水，煎开后加陈醋半斤，适温泡足，亦有辅助行瘀之功。饮食暂勿进荤腥油腻之物，严禁冷饮冷食，总以温和为要。保持心情平和，保暖防寒，注意感冒。

此方仅用于恶露不行属于血瘀型。若属血虚恶露不行，症见产后恶露淋沥不绝，色淡稀薄，精神疲倦，心悸气短，食欲不振，腰酸腹胀，舌质淡，苔薄白，脉象细缓，则本方不可轻用。

9 月 15 日二诊。自诉："我还是用了少量黄酒，也加了童便、老红糖，服下头剂恶露即行，当时便感到头痛心烦、腰腹胀痛减轻，前两天已经基本干净，也没影响伤口。今天来是请您开点发奶的药，因为乳汁不够孩子吃，喂奶粉孩子不愿意吃，饿了就哭。"观其舌体两侧瘀斑已退，灰腻苔已化，脉来已见缓匀之象，恶露不行治愈。问她食欲消化如何？洪某言道："胃口没问题，能吃能消化。"遂用经验方以益气补血通乳，处方如下：炙黄芪 30g，人参、当归、川芎、熟地黄、王不留行各 15g，穿山甲、肉桂、炙甘草各 6g，大枣 5 枚，服 1 剂，乳汁够吃有余即可。如未达目的，可再续服。个人经验一般不超过 3 剂，大多数都能达到目的。1 剂药文火缓煎 3 次，药汁混合一处，早、晚饭后半小时各温服 1 次，1 日半服 1 剂。四煎药渣宽水，煎开后适温泡足。除药疗外，还要饮食营养跟上，方能保障持久有效。

1 周后洪某电话告知："服药 2 剂，乳汁已经充足，我想多吃点好些，总共服了 3 剂，现在一切都好。"

按语：体质不虚而产后恶露不行或甚少，甚或点滴俱无，小腹胀痛而硬，舌质暗紫，或有瘀斑，脉象沉涩或沉弦而迟的，多为产中受寒，或素体寒湿过重，或误食寒凉之物，或初产恐惧，导致气滞血瘀，等等，以致产后恶露不行，小腹胀硬疼痛拒按，甚或心烦头痛等症出现。方用生化汤以祛瘀止痛，而治产后儿枕骨痛，恶露不行，小腹有血块胀痛等症。失笑散亦治产后恶露不行，瘀血上冲胞络，下阻腹中，闷痛难忍，甚或眩晕等症。因为本患者体质不虚，可能是产中受寒，以致恶露不行，故而二方合用，以增强活血行瘀之功。因此 1 剂药显效，2 剂恶露行而诸症随除。然而后来的乳汁不足用药，她能吃能喝，且消化也很好，身体不虚，为何发奶还用参、芪、归、地之味？回答是：乳汁为气血所化，气血充盈，方可保障源源不断地供给孩子日渐长大、食量随之增加的需要。故而用药以补益气血为先，尚需饮食营养配合。唯有如此，方为长久之计。不然，仅用王不留行、穿山甲二味，当时亦可见效，但往往不能持久。眼下多花点小钱，则获益大矣。否则，每月多花几千，大人还忙碌疲劳，更不利于孩子成长，孰大孰小，其理昭然。个人体会，仅作回眸。

78. 恶露不尽，腰酸腹痛

方某，女，27 岁。2013 年 7 月 20 日首诊。自诉："孩子 3 个月大，恶露至今淋沥不绝，有时色淡，有时状似干沫，原先没啥明显不适感觉，近来腰酸背痛，小腹坠胀，即使在这夏天，双足亦常感不温，食欲不振，精神疲倦，乳汁似乎也在减少。打针吃药，但是效果都不显著。"视其面色略显萎黄、乏泽，舌质偏淡，舌苔白润；切其脉，细缓之象。

辨证：脾肾阳虚，下元不固。治宜益气摄血，温阳断下。方用断下汤为主加减。处方：人参 12g，炙黄芪 18g，焦白术 15g，熟地黄、当归、白芍（酒炒）、阿胶（烊冲）各 12g，醋制艾叶 9g，血余炭 12g，炮姜 9g，桑寄生、续断各 18g，炙甘草 6g，3 剂。1 剂药文火缓煎 3 次，药汁混合一处，早、晚空腹各温服 1 次，1 日半服 1 剂。四煎药渣宽水，煎开后适温泡足。服药期间忌食绿豆、萝卜、酸菜、茶水，以免降低药性。饮食以温和而有营养为要，勿食辛辣、寒凉之物。保持心情平和，劳逸适度。

断下汤功能益气养血止带，主治冲任虚损，崩漏及月水不调，并三十六种带症。今减去海螵蛸炭之收敛止血止带之味，易以血余炭之养阴止血之品，再加桑寄生、续断以补肾固下，加炙甘草以补中益气而调和诸药。用于本例脾肾不足，气虚不能摄血，以致下元不固，恶露淋沥 3 个月不绝，自感食减神疲等症，亦是临证常用方。

7 月 26 日二诊。自诉："恶露已减少大半，腰酸腹痛亦有减轻。"复诊其舌脉，均无明显变化。将炙黄芪量加至 30g，人参加至 15g，另加棕榈炭 15g，花蕊石 18g，续服 3 剂，服用法及注意事项仍同首诊。

8 月 5 日三诊。自诉："恶露终于干净了，腰酸腹痛等症也已消除。可能与恶露淋沥时日太久有关，服下 6 剂药后，精力有所改善，但身体仍有些疲倦，随着孩子逐渐长大，食量也在增加，乳汁已显不足。"视其面色已显润泽，舌质微红，舌苔薄白；复切其脉，缓匀稍显有力。此时与上例洪某恶露行后乳汁不足及身体状况颇为相似，亦是表现为气血不足，乳汁欠缺。即用同样方药，3 剂，寄希亦能达到补益气血发奶的目的。

后得知方某服药 3 剂后，乳汁可以满足孩子当前需要，担心孩子大了又会欠缺，自己又取 3 剂服下，并且加强食物营养，孩子到八九个月时，乳汁依然够吃，自己的身体精力也都感觉正常。

按语：产后恶露不净长达 3 个月，临证不多见。无论当时是何原因，时日如此之久，来诊时已是脾肾不足、气血两虚之候。况且舌淡脉细、下肢不温、精神疲倦等症，已是其证。故用断下汤加减，以补其气血、固肾断下，参、芪、归、地，加以寄生、续断、炮姜、血余炭等味，上而益其气血，下而固肾止血，共服药 6 剂，3 个月恶露不净治愈。之后的乳汁不足，仍以参、芪、归、地等味为主，以补益气血，兼以王不留行、穿山甲等味以发乳，配合食物营养调理，因而孩子八九个月时，乳汁仍能保障，而且自己的身体精力也都保持正常。

产后恶露不净，也有素体虚弱，或产后操劳过早，导致气虚不能摄血，因而恶露淋沥不绝；还有阴血素虚，或临产失血过多，或七情抑郁恐惧，郁久生热，迫血下行；亦有产后受寒，寒凝血瘀，恶血内停，好血难安，或瘀血未尽，随化随行，因而恶露淋沥不绝，等等。临证但能以脉证为据，因人辨证，分清虚实、寒热、久暂，对证施治，此患不难治愈。

79. 断奶之后，仍无月经

姜某，女，26 岁。2013 年 3 月 5 日首诊。自诉："人家说哺乳期月经不来是正常的，可是我的孩子断奶快半年了，月经还是不来。几家医院检查，都说未发现异常，也没怀孕，我自己感觉没啥不舒服的，还不到30岁。难道就绝经了？"观其形体不虚，气色精神也都正常，舌质略显偏淡，舌苔白润；切其脉，颇显细缓无力。问她平时身体如何？饮食消化是否正常？姜某言道："身体一般，没得过啥病，就是食量偏小，偶尔胃胀，但孩子吃奶有保障。还有就是不太耐疲劳，怕干体力活。"

　　根据舌脉表现，以及本人所述，身体虽然无病，辨证应属脾肾不足，故而不耐疲劳。断奶后近半年月经不行，当归咎于气血不足。舌质偏淡，脉细无力，即是其证。既然血少不行，即应补而益之，方用十全大补汤为主加味。处方：炙黄芪30g，人参、白术、茯苓、当归身、白芍、熟地黄、川芎各15g，肉桂6g，紫河车、阿胶（烊冲）各12g，炙甘草9g，大枣9枚，5剂。1剂药文火缓煎3次，药汁混合一处，早、晚饭后半小时各温服1次，1日半服1剂。缓服利于运化吸收。四煎药渣宽水，煎开后适温泡足。紫河车若能研末分次吞服更佳。但胃弱或嫌其有腥味，水煎时间长点亦可。饮食需要温和而有营养，注意保暖防寒，保持心情愉悦，多见阳光多散步。

　　十全大补汤补气养血温阳，加紫河车、阿胶二味血肉灵性之物，以大补元气精血，寄希冲任胞宫气血充盈，月经自然来潮。

　　3月15日二诊。自诉："上药服后精神感觉蛮好，这两天小腹热热的，腰有点胀胀的，似乎要来月经，但还未见红。"复诊其舌脉，均与首诊时相近，都无明显变化。复将原方炙黄芪量加至60g，紫河车、肉桂、阿胶各加3g，以增强益气养血温阳功效；另加红花、桃仁各6g，以促其活血行经，续服5剂，服用法及注意事项仍同首诊。

　　3月22日姜某电话咨询："还有1剂未吃，月经已经来潮，还算顺畅，血色正红，量稍偏大，只感到全身轻松，没啥不舒服的，第5剂还接着吃不？"我回言："记住这次月经来潮的时间，剩下的1剂于下次行经前3天再服。平时注意同首诊时所嘱。如月经从此每月一行，无明显全身不适症状，即算已经正常，可不再服药。"姜某之后未再来诊，可能治疗已达目的。

　　按语：像姜某这样的患者不多，多为无明显病状。思其妊孕、生产、哺乳等，时间长达近两年之久，这些都需要营养供给，若月经不行仍用活血调经之法，颇为不妥，因其气血已经长时间损耗，仅用活血行经之剂，除"无血"可行外，恐会续伤正气，难达冲任充盈、经血自然每月来潮之目的。故而本患者首诊时即用十全大补汤又加紫河车、阿胶二味血肉灵性之物，以助大补冲任胞宫精血，待其气血充盈、经血欲行之时，方加桃、红二味少量，以作活血行经之用，而顺其势以推动之，故而服药 9 剂，经血自然而至。对哺乳停止，逾期月经仍不来潮者，治法多能如期达到目的，月经自然来潮，身体亦随之康复。然而用于已婚、未婚女子，经期滞后 1 月、数月，甚至 1 年、数年不行，身体亦无明显病症的，却有不少人丝毫无效；再以活血行经之剂，依然无动于衷。无论寒热、补泻，除了偶感腹泻腹痛、小腹腰部有热感等反应外，月经却是依然"杳无音信"！我是百思不得其解，只能长吁短叹：老中医遇到新问题矣！虽然是少数，颇也令人愁！

80. 寒湿带下，日夜如注

包某，女，40 岁。2013 年 8 月 3 日首诊。自诉："白带断续不愈两年多，近两个月就像一股水一样，量虽不大，但是不断流出，内裤一天换几次，夜间不慎，床上也会渗湿，气味不大，颜色淡白清稀。就现在的气温，别人都还嫌热，我却已经怕冷，四肢经常不温，腰膝酸软，小腹凉痛，饮食乏味，全身无力。西医说是'妇科炎症'，中医说是'阳虚带下'，打针吃药不少，总是不能完全治愈。后来我都不敢随便出门，生怕别人见到丢丑。"视其形体偏胖，面色㿠白，唇无血色，舌质淡白，舌苔白滑；切其脉，细缓无力。

前医诊断为"阳虚带下"应属无误。据其舌脉表现及其自诉症状，脾肾阳虚，任带二脉不固已经显见，故而胞中津液滑脱而下。治宜温肾助阳，健脾止带。方用固胞断带汤为主。处方：人参 15g，焦白术 18g，茯苓 15g，鹿角霜 18g，煅牡蛎、煅龙骨各 3g，续断、杜仲各 18g，白芷、白扁豆各 15g，炮附子、肉桂、炮姜、炙甘草各 9g，糯米 15g，5 剂。头煎冷水浸泡半小时，1 剂药文火缓煎 3 次，药汁混合一处，早、中、晚食远各温服 1 次。四煎药渣宽水，煎开后趁热先熏后洗阴部，然后加热泡足。保持心情平和，暂勿饮酒，饮食远离寒凉生冷之物，注意保暖，劳逸适度。

此方为家传，今略有加减。功能健脾温肾，固胞止带。主治脾肾阳虚，寒湿带下，日久不愈，纳差神疲，腰腹畏寒，下肢不温，带下清稀如注等症。

8 月 9 日二诊。自诉："效果很好，服药至第二剂时，带下亦有减轻，食欲渐振，随之饮食知味、腰腹冷痛等症也都有好转。5 剂药服后，带下基本止住。"视其面色稍显微润，唇色、舌质微红，舌苔白润；复切其脉，仍显细缓，但比首诊时略显有力。嘱其原方续服 5 剂，服用法及注意事项同首诊。

8 月 20 日三诊。自诉："带下已有 6 天未再出现，身体各方面续有好转，这是我两年多来感觉最好的一次，要我看就算治好了。"复诊其舌脉，面色、舌质已见微红，脉来缓匀微显有力。为巩固疗效，嘱咐汤药续服 3 剂，改为 1 日半服 1 剂。另取 5 剂去糯米，共研细末，水泛为丸绿豆大，待汤药尽剂，接服丸药，每服 9g，日服 2 次，用糯米、山药、芡实各 15g 煮稀粥送服。首诊时交代的注意事项，切记忽忘。

顺访 1 年，包某的寒湿带下治愈，加以个人饮食等方面注意调养，带下未再明显反弹，身体也比以往要好。

就在治疗包某的同时，一 81 岁徐姓老妇人老年白崩，症状比包某还甚，带下色白清稀，量大如崩，在某三级医院住院治疗 3 日病势不减。来我这里时，已见面色苍白，双目无神，唇色淡紫，身体羸弱，舌质淡白，舌苔薄白，脉象细弱无力。即用治包某方加炙黄芪 60g，人参量用至 30g，取 3 剂，嘱咐其家人：1 剂药文火缓煎 3 次，药汤宜浓不宜淡，量少不宜多，每次服少量，1～2 日服 1 剂，3 剂药可以服 4 天半至 6 天，因为年龄大、身体弱、正气极虚之故，所以服药切不可过急。少量多次饮服，是以身体病情而定。总宜能够服下、病情渐有好转为度。若 1 剂药服下病情未见好转，最好还到大医院治疗比较安全。

第二天下午患者儿子电话告知："带下已经减少，精神也比昨天稍好。"第三天电话又来："带下已经止住了，还在慢慢喝药。"5 天后患者儿子来告知："谢谢您呀，老先生，我母亲的白崩已经完全止住，身体精力也在恢复。"

按语：寒湿带下清稀如注，无论年龄大小，凡属日久不愈，正气不足，或伴四肢不温，腰膝畏寒，甚或小腹冷痛，舌淡脉细，乃脾肾虚寒、带脉失约、冲任不固所致，非大补热补以固胞宫，则难以速见其效。上 2 例并非个案，只要辨证无误，上方用之屡验。治愈后能够自我调养得法，复发者极少。但若虚实夹杂，寒热并存，而不属于大虚大寒之证的，上方不可轻用！以防止之过早，反而滞邪遗患，给以后的治疗增加难度。所以同是带下，辨证十分重要。不然，非但用药乏效，还会留下遗患。

81. 老年带下，五色杂见

曹某，女，61 岁。2014 年 12 月 6 日首诊。患者女儿告知："母亲平时身体一般，就是肠胃不好，经常胃痛，有饮酒习惯，大便时结时溏，至于说这儿痛那儿痛的，都是干农活累的，歇息一下就好了。最近半个月老叫腰痛腹痛，小便像'五花脓'样，而且持续不断。我生怕有啥大毛病，送她到两家医院做 B 超、抽血化验等检查，结果都说内脏没发现问题，就是有'妇科炎症'。可是治疗了六七天未见好转，她便嚷着要请您看看，还没办出院手续，就来您这儿了。"视其形体偏瘦，精神尚可，面色略显暗红乏泽，舌质偏于暗红，舌苔微黄微腻；切其脉，沉滑兼弦偏数。我正分析病情时，患者言道："以前没啥大病，就是最近小腹坠胀疼痛，腰背酸胀，这么大岁数了，咋还有妇科病，下边出来黏糊糊的，一阵一阵不停，颜色啥都有，黑、灰、白、红、黄夹杂，像五花脓一样，小肚子下坠胀痛，腰窝、脊背酸胀疼痛，打吊瓶加吃药、外洗 7 天，一点都没减轻。我以前就请您看过病，相信您能治好。"

由上可见，辨证当为湿热下注杂色带下。治宜清热燥湿，固下止带。方用止带汤为主。处方：苍术、白术、茯苓、山药、白扁豆各 15g，生薏苡仁 30g，白芍 12g，黄柏、樗白皮各 9g，补骨脂、续断各 18g，煅牡蛎、煅龙骨各 24g，炒五味子、甘草各 6g，3 剂。煎服法及注意事项同上例包某案首诊时所嘱。但该患者年龄较大，改为早、晚饭后 1 小时温服，1 日半服 1 剂。亦要外用熏洗。

止带汤功能燥湿止带，用治湿热下注，下元不固，腰膝酸痛，白带过多等症。方中二术、苓、薏、山药、扁豆健脾燥湿；黄柏、樗白皮清热燥湿；白芍、补骨脂、续断、五味子补益肝肾涩精；龙骨、牡蛎收敛止带；甘草调和诸药。用于本例湿热下注，杂色带下，腰腹疼痛等症，寄希对证有效。

12 月 11 日二诊。自诉："五花脓样带下已减少过半，腰胀腹痛略有减轻。"复诊其舌脉，均无明显变化，上方中加木香 9g 以治小腹下坠疼痛，加白头翁 15g 以清热止带。因其小腹坠胀疼痛，带下如五花脓样，虽非湿热痢疾，但其性质相近，故而加用以上 2 味，续服 3 剂。

12 月 16 日三诊。自诉："带下已止，腰胀腹痛也已减轻大半。是不是对我的老胃病也有影响？这两天胃部有些不适，饮食乏味，四肢乏力。"视其面色、舌质暗红略退，苔薄淡黄津润；复切其脉，数象已不明显，转为微滑微弦。思其形体偏瘦，素有胃痛毛病，上方中的白芍、黄柏、樗白皮、五味子的酸敛、苦燥止带之味，不免伤及脾胃中和之气，今带下已止，首诊时方上 4 味当去之，并减去苍术、龙骨，换以党参 18g，陈皮、砂仁、木香各 9g，生薏苡仁改为炒薏苡仁 18g，续服 3 剂。最好戒酒，勿食辛辣燥热及生冷寒凉之物，饮食以温和容易消化为要。不可过度劳累，保持心情平和。

12月30日患者本人来告知："我说您能治好吧，9剂药服后，杂色带下治愈，胃口不好也已基本正常，我是特地来说声谢谢的。"

按语：此例61岁出现杂色带下，临证不为多见。庆幸她的身体虽瘦，但正气不虚，除胃痛外，并无其他疾病相兼，故而直接燥湿清热、收敛止带，而未用补益之品。待其杂色带下治愈，复现胃痛旧疾，方中留下健脾制酸益肾之味如白术、茯苓、山药、白扁豆、煅牡蛎、补骨脂、续断等，复加党参、陈皮、砂仁、木香等益气和胃止痛之品，续服3剂，胃脘痛基本平息，半年未见杂色带下复作。此为老年杂色带下个人治法。若属青壮年体质不虚，湿热带下色黄、气味腥臭、心烦易怒等症，其治法用药则与此又不尽相同，方中苦寒燥湿之味如黄柏、樗白皮、苦参等，其用量可适当加大；收敛滞涩之味如龙骨、牡蛎、白果仁等不可过早使用。因为湿热偏盛止涩过早，必会滞邪遗患，反致带下缠绵难愈，甚至腰腹胀痛、口苦胁满等症兼见。

82. 黄色带下，心烦口苦

尤某，女，43岁。2013年4月1日首诊。自诉："我的黄带治了五六年都没治好，现在连门都不敢出，因为气味太大，一天换几次内裤，感到还是气味难闻。心情老是烦躁，睡眠多梦易醒，不时口渴口苦，消化还好，但是没有食欲。小便偶尔色黄，大便解时不爽。腰部酸胀，双腿无力，小腹经常坠胀，时而走窜疼痛。后来精力也在下降，身体稍累或者心情不好时黄带就会加重量多，身体沉重，面部微肿。年纪轻轻的，这样下去咋行！难道我这个'妇科炎症'就治不好了吗？"视其面色微黄、微黑，隐隐透红，失于润泽，舌质暗红，舌苔暗黄厚腻；切其脉，濡滑偏数微弦之象。

辨证：湿热下注，带脉失约。治宜清热燥湿，固下止带。方用止带汤为主加减。处方：白术18g，苍术15g，茯苓18g，樗白皮、黄柏、龙胆草各12g，车前子、生薏苡仁、山药、龙骨、牡蛎各30g，白芍15g，甘草6g，5剂。1剂药煎3次，药汁混合一处，早、中、晚饭后1小时各温服1次。四煎药渣宽水，煎开后趁热先熏后洗阴部，不温则去之。饮食以素为主，少食荤腥油腻及辛辣燥热之物。保持心情平和，劳逸适度。

此方以清热燥湿健脾为主，如樗白皮、黄柏、龙胆草、车前子等味清热燥湿渗湿；而二术、茯苓、生薏苡仁、山药等味渗湿燥湿健脾；龙骨、牡蛎断下止带；白芍敛阴缓痛；甘草清热和药。用于本患者的黄带腥臭、心烦口苦、腰部酸胀、小腹窜痛、面部微肿、肢体沉重等症，亦是经验化裁方。但其黄带日久，恐难在短时间内治愈。

4 月 9 日二诊。自诉："5 剂药内服外洗之后，黄带只能说是略有减轻，其他症状也有一定好转。"复诊其舌脉，面部微肿已消，舌苔黄腻略化，脉来数象已不明显。病情尚无较大改变，嘱其原方续服 10 剂，服用法及注意事项同首诊。

4 月 22 日三诊。自诉："黄带已经很少了，全身也感到轻松了许多。但是觉得气虚没劲儿，加点补气的药吧？"视其面色已见黄润，舌苔淡黄微润；复切其脉，细濡之象。此为湿热已退、脾虚显现之兆。上方樗白皮、黄柏、龙胆草量各减至 6g，以降低苦寒燥湿作用，以免续伤脾胃阳和之气。但不可不用，因为黄带尚未尽除。脉细气弱，濡象湿留，故而黄带减轻，"气虚没劲儿"。余药分量不变，另加党参、黄芪各 24g，益气补脾，再加白果仁 9g，以增强收敛止带之功。续服 10 剂，改为 1 日服 2 次，1 日半服 1 剂。黄带渐无，缓服以续清余热。药渣再煎熏洗及注意事项仍同首诊时所嘱。

10 月 11 日四诊。自诉："上半年服药 25 剂后，黄带已经治愈，不久又开始做小生意，半年时间感觉都还好。可能是秋天树叶落的时候容易发病，或者与我劳累过度有关，最近老毛病又复发了。黄带虽然没有以前严重，但我怕又和以往一样，弄得什么事情都不能做。"视其面色与首诊时相似，舌苔还是薄黄津润；复切其脉，细滑之象，湿热未见复萌，仍是脾虚湿滞之征。仍用 4 月 22 日方续服 6 剂，还是 1 日半服 1 剂缓调，其余均同首诊时所嘱。如 6 剂药服后带下止而身体正常，即可不再服药，但要个人注意调养，以减少复发。

后顺访 1 年余，由于患者注意调养，四诊时方服药 6 剂后黄带又止，以后未再明显复发，身体劳作恢复正常。

按语：湿热下注引起的黄带，新近者易愈，日久者缠绵。治愈后若忽略自我调养，如饮食荤腥油腻及饮酒、嗜食辛辣燥热之物、情志不舒、过度劳累、疏忽性卫生、熬夜失眠等，都可能导致本病反复。即使得病时间不长的，治愈后也要注意自我调养，不然反复无度，导致缠绵日久不能痊愈，影响心身健康。

现在人们都注重健康，女性尤其突出，这是好现象，故而近二十年来带下病明显减少。但饮食过于肥腻、饮酒，或者运动量太少等，亦可导致脾虚湿盛，或湿郁化热，肾气不固，带脉失约，而出现青、黄、赤、白、黑五色带下及赤白带下、黄色带下、白崩、白淫、白浊等。临证以白带、黄带为多，赤带偶亦有之，单纯的青、黑带极少见。一般黄带稠黏腥臭的多偏于湿热；白带清稀气味不浓的多偏于湿寒。虽然有"十人九带"之说，但能注重个人调养，此病还是可以减少或避免的。

此病的治法，依然要因人辨证，对证施治。用药时清热勿过于苦寒，除湿不宜温燥，以防伤及脾肾阳气与阴血。至于虚证亦不宜过早固涩，须防滞湿留邪，而致病情反复。内服加外用熏洗等法治疗，效果较单纯内服药要好。同时加以自我调养，多能在较短时间内治愈。持续注意调养，治愈后复发的仍是少数。

83. 气滞痛经，胸胁胀闷

秦某，女，27岁。2013年3月5日首诊。自诉："结婚前痛经，婚后生了孩子还痛经。我的脾气不好，痛经可能与这个有关？每次欲行经的前几天，胸胀胁满，小腹坠痛而硬，甚至心烦易怒，口苦便秘，夜寐不安。经行不畅，色暗有块，必待三五天后，胸胁胀痛、小腹坠痛等症方能渐缓。治过的地方不少，都是暂缓一时，不能完全治愈。甚至有医生说：'等到绝经后就好了。'那还要疼多少年啊！我这次行经已2天了，小腹依然坠胀疼痛，腰都直不起来。有的人经血顺畅疼痛就缓，甚至痛半天、几小时就好了，我为什么会痛得这么厉害？"视其面色暗红，两颧隐隐淡青，情绪有些烦躁，舌质乏泽，边有瘀斑，舌苔黄腻；切其脉，沉弦微数之象。

辨证：肝气郁滞，经血失活。治宜疏肝解郁，活血调经。方用加味乌沉汤为主。处方：乌药15g，沉香6g，酒炒川楝子12g，酒炒延胡索、醋炒柴胡、醋炒香附、当归尾、川芎、赤芍、酒炒生地黄各15g，红花、桃仁各9g，月季花30g，甘草6g，3剂。1剂药连煎3次，药汁混合一处，早、中、晚空腹各温服1次，少加黄酒、红糖和服。尽量保持心情平和，饮食勿进辛辣温燥及寒凉油腻之物，总以温和为要。尤其是经期前后，切勿动怒及过多接触寒凉水湿，注意保暖，谨防感冒，以配合治疗，争取治愈痛经。

此方以疏肝解郁、活血散瘀、调经止痛为主。乌药、沉香、川楝子、柴胡、香附理气舒郁止痛；以四物汤、桃、红、月季花活血散瘀调经；甘草和药缓痛。用于气滞血瘀痛经，是为临证常用经验方。其活血散瘀、解郁止痛之功，屡用皆有显效。

3月12日二诊。自诉："头剂药服下，经血立见顺畅，胸胀胁满腹痛随即减轻，就是经血量较以往稍多，但感到身体格外轻松。我看您没用泻药，3剂药服后，大便也已顺畅，这两天睡眠也较安稳。看来我的许多不舒服都与痛经有关。"

视其面色暗红及两颧隐青已消退不少，情绪比首诊时要好，舌边瘀斑略散，舌苔微黄津回；复切其脉，弦数之象略缓。改用四物汤加味，经期结束后续服 5 剂，以续调经血。处方：当归、酒炒生地黄、川芎、酒炒白芍、醋炒柴胡、醋炒香附各 15g，青皮 12g，丹参 60g，月季花 18g，牡丹皮、栀子各 12g，甘草 6g。煎服法及注意事项同首诊，红糖、黄酒可以不加。待下次欲行经的前 7 天，或者尚未感觉胸胀胁满腹痛时，即用首诊时方续服 3 剂，改为 1 天半服 1 剂，以观其痛经症状变化，再定下一步用药。

4 月 9 日三诊。自诉："遵您所嘱，我这次提前 9 天尚未疼痛时开始服药，共服 5 剂，1 天半服 1 剂。提前预防性治疗，效果比疼痛时再服药要好，此次经期胸胀腹痛症状比以往减轻了过半。您说争取 3 个月治愈，我看 2 个月就差不多了。"我听罢笑言道："能否如期治愈，还要看你能不能做到首诊时所嘱。"患者可能是疼怕了，表示一定要认真治疗，记住医嘱。遂将经期后方嘱其续服 5 剂，下次行经前仍服首诊时方 3 ～ 5 剂，下月再诊。

5 月 10 日四诊。自诉："这次经期前后胸胁已经不胀不痛了，小腹还有点坠痛，但不到一天一夜，月经一顺畅，疼痛也就消失了，要我说就算好了。"我问她是不是吃药有点烦了？患者言道："的确有点，但我还是要听您的。"为了减轻患者的煎药负担，要求她将首诊时方取 3 剂，共研细末，仍于行经前 7 天左右，每服 9g，用红糖 30g、黄酒适量调服，1 日 3 次。经期后亦可不再服汤药，但要续服中成药逍遥丸半个月，以继续治疗，争取完全治愈。个人注意事项切不可忽略。患者闻言道："这样就方便多了。"

顺访 2 年，秦某的多年痛经治愈，加以个人遵嘱调养，未再明显反弹。

按语：像秦某这样的肝气郁结、经血失活痛经，临证不为少见。凡能认真治疗及注意个人调养，未有不愈者。反之，"三天打鱼，两天晒网"，不坚持治疗，还轻视医嘱的，即使是用药再对证，也只能是暂管一时，完全治愈颇难。其实这都是常见病，治愈不难，用药就是疏肝理气加活血止痛，这样的名方也很多，如柴胡疏肝散、逍遥散、少腹逐瘀汤、越鞠丸、丹参饮、失笑散等，因人对证加减，都有显著效果。但是痛经病因不只是肝气郁结一证，尚有寒邪侵袭胞宫，或者饮食寒凉，寒滞冲任，与血相结，经行不畅而痛；亦有气血虚寒，禀赋素弱，阳气不振，不能运血，或大病之后，气血不足，经水欲行无力，或经行后血海空虚，不能滋养包络而痛；或素有血热，复受外热侵袭，热伏冲任，血为热结，壅滞不利而痛；再有就是本例的七情郁结，肝气不舒，气滞不宣，经行受阻而痛。

临证需要因人辨证，对证施治，方能药到病轻，加以患者配合，方能完全治愈。

84. 气血虚寒，经后腹痛

张某，女，21岁。2012年7月30日首诊。自诉："几乎每次行经至第二天后，小腹便开始隐隐作痛，绵绵不绝，用热水袋暖暖，亦可减轻，一直到经期结束后的10天左右，都是如此。血色偏淡量少，食欲不旺，食量偏小，偶感头晕心悸，睡眠不实，大便常不成形，手足经常不温，即使是在这夏季，也感觉小腹及手足偏凉。这次月经刚刚结束，小腹还在绵绵作痛。我想趁着放暑假时间，好好服中药调理调理，这也是我父母之意。"视其形体偏瘦，面色近似㿠白，唇色、舌质色淡，舌苔薄白津润；切其脉，沉细而弱。

辨证：脾肾不足，气血虚寒。治宜补益气血，温阳祛寒。方用十全大补汤为主加减。处方：炙黄芪30g，人参、焦白术、茯苓、当归身、酒炒白芍、熟地黄、川芎各15g，炮附子、肉桂各6g，陈皮、砂仁各9g，炙甘草6g，大枣9枚，煨姜5片（约15g），粳米15g，12剂。1剂药文火缓煎3次，药汁混合一处，早、晚饭后半小时各温服1次，1日半服1剂，12剂药共服18天。身体瘦弱，不宜服药过急，且补益之剂，缓服利于运化吸收。四煎药渣宽水，煎开后适温泡足。饮食勿进寒凉之物，即使是在三伏天，也要禁忌一切寒凉之物，总宜温和容易消化而有营养为要。不要纳凉太过，更不能冷浴，须防伤暑感冒，还要劳逸适度。

十全大补汤温补气血，主治气血两虚，身体羸弱等症。加陈皮、砂仁以行滞醒胃，助其食欲旺而能消化，方保气血生化之源不虚，冲任血海充盈，月事应时而至能够顺畅，其寒不得滞留，则痛经自愈。

8月19日二诊。自诉："此次经期腹痛已明显减轻，血色较以往稍红，量稍增加，四肢畏寒亦略有减轻。"视其面色、唇色、舌质已见微微红润，但与健康人相比尚显不及，舌苔依然白润；脉来仍显细缓。遂将炙黄芪量加至60g，附子、肉桂各加3g，续服12剂，服用法及注意事项仍同首诊。在放假期间，饮食加强营养，争取下次经期腹痛消除，身体能够恢复到基本正常。

9月11日三诊。自诉："上次行经前半月，小腹不温、四肢畏寒症状已经消除，食欲食量及消化也有明显改善，体重增加了1kg，感觉精力比以前充沛，特别是经期前后腹痛，可谓是这几年最轻松的一次。我担心的是，到外地上学，饮食调理不好，痛经又会反弹。您开的药方我想拿走，如万一痛经再出现，照方再服是否可以？"我言道："完全可以。如有不明白的地方需要帮助，尽管打我电话。但能注意自我调养，远离寒凉，即可减少复发。"

3 年过去了，未见张某电话，她的气血虚寒痛经治愈后是否反弹？我不得而知。但用上方治疗无数例同证型痛经，效果大都较为满意。治愈后仍注重自我调养的，痛经再复发者不多。

按语：此案痛经病因并不复杂，就是身体素弱，气血两虚，阳气不振，不能运血，经血欲行无力，经后又血海空虚，故而经前、经后依然腹痛绵绵不绝，小腹与四肢不温，食欲欠佳，精神不振等症同时出现。治法用药亦不复杂，就是用十全大补汤为主，温补气血，加附子以助肾阳，加陈皮、砂仁以行滞醒胃，总欲使其气血旺，阳气振，冲任血海得充，经血自然应时而至，疼痛随之消除，身体、精力同时复健。如若用药直接祛寒止痛，固然也能速见效果，但欲根本治愈，则难达目的。因为阳气不振，气血不充，则根基血海空虚，所以止痛也只能暂管一时，疗效不能持久。治病凡能审证求因，针对病因治疗，即是治本，见效虽慢，但能治愈后疗效巩固。看似见效缓慢，其实比直接止痛效佳。特别是身体素虚，亦无兼夹其他病症的，即应治本为主，其病治愈，正气亦复。从治疗时间算起来，应是治本时日为短。这只是与本案证型类似患者而言，若遇到治本病时出现兼夹症突出的，则当视其轻重缓急，或标或本，必以病情需要而定，不可拘泥于某病的治本成功，而不分轻重缓急，一概照搬套用。"郑人买履"的教条，切勿仿效。

85. 下焦实寒，小腹冷痛

黄某，女，20 岁。2013 年 3 月 7 日首诊。自诉："15 岁来月经，前两年多数时间经期滞后，每月欲行经时及经期中小腹冷痛，痛如刀绞，疼得要命。用丁桂贴贴肚脐、小腹，外加热水袋暖熨，喝生姜红糖水等方法，方能稍微缓解。经血量不多，血色暗紫，夹有血块，有时四肢及小腹、臀部暖不热，痛甚时欲呕。中西医都说是'宫寒'，要求我加强保暖，不要饮食寒凉之物，不治也能自愈。小时候不懂事，经常吃喝冰冻的东西，也不知道如何自我保护调养，所以啥方法治疗都管不了 3 个月，痛经照旧出现。因为疼怕了，这两年我可是既认真治疗，又注意保暖，还不吃喝寒凉东西，可是每月经期还是小腹冷痛，色暗有块，经行极不顺畅。"视其身体不虚，面色略显㿠白，舌质略淡，舌苔白润；切其脉，沉紧微弦之象。

辨证：胞宫沉寒，血行不畅。治宜温里散寒，活血调经。方用《证治准绳》

吴茱萸汤加减。问她下次月经何时来潮？黄某言道："把滞后的四五天计算在内，大概还有 7 天左右行经。"问的原因，是要在行经前服药，效果较为显著，可以减轻本次行经之痛。处方：当归 15g，肉桂、附子、干姜、吴茱萸、沉香各 9g，香附、川芎、熟地黄、赤芍、红花各 15g，益母草 30g，炙甘草 9g，5 剂。1 剂药煎 3 次，药汁混合一处，早、中、晚食远（约饭后 1 小时）加红糖、黄酒各适量温服，1 日 1 剂。四煎药渣宽水，煎开后适温泡足。保持情绪舒缓，不要精神紧张。饮食远离寒凉，注意保暖防寒。

此方温里散寒之味如吴茱萸、附子、肉桂、沉香，皆为大辛大热、祛寒解郁之品，以达下焦肝肾胞宫，而散沉寒凝滞；当归、川芎、赤芍、熟地黄、香附、红花、益母草以活血行瘀调经；炙甘草温中益气和药。用于本例之寒实证痛经，寄希直达病所，而去其沉寒，活其经血，除其冷痛，从而达到治愈目的。

3 月 19 日二诊。自诉："这次痛经好多了，血块明显减少，腰腹畏寒及四肢不温大有好转，经期不足 5 天结束，血量略有增加。就是感觉有点上火，比如口干口渴、小便微黄等，但能忍受。"视其舌苔由白润转为薄黄，脉来已见沉缓，此为沉寒已散之征。改用温经摄血汤为主加减，以温和之剂，续祛其寒，而调经止痛。处方：熟地黄 24g，当归 18g，川芎、赤芍各 15g，柴胡、香附各 12g，沉香 6g，延胡索 12g，肉桂、炙甘草各 6g，大枣 5 枚，6 剂。煎法同首诊，服法改为早、晚食远温服，仍加红糖、黄酒各适量，1 日半服 1 剂，其余皆同首诊时所嘱。此药服后，中间可不必服药，待下次经期提前 7 天，再服首诊时方 3 剂，也改为 1 日半服 1 剂，以免引起上火。

4 月 20 日三诊。自诉："遵您所嘱服药，此次经期没咋上火，痛经及其他不适症状已不明显。我不想再服药了，不知道行不行？"观察她的面色及舌质已见微红，舌苔薄黄津润；复切其脉，已见缓和之象。按一般要求，其寒实证痛经亦算临床治愈。但为了巩固疗效，如二诊时用药再服 9 剂为妥。之后加以自我调养，勿忘医嘱，寄希治愈后痛经不再明显反弹。患者明白我的意思，欣然接受续治 1 个月的建议。

2 年后患者来告知："幸亏当时接受了您的建议，多服了 9 剂药，之后的两年多来，加以遵嘱自我调养，痛经至今未犯，身体一切正常。"

按语：寒实证痛经，多为衣着单薄，尤其是天气已凉，还在穿短裤短裙，为美忍受寒凉，以致风寒侵袭胞宫，或者饮食寒凉，寒邪停留冲任，与血相搏，故而经行不畅，小腹冷痛。治法不妨以温热之剂直散胞宫沉寒，加以活血行瘀之味，以起到速去其痛的效果。但若是寒热交织、虚实夹杂的痛经，此方此法应当慎用。以防祛寒太过助热，补虚忽略滞邪之弊。所以同是痛经，引起的原因不同，必须辨证无误，方能用药速效。本案所用方药，乃是认准为寒实证痛经，故以大辛大热之味直达胞宫，祛其沉寒，辅以活血调经之品以行之，2 月余时间，共服药 23 剂，治愈数载痛经。

四、儿科常见病症近期治验案例选辑

86. 初生胎黄，调治易愈

常某，男婴，13 天。2015 年 9 月 18 日首诊。其母告知："孩子自然顺生，体重 8 斤 3 两，第二天发现脸色、眼睛微黄，医院即让喂服'茵栀黄颗粒'，四五天过去了，脸黄、眼黄不退，全身也有些微黄，尿量少而色微黄，大便成形微硬，3 日不解一次，吮乳似欲呕吐，神情有些不宁。是否与我妊孕期间饮食过于口重，吃的肉类太多，加上夏天感受暑热等有关？"观察婴儿的肤色暗红微黄，双目白睛微黄，舌苔偏厚微黄，指纹略显淡紫。

综合其母介绍，乃是在先天母体孕期感受湿热，即习惯所称"胎黄"。湿热较轻的，一般 7 天左右即可自行消退，湿热重的则需要药物调治，绝大多数都不难治愈。治宜清热利湿退黄，方用茵陈蒿汤加味。处方：茵陈 3g，栀子、酒大黄各 1g，车前子（纱布包煎）、茯苓、漂白术、陈皮各 3g，甘草 1g，2 剂。1 剂药煎 2 次，药汁混合一处，煎取量总共不超过 200mL，分多次少量温服，可以少加白砂糖融化于汤药中，1 剂药服 2 天。切记保暖，谨防感冒。

茵陈蒿汤为治湿热黄疸第一名方，对于湿热发黄，二便不利，腹满口渴等症，为必用之方。加车前子、茯苓以助渗湿利水；加漂白术、陈皮以健脾行滞；加甘草以调和诸药。加减方乃是本于"见肝之病，当先实脾"的理论，胎黄多属胎孕期间感受母体湿热，方中苦寒清泻药恐伤及脾胃健运，故加入漂白术、陈皮，以健脾醒胃行滞。况且婴儿正气本来就弱，故而用药时必兼顾脾胃健运，勿伤及中和之气。

9 月 23 日二诊。其母介绍："按我们自己的观察，肤黄、眼黄、尿黄已经退得差不多了，大便顺畅，1 天解 2 次，这两天吮乳也未见呕吐，神情已感正常。今天抱来就是请您看看是否好了，还需不需要再服药？"观其肤色红润微黄，双目白睛黄退，指纹淡紫已不明显。胎黄已去八分，原方不可再服。为续清余热，每日仅用茵陈3g，开水冲泡，少加白砂糖融化饮，续调一二日即可。

按语：胎黄（新生儿黄疸）轻者，不治亦可自愈。若出生5天后目黄、肤黄不退，或伴尿黄，大便暗黄而臭，婴儿烦啼不宁等症，即宜用药调治。无兼夹症者，一般都能三五天治愈。用药不宜过于寒凉，以防伤及婴儿稚嫩阳气。如本例用茵陈蒿汤加白术、茯苓、甘草，既不影响利湿退黄，亦可顾及脾胃运化，这样胎黄退后，乳食消化即可正常。若胎黄时日延久，便溏尿清，脘腹膨胀，不时呕吐，消化不良，精神委靡，甚至四肢不温，辨证当属脾肾阳虚的"阴黄"，常用茵陈术附汤（茵陈、白术、附子、干姜、肉桂、甘草，用量根据体质、病情而定，一般用量与本例相近或偏低）为主，对证加减。脾虚气弱者酌加人参适量，脘腹膨胀、乳食不消者酌加陈皮、炒麦芽、炒山楂之类各适量，亦可7天左右治愈。切不可概以湿热胎黄治，用药切勿过于苦寒，以防伤及脾肾气阳，反致胎黄不退，甚至呕吐泄泻不止，出现危候。胎黄属于脾肾虚寒的虽然不为多见，但用药时亦不可不辨阳黄、阴黄。不能因为胎黄容易治愈，而概用一方一法通治。

87. 初生胎赤，色如涂丹

李某，女婴，55天。2013年4月10日首诊。其母介绍："孩子生下时肤色即见深红，3天后从头面、四肢到胸腹及全身，肤色红赤逐渐加深，皮肤干燥欲裂，啼哭不止，大医院诊断为'湿疹'，但无论打针服药及外敷等治法，一点也不起作用，身上看着就像漆疮、烫伤一样，令人焦急心痛！后来又到几家医院治疗，诊断还是'湿疹'，治疗依然无效。也找过中医，吃药后孩子肤色红赤似乎略浅，但又腹泻不止，啼哭更甚。至今已近两个月，别人看见都心痛，做母亲的干着急，不知道还该怎么办！"诊视：孩子看着确如其母所述，皮肤红赤，状若涂丹，真像烫伤、漆疮，头面、全身几乎看不到正常皮肤。孩子不断啼哭，小手频频伸向头面欲挠痒状，可见她的难受程度。趁其啼哭时观察舌质深红，舌尖红赤，舌苔薄黄乏津；视其指纹，风、气二关色暗淡紫。问女婴母亲孩子现在"积肚"情况，大便是否已经成形？气味浓、淡？是否尿黄量少？吮乳及消化如何？其母回言道："大便已经积肚成形，气味较浓偏臭，确实尿少时黄，幸亏能吃消化好，不然还不知道现在成啥样子了。"

胎赤与胎黄致病原因基本相同，都是孕妇过食辛辣生热之物，热毒蕴伏于胎中，以致出生后血热壅滞皮肤而成此患。治宜清热解毒，和营润肤。用经验方清热养营汤为主。处方：金银花 5g，黄芩、连翘、僵蚕、生地黄、当归、玄参、玉竹、紫草各 3g，水牛角片、石斛各 5g，酒大黄、甘草各 1g，3 剂。1 剂药煎 2 次，药汁混合一处，分多次少量温服，1 日半至 2 日服 1 剂。三煎药渣宽水，煎开后滤去渣，微温时用细纱布蘸水，自头面而下轻轻洗之。但要注意保暖，谨防感冒。哺乳期乳母暂勿饮酒，忌食鱼虾等水产品及一切辛辣热燥之物，有利于早日治愈婴儿胎赤，以防演变为赤游风，治疗较胎赤要难。赤游风若毒气入内发生胸腹胀满、神志昏迷、气促鼻煽、二目直视等症，则为危候险症。故而早日治愈胎赤，以免日久变生他患。

此方清热解毒如金银花、连翘、黄芩、僵蚕；养血、凉血、润燥如当归、生地黄、玄参、玉竹、石斛、水牛角片；用酒大黄少许以推荡肠道积热；甘草以清热和药。诸味合用，治胎赤较重而尿黄，大便成形过早，内外俱热者，功能清热解毒、和营润肤。用治胎赤多年，内服外洗，效果较为稳妥。

4 月 16 日二诊。视其头面颈项等处红赤已经明显减轻，神情稍安，舌质暗红略退，舌苔微黄津回，指纹暗紫已淡，用药已是对证。其母言道："这两天孩子已安稳多了，服药前连穿衣服、盖被子都要特别注意，好像挨着她就哭。"遂用原方再服 3 剂，服用法及注意事项仍同首诊。

4 月 22 日三诊。其母言道："孩子蜕了几层皮，您看现在大部分皮肤都已基本接近正常，啼哭大为减少，尿已清，大便已不气浓偏臭。我看再有 3 剂就好了。"视其肤色、神情、舌质、舌苔及指纹都已基本正常，皮肤也无明显留痕，原方续服 3 剂，仍然 2 日服 1 剂，以续清余毒，寄希完全治愈。

10 天后其母又把孩子抱来说："见到的人都说跟换了个人儿似的，我们感觉也基本正常了。您看胎赤彻底好了没有？"我说道："你看这几个不是胎赤的孩子，皮肤是不是和你的孩子一样？放心吧，已经好了。"

按语：胎黄、胎赤都是新生儿常见病症，均与孕妇过食辛辣、荤腥或饮酒等助湿生热之物，热毒蕴伏于胎中，而成胎黄，出生后婴儿或眼黄、肤黄、尿黄；或热毒壅滞于皮肤红赤，而成胎赤。胎黄以清热利湿退黄为主；胎赤以清热解毒润肤为先，用药对证，都较容易治愈。若是胎赤时日延久，只要断病辨证无误，也都能顺利治愈，只不过是多吃点药而已。

最近来治胎赤的婴儿陆续有之，时间超过半月的大致与本例相似，病情较轻者 7 天内即可治愈；时间拖延较长、病情较重的，如本例李姓女婴，共服药 9 剂后，加以乳母饮食注意，不吃辛辣发病之物，并认真内服外洗，近半月时间治愈。初起来治的其效更速，一般都未超过 7 天治愈。亦有热毒轻者，出生后数日不治即自行消退。但若出生后护理不当，风毒外袭，客于腠理，搏于营血，蒸发于外，而成赤游风，发热烦躁，啼哭不安，甚则抽搐惊惕，继而皮肤出现红晕，焮热色赤，状若涂丹，先发一处，渐及全身，游走不定，流行甚速，从胸腹流向四肢的易治，从四肢流向胸腹的难治。如果流向胸腹而出现神昏气促、鼻煽直视等症的，则为赤游风危候，必须高度警惕。赤游风是新生儿时期较为严重的症候，当迅速以清热解毒、凉血和营为主，内外兼治，尽早治愈为上，以防贻误病机，避免出现危候。

88. 小儿风疹，轻微发热

张某，男童，3 岁。2014 年 3 月 20 日首诊。其母代诉："孩子昨天晚间轻微发热，今天早晨脸上、颈项、胸背及四肢出现密密麻麻淡红色小疹，有些烦躁，呼叫身痒。孩子打过麻疹预防针，最近也没感冒吃药什么的，饮食和以前一样，就是昨天到外边玩得有点远，吃晚饭还好好的，也不知道是出啥疹子，请您看看要紧吗？"视其颜面等处即如其母所述，淡红色细小疹子密布，神情有些不宁。观其双目、咽喉、舌质均现微红，舌苔薄白乏津，指纹微浮淡红。

根据患儿微见低热即从颜面、颈项、胸背等处出现成片淡红色细疹，咽喉及舌质淡红等表现，此为小儿风疹无疑。麻疹多发热 3 日后方能见疹，况且多年来因为加强预防，而未见此患出现，更无流行传染。遂以疏风透表、清热解毒法治之，方用透疹凉解汤为主加减。处方：薄荷、荆芥、防风、牛蒡子、霜桑叶、甘菊花、蝉蜕、金银花各 6g，连翘、赤芍、紫草各 3g，甘草 1g，2 剂。1 剂药水煎 2 次，早、晚食远各温服 1 次，若小儿不愿服药，可分多次少量喂服。3 煎药渣宽水，煎开后去渣，在温暖环境下迅速擦洗全身，切记勿受风寒！饮食亦要温和容易消化，勿进寒凉油腻之物。护理好的话三两天即愈，亦不会脱屑、留痕。

此方在消毒饮基础上加减而来，用于 3 岁左右小儿风疹初起，一般都能 2 剂药治愈。其主要作用为疏风清热、透疹解毒。治疗小儿常见的较轻传染性风疹病症，屡用皆验。方中薄荷、荆芥、防风、牛蒡子、蝉蜕等味，皆为疏风清热、辛凉解表透疹之品；金银花、连翘、赤芍、紫草等味，以清热和血解毒。对于小儿较轻的风疹，疗效甚佳。

3 月 23 日二诊。其母代诉："1 剂药服后疹子就没了，神情也恢复正常。第二剂也煎了 2 次，服下的很少，主要用于擦洗，因为喂药实在艰难。您看还需要服药吗？"观其颜面等处风疹已无，咽喉微红已退，精神、气色也都正常。便交代患儿母亲：预防感冒，饮食调理好就行了。

按语：小儿风疹为较易治愈之患，用药宜轻清不宜重浊。轻清易于疏风透疹，微辛微凉，如薄荷、荆芥、蝉蜕、桑叶等，为散邪透疹之上品；微寒清营解毒，如金银花、连翘、赤芍、紫草等。小儿正气不足，用量也不宜过大，适其证而解之，其风热散而疹子透发，时邪解而毒自除，营卫和而患自愈，故用药不宜重浊。何为重浊？因为此患不属于胎毒遗患，亦不属于麻疹、喉痧等疹性疾病之重者，故而太过苦寒解毒之味如黄连、黄芩、黄柏、生地黄、玄参等，皆宜慎用。以防本来轻浅之患，反致疹毒不能透发，郁滞不得化解，小患不得速愈。

常遇到风疹小患者，年龄多在5岁以下，能认准证候，即用上方一二剂药服下，加以饮食、冷暖等方面的呵护，都能痊愈。也遇到过本来属于风疹小患，不知用何方药治疗的，反而使细疹隐于皮下，肤色淡紫，患儿食欲不振，精神委靡，甚至时发潮热等症，竟达十余日不愈。亦有稍懂中医药的，说是用过黄连解毒汤加味，服下疹子反而隐没，甚至出现呕吐等症。可见药不对证，害人不轻！当此之时，必须辨别寒热虚实，透疹勿伤正气，兼顾脾胃运化，用药精准，不可杂乱，疹出毒解，其患乃愈。诊治小儿疾患，切勿因为小病而大意，用药必以对证为要，如此方能小病速愈，不留遗患。

近期曾治数例小儿风疹，打针吃西药后的第二日，全身出满暗红色大小不等的硬疹，小的如粟米，大的似豌豆，患儿啼哭呼痒，手抓脚踢，抓破流出淡血水，颇似湿毒湿疹。遂用治风疹方加僵蚕3g（1岁半男童），以祛风散结止痒，服药2剂，三煎药渣宽水，煎开后适温熏洗，饮食等方面注意同本例，未及3日痊愈。治愈后亦无脱屑、留痕。

89. 胎热雪口，随拭随生

胡某，男婴，3个月。2012年9月1日首诊。其母代诉："婚后头胎，生后不到半个月即出现舌面上如白粉堆积，孩子微显烦躁啼哭，医生说用棉签蘸冷开水拭去即可，初用有效，可管半天，以后再用，随拭随生。中医说用净米泔水洗口，用之也有作用，但时间稍长，也不管用。这几天蔓延至两腮内、牙龈等处，相互粘连，颜色微红，复用以上方法，拭之难以去掉。舌尖微红溃破，烦躁啼哭频繁，吮乳不如以往顺利。听母亲说我出生后不久也是这种情况，是您给治好的，让我赶紧把孩子抱来请您看看。"观察患儿确如其母描述，精神微烦，面色偏于红赤，舌尖深红微破，舌面、两腮内及牙龈等处犹如积雪，故名"雪口"，亦称"鹅口疮"。庆幸尚未蔓延至咽喉周围及鼻孔，否则可引起乳食不利，呼吸困难，面色青紫，喉中痰鸣等险候。观其指纹略沉、淡紫，问其二便如何？近日是否身发寒热？其母言道："小便量少微黄，大便3天内积肚成形，虽不秘结，但气味很浓而臭，身体未见发热。"

此亦是胎儿妊孕期间，感受孕母热毒，蕴积于心、脾二经，出生后胎毒上炎，熏灼于口舌，发为此患。治宜清解心脾积热，方用清热泻脾散为主加味。处方：栀子2g，石膏5g，黄连2g，生地黄、黄芩、茯苓、朱灯心、生薏苡仁、淡竹叶各3g，生甘草1g，2剂。1剂药煎2次，药汁混合一处，分多次少量温服，1日至1日半服1剂。三煎药汁取其清澈液，用棉签蘸湿，轻轻自内向外拭去如白厚舌苔样"雪口"，1日五六次，如积雪样拭去后，复用清澈药汁洗之（用量不可过多，以免呛着婴儿）。乳母饮食要偏于清淡，勿进辛辣及荤腥油腻之物，切勿熬夜饮酒，保持心情平和。谨防小儿感冒，夜间哺乳量不宜过大。

此方以清解心脾积热为主，故用栀子、石膏、黄芩、黄连、生地黄、茯苓、朱灯心之辛凉、苦寒、凉血、清心之味以解其毒；加生薏苡仁、淡竹叶、生甘草以助渗湿利尿、清泻心火、调和诸药之力。屡用于新生儿感受母体湿热胎毒，发为鹅口疮或称雪口者，一般服药一二剂治愈。治愈后乳母饮食注意，并谨防小儿饮食积滞、外感发热，呵护好口腔清洁，1岁后即少有出现此患的。

9月5日二诊。患儿母亲告知："照您的嘱咐内服外洗，1剂药服用将近两天后，孩子便尿清，大便不再味浓腐臭，舌尖红退，白厚舌苔样东西渐少，吮乳已基本正常；第二剂药服后，口腔白屑全退，不再烦躁啼哭，吮乳、精神都已完全正常。是否还需要吃药？"视其面色、精神已经正常，雪口及舌尖红赤、指纹淡紫已退，舌苔薄白，胎热已除，鹅口疮已愈。苦寒之剂不可续服，以防伤及小儿稚嫩之阳。但是乳母饮食尚要继续注意，切勿骤食辛辣燥热之物，以防婴儿哺乳，重受热邪，复发鹅口疮等疾。

按语：鹅口疮常见于1岁以内小儿，尤以初生婴儿为多见。如能及时治疗，非但容易治愈，而且预后良好。偶有延误治疗，致使白屑蔓延至咽喉，阻塞呼吸，身发寒热，口舌糜烂，甚至波及鼻孔，乳食不利，呼吸困难，面色青紫，喉中痰鸣等症，是为危重之候，须防不测之忧。故虽为小患，但必须早治。个人用上方因人稍作加减，一般都能在3天以内治愈，加以乳母饮食等方面注意，保护好婴儿口腔洁净，尚未见到过一例不易治愈者，亦未见到过一例因为鹅口疮而留有后患者。如本例患者的鹅口疮，虽然时延2月余，但病情尚不算严重，吮乳、精神都无较大影响，白屑未延及咽喉周围，仅是舌尖红赤溃破，尿黄、便臭、精神微烦啼哭等症。故用清热泻脾散为主，加生薏苡仁、淡竹叶、生甘草3味，以助原方的栀子、石膏、黄连、黄芩、生地黄、茯苓、朱灯心的清解心脾积热、渗湿利尿泻火之功，2剂药服用近四天治愈。加以乳母饮食等方面注意，以及对患儿的精心呵护，治愈后未再反复，而且预后良好。

若此患治愈后，盲目再服原方苦寒之剂，所谓续清余毒，则大为不可。因为小儿稚嫩之体，虽是母体遗毒，但不为大患，病去即止，续以乳食等方面养护即可。本方药多苦寒，胎热去，二便和，白屑化，舌尖红退，即为热去之象，故原方不可再服。再服必伤脾胃阳和之气，运化功能必受影响，随之出现纳差或吐泻消化不良等症，乃是常见之患，不及时调治，必会影响小儿正常生长发育。故偏于苦寒之剂，病去即止，切不可因为疗效显著而盲目过服。有病则病当之，病去过服药饵则正气受损。尤其是苦寒之剂，应用时尤当审慎！

90. 水痘亮疱，根脚红晕

张某，男童，1岁半。2013年3月10日首诊。其母代诉："孩子几天前轻微发热、咳嗽，我们以为是感冒，在门诊打针，第二天头面、颈项等处出现大小不等的小红疹，轻轻摸之较硬，第三天红疹中间有小水疱，大多为椭圆形，大的似豌豆，小的如米粒，根脚有红晕，3天后有的干痂，但续有新疱长出，此愈彼生。有的说是疱疹，有的说是湿疹，也有的说是痘疹，到底是什么？厉害不厉害？我们心里七上八下，忐忑不安，特来请您看看。"观察患儿神情有些不宁，欲用手抓疱疹，面色微红，舌质微红，舌苔偏于白厚，指纹淡红而浮。

此为水痘，乃是小儿出生后至三四岁时的常见病症，病情不严重，无须惊恐。但要隔离，须防传染。谨防重受风寒，切勿用未煮沸过的水沐浴。忌食辛辣油腻之物，谨防指甲抓破疱疹，以免并发皮肤疾患。数日即可痊愈。以疏风清热、除湿解毒法，方用大连翘饮为主加减。处方：荆芥、防风、牛蒡子、柴胡、黄芩、连翘、蝉蜕、当归、赤芍、紫草、滑石、车前子各5g，甘草2g，2剂。1剂药煎2次，药汁混合一处，分多次少量温服，1日至1日半服1剂。三煎药渣宽水，煎开后去渣，适温避风沐浴全身。注意事项如上所嘱。

此方以疏风清热为先，兼以除湿解毒，故用荆、防、柴胡、蝉蜕、牛蒡子以疏其卫分风邪，而透其疹毒；用黄芩、连翘、甘草以清热解毒；用滑石、车前子以利尿除湿；用当归、赤芍、紫草以和其营血，而清营分蕴热。正气不虚，亦无其他兼夹症的，用此即可治愈。

3月14日二诊。其母代诉："果如先生所言，2剂药服后，水痘基本消退，唯剩下几个孩子抓破的水痘，尚未完全干痂，仍在浸淫湿烂，孩子呼痒。"视其腮颊、耳下、手背等处确有四五个水痘尚未干痂，仍在浸淫水湿。原先的水痘都已干痂脱落，舌苔薄白，指纹浮红已退。嘱其上方续服1剂，服用法及注意事项同首诊。另用蚕茧1个，装入明矾，放于木炭火上烧煅，待明矾不再发泡溢汁，放冷水中一日夜去火毒及灰烬杂质，晾干，用擂钵研细粉，先用温开水洗净尚未干痂的水痘及其周围皮肤，即用蚕茧、枯矾（已烧煅的明矾即为枯矾）细粉撒于患处，1日二三次，以燥湿收敛，不过3日即可痊愈。

按语：此患浆液澄清如水，故名水痘。1～4岁小儿常见，为较轻的发疹性传染病，容易治愈，且预后多良好。其致病原因大致由外感风热时邪，温热内蕴，内外邪气蕴郁脾肺，发于肌表所致。治法以疏风清热、除湿解毒为主，大连翘饮即为常用方之一。若水痘溃烂，皮肤赤痒，浸淫水湿不能干痂的，即用茧矾散外撒，便可燥湿收敛而痊愈。此患虽属轻症，也较容易治愈，但仍须注意防护，首先隔离，以防传染。在发病过程中，勿用未煮沸过的水洗浴。方药忌用辛燥热性之味，亦不可过用寒凉滋腻之品。饮食适当偏于清淡，凡属辛辣、油腻、寒凉之物，皆当避之。居处要安静，谨防感受六淫时邪，并注意防止患儿指甲抓破疱疹，以免并发皮肤疾患。

本病初起与感冒相似，有较轻的发热头痛、咳嗽喷嚏流涕、微烦、纳差等症状，发热一二天后，于头面、发际等处出现形如米粒大小的红疹，摸之碍手，继则躯干四肢亦顺次出现，但四肢较少。疹点出现后，疹的中央有一小水疱，称为疱疹。疱疹迅速扩大，大的如豌豆，小的如米粒，大小不一，多呈椭圆形，内含清澈水液，不化脓，根脚围有红晕，疱疹出现三四日即逐渐干枯，结成薄薄的干痂而脱落。此患出疹程序先后不一，彼起此落。因此，皮肤的红疹、疱疹、干痂同时并见，治愈后亦无明显瘢痕。

91. 脾胃虚寒，运化失常

刘某，男孩，5岁。2015年3月6日首诊。其母介绍："小儿从3岁起，经常呼叫腹痛，三级医院检查诊断为'肠系膜淋巴结炎'，门诊、住院治疗1周左右，不再呼叫腹痛，但十天半月后腹痛又作，病情依旧，反反复复已经2年余。

无论如何注意呵护，腹痛总是复发。平时挑食厌食，大便多数溏稀，身体偏瘦，容易感冒发热，四肢经常不温，精神老是不振。人家都说中医治本，也吃过不少中药，但总不能治愈？这几天又在呼叫腹痛，听人介绍，特来就诊。"观其形体偏瘦，精神较差，面色萎黄，唇色及舌质偏淡，舌苔薄白津润，观其指纹隐隐淡青，切其脉象，虚细乏力。抚摸腹部，微微膨胀，四肢温度偏低。

由此可见，脾胃虚寒无疑，肾阳亦显不足。治法应以健脾温肾为要，少佐开胃行滞之味，方用回阳救逆汤为主加减。处方：人参 6g，焦白术、茯苓、炒山药各 9g，炮附子（先煎）、干姜、炒吴茱萸各 3g，陈皮、木香、砂仁（后下）各 6g，炙甘草 3g，大枣 3 枚，粳米 6g，3 剂。1 剂药文火缓煎 3 次，药汁混合一处，分 3 次温服，1 日服 2 次，早、晚饭后半小时各服 1 次，1 日半服 1 剂。服药期间忌食绿豆、萝卜、酸菜，以防降低药性。要注意保暖，饮食以五谷为主，其他为辅，温和容易消化、营养均衡为要。一切生冷油腻及辛辣刺激之物皆当禁忌，尽量少吃零食，以配合治疗。

以上的四君子汤加山药、大枣、粳米以益气健脾；附子、干姜、吴茱萸以温里散寒；陈皮、木香、砂仁以行滞止痛。寄希标本兼治，病愈康复。

3 月 12 日二诊。其母代诉："首先是您开的药孩子愿意喝，以前的中药他总说苦，喝一口都难。其次是 1 剂药服至过半时，腹痛已止；3 剂药服后，食欲略振，精神也有好转，看样子有希望治愈。"观其舌质、唇色微红，抚摸腹部膨胀已不明显，四肢较前温和，说明诊断用药对证，原方续服 3 剂，改为 2 日 1 剂缓调，饮食等方面仍要注意。后得知该患者服药 6 剂后，腹痛未再复作。由于家人注重治疗及管护并重，加强以防为先，对饮食及冷暖仔细呵护，1 年多腹痛未再复发，体质也有不同程度的增强。

按语：本例小患者禀赋本来不足，加以长时间腹痛便溏，其脾肾阳虚，脾胃健运无力，寒邪滞留，气机失畅可知，故而出现形体消瘦、四肢不温、精神不振等症。方用回阳救逆汤加减，以温其脾肾，回阳救逆，行滞理气，因而药到病轻，6 剂治愈。加以家人加强呵护，管控饮食生冷、零食，以及注意冷暖调节，减少感冒等，治愈后 1 年多，腹痛未再出现，大便成形，身体也随之逐渐趋向健康，如感冒发热减少、食欲消化改善等。

92. 饮食自倍，积滞腹痛

张某，女童，7 岁。2016 年 3 月 5 日首诊。其母代诉："孩子能吃，食量偏大，身体稍偏胖，很少感冒，体质还算可以。就是总说肚子疼，屡治屡犯，医院诊断为'肠系膜淋巴结炎'，要求节制饮食，注意不要吃辛辣刺激之物。大人也没少操心，腹痛还是反复发作。最近又痛了两三天，时轻时重，断续不止。是不是春节期间吃多了荤腥油腻？以前都是吃西药打针，听人介绍请您看看，吃中药调理，也许能够治好。"刻诊：孩子即如其母所说，形体略胖，精神气色基本正常。观其舌苔偏厚、白腻；切其脉，沉滑微迟、微弦。辨证：湿滞中焦，积滞腹痛。治宜燥湿散满，行气止痛。方用平胃散为主加减。方药：苍术12g，厚朴、建曲、炒莱菔子、陈皮各9g，青皮、木香各6g，乌药9g，煨姜3片（约9g），3剂。1剂药煎2次，早、晚饭后半小时温服。忌食生冷油腻及一切寒凉之物，勿吃零食，注意保暖。

平胃散主要作用为燥湿散满，常用于脾胃停湿，脘腹满闷，甚则胀痛呕吐等症。加建曲、炒莱菔子以增强消食导滞之功而可宽胀；加青皮、木香、乌药以舒肝气、理胃气、顺诸气而止腹痛。

3月10日二诊。其母代诉："中药服过1剂后问孩子感觉如何，孩子说感觉肚子舒服多了。"鉴于用药已经对证，嘱其续服3剂，服用法及注意事项同首诊。如以后再有不适，电话联系或者再来复诊。

3个月后患者的母亲来告知："按您交代的注意饮食，后来复发腹痛的次数减少，偶尔腹痛就买点保和丸吃，也能管用。因为她死活不愿再服中药，所以未再带她来看。"

相似病因（饮食失节，生冷不避）引起腹痛的小患者，临证颇为多见，病情虽各有不同，但总为饮食所伤导致。对证用药，大多都能在较短时间内治愈，能调节、管控好饮食，减少风寒侵袭，多可治愈后疗效巩固。

按语："饮食自倍，肠胃乃伤"，这是《内经》之言。肠胃为饮食积滞屡屡所伤，自然非胀即痛，甚至呕吐泄泻。治愈后注意，即可减少或者不再反复，倘若致病原因不能解除，依然暴饮暴食，生冷不避，健运失常，肠胃气机必会紊乱，故而脐腹周围不时作痛。体实积滞者用平胃散、保和丸等方加减，以导滞化湿、理气止痛，积滞消而肠胃气和，其痛即除。细心呵护，内不伤饮食，外不受寒凉侵袭，脾胃健运正常，自可减少反复无度的腹痛。

93. 肠胃积热，腹痛便秘

梁某，男童，5岁。2015年4月3日首诊。其母代诉："孩子经常便秘，有时两三天大便解不出，呼叫腹痛，用开塞露勉强解下，状似栗瓣样硬便，抚摸或拍打腹部微胀微硬，手足心热，口气较重，有时甚至有酸腐臭味，吃饭不正常，时多时少，爱喝水，常喝口水吃口饭，喜食香辣之物如鸭脖子、辣条、烧烤之类，不长肉，身体偏瘦，但精神不算差。多家医院检查诊断都说是'肠系膜淋巴结炎'，治之能愈，不明原因又复发。2 年下来，家人也不知道该怎么办。"观其精神尚佳，爱动，形体虽然稍微偏瘦，但面色却见红润，舌质偏红，舌根部苔微厚、微黄，咽喉周围微红，津液略显不足，指纹略显暗紫；切其脉，偏于沉数；手足心及腹部热于身体他处，腹部未见明显胀硬，但失于柔和。问其夜寐是否经常盗汗？其母答道："半夜常出汗，第二天尿黄，精神烦躁，饮水更多。"

由上可见，此儿乃平素多食辛辣燥热之物，导致肠胃积热，故见大便秘结、手足心及腹部偏热、夜寐盗汗与尿黄等表现。喜食香辣必刺激肠胃，故腹痛、便秘几乎同时出现。无论何种方法治愈，如饮食习惯不改，必会随时复发，这就是原因，并非"不明原因复发"。病因病机已明，医者治疗与家人呵护同等重要，缺一不可。治宜养胃生津，润肠通便，方用麻子仁丸合清骨散加减。处方：酒炒大黄 5g，枳壳 6g，胡麻仁 9g，杏仁 6g，玉竹 9g，胡黄连、醋制鳖甲、地骨皮、青蒿、知母各 6g，木香、甘草各 3g，粳米 6g，3 剂。1 剂药煎 3 次，药汁混合一处，分 3 次温服，早、晚饭后半小时各温服 1 次，1 日半尽剂，3 剂药共服 4 天半。亦可在汤药中加适量蜂蜜，一可改善口感，二能增加润肠通便功效。需要严格控制辛辣食物，可以适当吃些多汁水果，如梨、苹果、香蕉等。饮食一定要以五谷蔬菜为主，肉、蛋类适当搭配，可吃点粗粮，如红薯、土豆、玉米糊等。

8 用 5 日二诊。其母代诉："谨遵医嘱服药，并尽力改变孩子生活习惯，他因腹痛、便秘难受，还算配合，以前爱吃的东西已基本丢掉。服药 3 剂后管了几个月，未见腹痛及便秘明显复发，盗汗及手足心热也好多了。最近可能是中暑了，食量减少，腹部膨胀，大便微溏，生怕腹痛复发，故再来看看。"观其精神略显不振，面色与初诊时相近，舌苔白厚微腻，切其脉象细濡，抚摸腹部膨胀，可能是暑月开空调纳凉时间过长，或过食冰冻之物如饮料、瓜果等物，伤及脾胃，即伤阴暑症。故见食少倦怠、腹胀便溏等症。治宜芳香化湿、和胃醒脾。方用六和汤加减。藿香、紫苏、砂仁、厚朴、白术各 6g，人参 3g，赤茯苓、大腹皮、薏苡仁各 6g，乌梅 3g，甘草 1g，生姜 1 片，大枣 1 枚，2 剂。煎服法同首诊。纳差体倦及腹胀便溏症状消除即可，如未痊愈，再来复诊。3 天后家人电话告知："伤暑症状消除，饮食、精神已恢复正常，腹痛未见复发。"

按语：由以上3例可见，其病皆为"肠系膜淋巴结炎"，属于中医"腹痛"范围，而临证治疗时，必须因人因症，辨证施治，如此方能用药"正中肯綮"，药到病轻，加以引导正确饮食习惯，注意呵护，大多都能在较短时间内治愈，复发率也都较低。单一依靠药物治疗，而忽略注意养护，或者治疗不针对个体差异等，都会直接影响到治疗效果。

如例1属于脾胃虚寒，治则为健脾温肾，故方用回阳救逆汤为主加减；例2为湿滞中焦，故治则为燥湿散满，方用平胃散为主加减；例3则属积热便秘，治宜生津通便，方用麻子仁丸合清骨散加减。其病则一，而每个人的饮食习惯及体质不尽相同，病因病机也有差异，所以用药就应因人因症，审证求因，如此即为对证施治。中医临证，必须如此。流于人言亦言，必遇困惑迷茫！

近来不少儿童脐腹周围疼痛，痛时影响饮食、二便，精神多较不佳。西医检查诊断多为"肠系膜淋巴结炎"，但无论门诊、住院治疗，总是屡治屡犯，只不过是体质较好的或者家人护理得当的，则发病较轻，或者间隔时间较长而已。较短时间内完全治愈者却是很少。本人作为传统中医的体会是：如能病症结合，辨证施治，因人用药，加以正确呵护，疗效及治愈率可明显提高，且身体恢复也较快，预后亦多良。以上诸案，即为其证。

94. 饮食停滞，发热腹泻

杨某，女童，3岁。2015年5月10日首诊。其母代诉："孩子起初发热，打针吃西药后热退，不过3天，又开始发热、腹胀，接着肠鸣腹泻，又住院7天，热退，腹泻减轻，回家未过3天，复发低热，腹胀又重，时而泄泻臭腐，时而大便溏稀，1日五六次以上，所吃食物不消化，饮食少进，精神一天比一天差。也吃过中药，可是吃下腹泻更甚，消化更差。如此已经1月有余，不知如何是好！"刻诊：只见患儿面色萎黄，形体偏瘦，精神欠佳，时而微烦。观其舌质乏泽，舌苔白厚；指纹暗淡、偏沉；双手拇指诊其三关，微显沉迟偏滑而无力；抚摸腹部失于柔软，覆手轻敲手背，明显发出鼓胀之声。

此为饮食停滞，脾失健运，积久发热，因而出现腹胀腹泻等症。治宜消其宿食、扶脾健运，寄希积滞化而胀消泻止，运化正常，正气迅速恢复，以免转瞬泄泻复作。药用保和丸方为主加减。方药：炒山楂、炒神曲、茯苓、陈皮、炒莱菔子、炒麦芽、连翘各5g，党参、焦白术、炒山药各6g，乌梅3g，甘草1g，粳米3g，3剂。文火缓煎3次，药汁混合一处，宜少量多次温服，1日至1日半服

1 剂。饮食一定要以五谷为主，容易消化为要，切勿进食荤腥油腻及生冷等难以消化之物，注意保暖，谨防重复受凉。

保和丸以消食化积为其主要作用，用以治疗饮食停滞、腹痛泄泻等症；加党参、白术、山药、粳米以益气健脾，而助健运；加乌梅取其酸涩甘温之性，以治潮热泄泻日久。

5 月 15 日二诊。观面色已见微润，精神稍振于首诊时，白厚舌苔已化为薄白，指纹、脉象尚无明显变化；抚摸、敲叩腹部，明显柔软，鼓胀之声已消，服药应已对证。孩子母亲告知："服药效果较佳，您看她活泼多了。大便 1 天 2 次，已无不消化食物，略成形，食欲稍振，食量略加，想吃肉，但不敢给。"服药已见显效，原方续服 3 剂，便可痊愈。但首诊时的交代尚须注意一段时间。肉、蛋、奶等不易消化之物，须少量循序渐进之法给予，总以能消化吸收为要，切不可陡进猛吃补养之品，以防"饮食自倍，肠胃乃伤"，旧病复作。

按语：大多数小儿脾胃健运能力本来就弱，故而饮食稍失于不慎，就会出现消化不良，若复加外受寒凉，极易出现发热腹胀，甚至腹痛泄泻等症。如本例小患者，即是先外感发热，治愈后不久又发热、腹胀、泄泻等症，是为发热初愈，复伤饮食，饮食不消，积久化热，故见复发低热，腹胀加重，甚至泻下臭腐，精神不佳。新食宜消，积久宜化，用药应当消补兼施，故用保和丸方为主加减以消食导滞健脾，而不用发散、泻下之剂复伤元气。服药 3 剂，宿食消而腹胀亦消，脾胃健而精神复常，这亦是小儿易虚易实的表现。用药处处顾及脾胃健运之气，是临证不可忽略的一个重要方面。而单纯使用消食导滞，乃至一味追求攻下之味，如 2 岁左右小儿竟然单用二丑或大黄 15～30g，为末吞服，宿食倒是尽除，腹胀立消，但从此以后频发消化不良，甚至本来体质不弱的小儿变成形体消瘦，抵御疾病的能力低下。这在民间偶见，医者绝不可仿效。

95. 久泻脾虚，肾阳不足

张某，男童，4 岁。2014 年 8 月 21 日首诊。其母代诉："小儿泄泻大半年，治过多处，诊所、大医院、老中医都给治过，中医说泄泻，西医说肠炎，花钱不少，腹泻就是治不好。我们数千里来此，还望先生费心。"问她起初因何腹泻？答道："春节时吃坏肚子，随之发热腹胀，继之呕吐腹泻，住院 7 天，热退腹胀未消，拉肚子次数减少。回家不到 3 天，拉肚子明显加重，又请中医诊治，说是饮食积滞，服药后泻下明显加重，腹胀暂消，但腹泻仍不止，再服药 3 剂，腹胀加重，饮食拒进，再去复诊，药服下又泻。如此已过大半年，现在吃啥拉啥，常泻下、呕吐清水、四肢不温，渐渐消瘦。"视患儿面色㿠白，唇色淡白，形体消瘦，精神不振，舌质色淡，舌苔薄白，指纹淡淡；切其脉，细缓无力；抚摸四肢温度偏低于躯体，腹部微微膨胀。其母留下小儿的大便让我观看，气淡、色白、清稀，夹有不消化食物。

综合所见，起初本为积滞腹泻，或因止泻过早，或因泻下太过，见症治症，失于辨证施治，忽略小儿易虚易实特点，缺乏标本兼顾用药，故而病情反复无度，时日延久不愈。病久则虚，本患者已是脾肾阳虚，不能运化水谷，以致泻下清稀、食物不化、四肢不温、面色㿠白等症显现。治宜温肾助阳、健脾止泻，方用附子理中汤加味。处方：人参、焦白术、茯苓、炒山药各6g，炮姜、炮附子各3g，肉豆蔻、乌梅、诃子、炙甘草各3g，大枣3枚，粳米6g，1剂。文火缓煎浓汁，多次少量温服，1日至1日半尽剂。泻下止住，续调脾胃。饮食以温和容易消化吸收为要，远离寒凉油腻及一切生冷零食，注意保暖，服药期间忌绿豆、萝卜、酸菜，以免降低药性。

附子理中汤温里散寒，主治脾肾虚寒，腹痛便溏，甚或完谷不化，四肢不温等症；加茯苓、炒山药、粳米以增强渗湿补脾肺之功；加肉豆蔻、乌梅以涩肠止泻；加大枣以和营。热补止涩之剂，非病久脾虚、肾命火衰、四肢不温、滑泄不止或完谷不化者，不可轻易使用。故仅用1剂。根据个人经验，大多都能泻下止而四肢返温。嘱其1剂药尽剂再诊，多服恐生燥热，以防续生他患。

8月26日二诊。其母代诉："果如先生所言，1剂药服至大半，泄泻即见渐止，四肢同时返温。又观察了几天，泻下数月之患，1剂药完全治愈。由于小儿患病日久，还请先生再调理调理。"观察患儿精神已振，面色略显微红，小儿易虚易实之体，表现甚为明显。思患儿泻下虽愈，但脾胃需要调理。改用香砂六君子汤加减，以助其脾胃运化。处方：人参、焦白术、茯苓、炒山药各6g，陈皮、砂仁、木香、炒麦芽、炒山楂、炙甘草各3g，大枣1枚，煨姜3片，粳米3g，5剂。煎服法及注意事项同首诊时所嘱。后电话得知：小儿服药后食量渐增，消化正常，1年余腹泻未见复发，身体各方面也都正常。家人的呵护未敢放松。

按语：本例小患者虽然泄泻数月，但能认准为脾虚健运无力，阳虚难以运化水湿，故而泄泻不止，四肢不温，方用附子理中汤加味，对证而病去。加以饮食调理，冷暖呵护，虽几经周折之患，不过数日痊愈。小儿根本不足，用药尤当审慎。如积滞新伤而致泄泻者，切不可止之过早，须防滞邪。纵有饮食积滞，亦不可攻伐太过，过则伤正。所谓"笃意用心"，全在医者审慎。泄泻日久之患，脾虚阳虚当明，出现四肢不温、完谷不化、泄泻不止等症，即是脾肾阳虚之征。此时温肾助阳、补脾益气加止涩之味不可缓，故用参、术、姜、附、乌梅、肉豆蔻等，1 剂药服下，泄泻数月之患即止，复用健脾消导的香砂六君子汤加减，加以家人的精心呵护，非但泄泻治愈，身体也随之复健。但补火之剂，阳气复而当止，过则耗伤阴津，须防复生他患，如烦渴、尿黄、便燥等症。故 1 剂药服下泻止，不可因为灵验而续服。其中并无奥妙之理，只是把握好度即可。我五十余载治疗此类患者无数，之所以很少失误，不外乎用心体悟、审慎用药而已。

96. 积滞不消，腹泻发热

鲁某，男童，3 岁。2013 年 9 月 3 日首诊。家人介绍："孩子半岁就开始吃饭，1 岁后食量明显增大，吃得多，拉得多，不长肉，体质一般。大便几乎没有成形过，或拉稀糊夹杂未完全消化食物，或拉一大堆渣粒粪便，气味多浓。半个月前因为吃肉太多，第二日便腹胀肠鸣，情绪不宁，接着就拉肚子、发热，吃药热退，拉肚子依旧，呼叫腹痛，敲打腹部膨胀，肚皮很热。又吃消胀轻泻药，拉出臭腐难闻粪便，腹胀尚未消除，又要吃肉，量少了就哭，吃下后当天夜里就发热，呼叫腹痛，现在已经 2 天未大便，发热时轻时重，腹胀腹痛加重。"观察患儿形体偏瘦，情绪不宁，面色黄垢，舌质略显深红，舌苔偏厚微黄，唇红，指纹暗紫、滞涩，脉象弦滑偏数。抚摸、拍打腹部，左下腹明显胀硬，温度较他处为高，手足心亦偏热，呼吸气粗，小便略黄而量少。

小患者乃是宿食未消，复停新食，故见发热烦躁、腹胀、大便不通等症。审析患儿正气不虚，积滞阻遏胃肠，治当先攻其邪实，泻下不可缓。方用大承气汤为主加味，以摧枯拉朽之剂，速去新久停食。处方：大黄（后下）、芒硝（分 2 次烊冲）各 3g，厚朴、枳实、炒山楂、炒麦芽、陈皮、槟榔、炒莱菔子、粳米各 5g，1 剂。水煎 2 次，药汁混合一处，分多次少量温服。以新旧宿食泻出、腹胀腹痛减轻及热退为度。切勿进食荤腥油腻及生冷等难以消化之物，饮食以五谷为主，蔬菜为辅，总以温和容易消化为要，注意保暖，谨防受凉。

大承气汤功能泻热攻实，主治阳明腑证，胃实便秘，发热谵语，痞满燥实等症；加炒山楂、炒麦芽、陈皮、槟榔、炒莱菔子以助其消食导滞，推荡停积于肠胃间谷肉，使之从大便排出；少加粳米者，以护养胃气。此为攻法，故仅服 1 剂，邪去即止。

9月6日二诊。家人介绍："药力好厉害呀，服下不到半天，即拉出好多臭腐难闻的稀便，夹杂新旧未消化食物，还有以前吃下的猪肉、豆芽，颜色都变成深红了，棱角形态分明，未见消化。随之肚子摸着柔软，这两天烧也退了，情绪也安稳多了。孩子再要吃肉，也不敢给他了。"视患者面色已见微润，情绪较首诊时安稳，黄厚舌苔已化，指纹暗紫已不明显，脉象转为细滑偏弱；抚摸腹部偏热已退，左下腹不再胀硬。宿食除而肌热退矣，不可再攻，治宜健脾和胃为主，佐以消导止泻之味，方用参苓白术散为主加减。处方：人参3g，焦白术、茯苓、炒山药、炒薏苡仁各5g，陈皮、砂仁、煨肉豆蔻、连翘、炒山楂、炒麦芽、粳米各3g，3剂。1剂药煎3次，药汁混合一处，多次少量温服，1～2日服1剂，缓服有利于运化吸收。3剂药服后若饮食消化及二便正常，不再发热腹胀，即不必再服汤药。但要精心呵护，首先必须控制食量，荤腥之物如肉、蛋、奶类更要严格搭配适度，量不宜多，切记以五谷蔬菜为主，容易消化吸收为要。生冷瓜果之类少吃，最好适当加温后再食。待到脾胃消化吸收正常时，再予调整搭配，适当增量。防寒保暖，切不可忽略。

按语：此例腹泻，纯属人们所说的"吃坏肚子"，即《内经》"饮食自倍，肠胃乃伤"。初诊停滞腹胀，食积发热，虽然平时消化不良，大便也不成形，但初来时已2日大便不通、痞胀发热，若不及时攻其阳明腑实，恐出现热盛谵语等症。必趁其胃气未败之时，速去其肠胃积滞，故用大承气汤加消导之味以荡涤之，邪去正复即安。然攻法不可再者，邪已衰其大半也。故以和平王道之法，方用参苓白术散加减，以健脾和胃、助其运化，兼以消导涩肠之味，调理而安。加以遵医嘱，加强饮食管控，冷暖呵护，所以小患者后来身体逐渐健康。

小儿泄泻，消化不良，起因多为内伤乳食、外受寒凉所致。其症多见发热或不发热，腹胀厌食，肠鸣泄泻等症。故多见患儿食少神疲，甚至一日夜泻下十数次，出现精神不振、啼哭不宁等症。此患虽属常见病症，但若出现脱水，便带黏冻、鲜血，腹痛下坠，饮食少进，神情委靡等症，则首先考虑为痢疾，切不能作一般消化不良治，谨防出现危候，最好立即住院治疗。但一般消化不良引起的腹泻，只要乳食能进、正气未败，纵然泄泻1月、半年，但能辨证施治，标本兼顾，大多都能迅速治愈，身体多能较快恢复健康。家人精心呵护，切不可"拔苗助长"，频繁进食荤腥油腻等难以消化之物，以防重伤脾胃中和之气，而影响到运化功能，导致泄泻复作。

97. 禀赋不足，虚寒遗尿

张某，男童，5 岁半。2003 年 9 月 30 日首诊。其母代诉："孩子身体偏瘦、偏弱，1 岁以内很少尿床，自从吃饭以后，开始夜间尿床，也不是每夜都尿，一段时间次数较多，一段时间又很少，近来白天也说尿就尿，不然就尿裤子，因而一看见他打尿战（身体抖颤），就赶快让他入厕。治过多次，但未能根本治愈。人们总说是正常的，等长大就好了，可是快 6 岁了还尿床，夏天还能将就，天冷了很麻烦！听人介绍您治得好，也是抱着试试看而来。"观察患儿身体明显偏瘦、面色㿠白，不爱动，显得有些羞涩；舌质淡白，舌苔薄白，唇色偏淡；切其脉，偏于细弱，抚摸四肢温度偏低，腹部柔软。

显见一派脾胃虚弱、气阳不足之象。据其母亲所述，很可能是后天饮食失度，脾胃受伤，日久累及肾气不足，因而出现身体消瘦、四肢不温等脾肾阳虚征象。治宜健脾温肾缩尿，方用缩泉丸为主加味。方药：台乌药、益智仁、怀山药、砂仁、人参、焦白术、茯苓各 9g，桑螵蛸 6g，炮附子、肉桂、炙甘草各 3g，大枣 3 枚，黄小米 6g，3 剂。1 剂药文火缓煎 3 次，药汁混合一处，早、晚饭后半小时各服 1 次，1 日半尽剂，药渣再煎，适温泡足。晚餐尽量少吃流质食物，少饮水，夜间大人要定时唤醒小便，并注意保暖。

缩泉丸主要作用为补肾缩尿，加人参、白术、茯苓、甘草、黄小米以健脾益气；加附子、肉桂以补火而温下焦；加桑螵蛸以固肾益精缩尿；加大枣以和营养血。此方标本兼治，缩尿加补益脾肾，寄希完全治愈。

10 月 15 日二诊。其母代诉："回家后即饮食注意，按时叫醒小便，孩子服药 2 剂后便未再尿床，好像精神状况也有改善。3 剂药服后，四肢较以往温暖。我们路程远，能否多开几剂？病好了电话告知。"视患儿面色微润微红，精神较首诊时活泼，抚摸四肢与躯身温度相等，舌质微红，舌苔薄而微黄。此为药已对证，脾肾阳虚已有转机，可见小儿虚实变化之速。原方附、桂量各减至 2g，续服 3 剂，服用法及注意同首诊。数月后该患儿家人介绍来多个不同证型的尿床小患者，方知张童尿床已完全治愈，身体也较以往为好。

按语：小儿遗尿（尿床、尿裤子），既是父母头痛的事，也是较为常见而不难治愈的病症。个人经验是，能够因人对证施治，未有不能治愈者。如本例小患者，若不考虑脾肾阳虚是本，而仅一味缩尿止遗，不免暂时止住，不久复作。故而方用缩泉丸加参、术、苓、草、附、桂等味，以健脾温阳缩尿，服药 6 剂治愈。加以家人的密切配合，治愈后未再反复。家人的呵护，如晚间少吃稀饭，饮水不宜过多，定时呼喊撒尿等，都很重要。因为小儿自控能力较弱，在睡梦中尿床，或者贪玩憋急了说尿就尿，也颇为常见。所以小儿很多疾病的治疗与家人呵护几乎是同等重要。

98. 寒湿困脾，嗜睡尿床

黄某，女童，11 岁。2014 年 7 月 25 日首诊。见女童形体明显偏胖，很不愿意就诊，显得十分羞涩，其母半将就半强迫地将她拉来坐下，随之说道："这么大了还尿床，知道害羞为啥不注意点？能吃能喝能睡，身体哪儿都好，就是尿床烦人！最近才听人说老先生能治好这个病，故而前来求治。"黄童可能是羞涩的原因，诊脉也不配合，动作显得有些迟缓。观其面色黄润，舌边有明显齿痕，质偏淡，苔白滑；切其脉，细滑似濡之象。

辨证：寒湿困脾，嗜睡遗尿。治法：燥湿醒脾，温肾缩尿。方用实脾饮合桑螵蛸散加减。处方：制苍术、焦白术、茯苓、炒薏苡仁各 15g，桑螵蛸、金樱子各 12g，煅牡蛎 15g，鹿茸片、炮附子、炮姜各 6g，石菖蒲、远志、益智仁各 9g，5 剂。头煎冷水浸泡半小时，文火缓煎 3 次，药汁混合一处，分 3 次食远温服，早、晚各服 1 次，1 日半服 1 剂。药渣可宽水煎开后适温泡足。不感觉口渴，勿饮水太多，尤其是晚饭后，更要适当节制饮水，以防夜尿过多。家人夜间定时叫她起床入厕，养成习惯，加之服药调治，争取暑假期间治愈。

此方主要功能为燥湿醒脾，如苍术、白术、茯苓、炒薏苡仁、石菖蒲、远志等；温肾缩尿如鹿茸片、炮附子、炮姜、桑螵蛸、金樱子、益智仁、煅牡蛎等。这是个人几十年来用于治疗小儿湿滞倦怠、嗜睡不醒而引起尿床的经验方，可谓屡用皆验，无效者几无。

8 月 15 日患者母亲来告知："遵您所嘱，服药加饮食注意及夜间喊她入厕，5 剂药服后，又观察了十余天，尿床未见再犯，叫她再来看看，咋说也不来，并说不尿床了，还去干啥！您看是否再开几剂巩固一下？"我回言："你女儿身体并无他疾，尿床已经治愈，中药不必再服。但能养成好的习惯，如我在首诊时所交代的，能坚持下去，尿床再发者极少。但你女儿身体偏胖，可要管管她的嘴，超重可是难以降下来的。"

按语：此例患者之所以到 11 岁依然尿床，应该是家人忽略了饮食无度，身体偏胖，湿滞困脾，嗜睡不能自控，因而一直尿床。所以用药以燥湿醒脾为主，兼以温肾缩尿为辅，更为重要的是家人能够遵医嘱，加强饮食管控，按时叫醒入厕等，才能 5 剂药治愈。专靠药物治疗，必会愈而复发，疗效难以巩固。

99. 潮热头痛，惊惕不宁

王某，男孩，9 岁。2016 年 9 月 11 日首诊。其祖父、父亲告知："孩子患病已 4 个多月，起初发热头痛，精神烦躁不宁，乡、县、市级医院检查无果、治疗无效，还到过多个大城市三甲医院看过，磁共振、脑脊液化验等检查及专家会诊，皆未找到病因。孩子病发时大汗淋漓，呼叫头痛难忍。中医诊治后又食量大减，身体消瘦，入睡惊惕不安加重，全家人为之揪心。不到半年时间，已花掉 5 万余元。我们是农民，遥远来访，还请先生费心。"观察小患者情绪不宁，前额贴了 1 张"退热贴"，自汗出，体温接近 39℃，不断要饮水，甚至焦躁不安，呼叫头痛。面色萎黄，身体偏瘦，但却一会儿也不安静；舌质偏红、少苔，舌根处略显暗红；切其脉，细数不齐之象。

问其祖父、父亲，孩子病前身体状况如何？答曰："很好，甚至连感冒都很少。"又问：病前是否受到过惊吓？只见他们想了一会，似乎恍然大悟道："不问真还没想到，孩子病前还真受过惊吓，几个孩子到别人家门前调皮，主家为了撵他们走，可能声音大点，或者吓唬了他们，并未打骂他们。从此以后，孩子就夜寐惊醒，白天感觉头痛，食量也在减少，约 10 天以后，头痛，容易出汗，体温也不正常，本地诊所当感冒治，发热也能暂退，但半天、1 天后症状如前，也服过中药，反而食量大减，身体消瘦，精神日差，如此半月时间，乡镇、县、市也都检查不出啥病，又到省级三级医院检查，依然无果，治疗也无效，孩子呼叫头痛及发热、惊惕依旧。后又到京、沪、广大医院，检查仍说找不到病因，对症治疗依然无效。正在惶恐无奈之时，听人介绍，才询访到此。"

由此可见，孩子的神情不宁，甚或惊恐，以致阴阳失衡，五志化火，热自内生，故见烦渴多饮、舌红少苔、自汗头痛、焦躁不安、食少体瘦等症。此乃精神因素引起，难怪多家医院检查皆说"无病"，神安热退，病自去矣。方用青蒿鳖甲汤合孔圣枕中丹加减，以清其潮热，而安其神志。方药：青蒿、鳖甲各 9g，生地黄、知母各 12g，地骨皮、龟甲各 9g，龙齿、茯神各 12g，朱砂 2g（分 3 次吞服），琥珀、远志、石菖蒲、蔓荆子各 9g，甘草 3g，粳米 6g，3 剂。1 剂药文火缓煎 3 次，药汁混合一处，分 3 次饭后半小时温服，上、下午各服 1 次，1 日半服 1 剂。因为外地不方便，嘱其暂取 3 剂，服后如能症状减轻，可在当地照方续服 6 剂，如未痊愈，再来复诊。

青蒿鳖甲汤重在滋阴清热，以退潮热自汗；枕中丹潜阳安神，加朱砂、琥珀、茯神、龙齿以增强安魂魄、镇惊惕之功；加蔓荆子以疏散风热，上清头目，而治头痛；加粳米以补益脾肺，和中安胃。意欲清其潮热，安其魂魄，止其头痛。因其热自内生，故拟此方以达到滋阴潜阳安神、清热止汗息痛之功。

9 月 30 日二诊：小患者仍跟父亲、祖父同来，只见他们满脸笑容，见面连声道谢，可能是病情已有好转。问孩子还发热头痛、睡觉害怕吗？答道："都没有了，就是饿得快，一天吃五餐还觉得饿，别的都很好。"孩子祖父笑着说："1天还吃 1 斤肉呢，病好了，又调皮捣蛋了。"观其面色微润，舌质微红津润，复切其脉，右关略显滑数，余部缓匀，此为胃热善饥也。原方减去朱砂、龙齿、石菖蒲、蔓荆子，加黄精、玉竹、石斛各 12g，续服 3 剂，以养其胃阴。

半月后小患者的祖父电话询问："孩子啥都正常了，还需不需要再服药？"我回言："不适症状完全消除，精神、饮食、体温恢复正常，便可停药。"

按语：小儿正气不足，易受外邪戕伤，无论六淫、惊恐，或者饮食、药害等，都可导致阴阳失调，气机紊乱，甚至脏腑出现病变。此例本不属疑难杂病，仅是受到惊吓，精神不宁，久而化热，以致出现潮热自汗、头痛烦躁等症。现代医学仪器无法检查出异常，中医能够审证求因，辨证施治，加以精神抚慰，当不至于延时 4 月余，耗资数万，而孩子潮热自汗、头痛烦躁依然不减。现代医学辅助检查固然重要，但不能完全依赖它，传统中医的优势不能忘记。在暂时无法诊断出"病"的时候，对"症"用药，一般常见病症，大多都能及时治愈。能在纷繁复杂的"症"中辨出"证"来，且选方用药无误，则多数常见病都能随即减轻，乃至治愈。特别是疑难杂病，更不能失去辨证施治这一重要环节。否则，就称不上是真正的中医。如本例小患者，中医若能详审病因，对证用药，即不至于延时数月，耗资五六万，而孩子依然烦躁不宁，头痛不止。

100. 夜寐盗汗，白昼腿疼

刘某，男童，6 岁。2013 年 8 月 2 日首诊。其母代诉："孩子 4 岁前一切正常，后来大半年经常夜寐盗汗，甚至都能把被子汗湿，吃药不少，盗汗依然不能治愈。这两个多月又呼叫走路腿疼，起初我们还认为他是骗人的，后来看他走路时腿很吃力，还有点跛行，严重时蹲下疼得哭叫，前额冒汗，这时才知道他不是假装的，赶紧到妇儿专科医院去看，无论如何检查，都说是未发现异常；又到三级医院儿科全面检查，依然是未找到腿疼的原因，也没说缺微量元素啥的，只是让吃一段时间补钙药，看看有无效果，可是吃了一个多月，孩子盗汗、腿疼一点也没减轻，白天好像也开始容易出汗，如此持续已近两年。"观察这个小男孩形体略偏瘦，精神气色尚可，看他走路确实有些吃力，身子不正，略显跛行。视其舌质微显深红，舌苔薄黄乏津；切其脉，微沉细数之象。问孩子平时饮食习惯如何？其母言道："食欲、食量一般，有些偏食，不爱吃蔬菜，除白米饭外，其他东西吃得很少。平时饮水偏多，二便基本正常。"

由上所见，虽然西医检查未找到腿疼原因，但长时间夜寐盗汗，加之舌质偏于深红，舌苔薄黄乏津，脉象偏于微沉细数，且饮水偏多，食物单一等，其肝脾肾不足，偏于阴虚津乏可知。脾主肌肉，肝主筋，肾主骨，阴虚津乏，不能濡养筋骨关节，故腿疼乏力。治宜滋养肝肾，补益脾胃。首要止其盗汗，坚其筋骨。方用知柏地黄汤合牡蛎散为主加减。处方：酒炒生地黄 12g，泽泻、茯苓、牡丹皮、山萸肉、山药各 9g，盐制知母、酒炒黄柏各 6g，煅牡蛎、浮小麦、煅龙骨、炙龟甲、怀牛膝、白术、生黄芪各 9g，3 剂。头煎冷水浸泡半小时，文火煎开后微火再煎半小时，1 剂药煎 3 次，药汁混合一处，早、晚饭后半小时各温服 1 次，1 日半服 1 剂。四煎药渣宽水，煎开后适温泡足，不温则去之。饮食以温和容易消化而有营养为要，忌食生冷、辛辣及过于油腻之物。适当让孩子活动很有必要，但不能勉强。注意保暖，谨防感冒。

此方以知柏地黄汤加炙龟甲滋肾阴而止盗汗；续以煅牡蛎、煅龙骨、浮小麦、白术、黄芪收敛固表而止自汗；怀牛膝健筋骨而利关节，合而脾肺肝肾同调，益阴和阳，平淡和平之剂，用于小儿先后天不足、盗汗、腿软等症，用之已逾 50 年，屡获显效。

8 月 7 日二诊。患儿母亲言道："自汗、盗汗大有减轻，您看他走路是不是不很跛了？反正这两天已没听他叫腿疼。"看小患者比 5 天前活泼多了，让他走路看看，身子已不再歪斜，双腿也基本协调，服药效果比预料的要好。嘱其原方续服 3 剂，服用法及注意事项仍同首诊时所嘱。

12 月 31 日三诊。其母代诉："服药 6 剂之后，各方面已正常，前天带他爬了一次不高的山，当时也没见异常，第二天走路又说腿疼，虽然比以往较轻，但看他走路又有些吃力，难道就治不断根吗？"仔细观察小患者，确实双腿不够协调，问他腿疼不？孩子点点头。问患者母亲孩子自汗、盗汗有无反复？其母言道："至今夜间未再出现盗汗，前天累了前额有点出汗。"我遂言道："首诊已嘱咐过，孩子适当活动很有必要，但不能勉强，以后千万不要忽略。"遂将上方去知母、黄柏、浮小麦之滋阴、止汗之味，加入人参、当归、续断各9g，以补益气血、滋养筋骨。取5剂，服用法及注意事项仍同首诊。

顺访2年，由于家属接受了让孩子强行锻炼而复发腿疼的教训，明白了注意呵护的重要，三诊时服药5剂之后，夜寐盗汗及腿疼未再反弹，饮食、身体等方面也随之趋于正常。

按语：本例小患者腿疼，虽然西医检查未找到原因，但作为传统中医，应首先考虑盗汗与之有关。即使是成年人盗汗日久，也会腰酸膝软无力，甚至腰膝酸痛。盗汗多属肝肾阴虚，所以用知柏地黄汤为主；但本例小患者尚有自汗表现，故而加入牡蛎散同用，再加白术、龟甲，一止自汗，一止盗汗，且有补脾、益阴之功。初服3剂显效，续服3剂治愈。因于劳累腿疼复作，但盗汗、自汗未再出现，故而减去滋阴、止汗的黄柏、知母、浮小麦，加入参、归、续断，以滋养气血、调理筋骨，5剂药服后，加以家人的呵护调养，2年余腿疼未再反弹。

以前多次强调，很多病不能单靠药物治疗，忌口、养护同等重要。尤其是小儿患病，家人的呵护显得尤为重要。如此例盗汗、腿疼，病虽治愈，但5岁小儿让他爬山，岂不是过于勉强？即使是成年人大病初愈，也不能如此劳累，况且小儿本身就很娇弱，身体各方面都还在生长发育之中，百倍呵护尚嫌不足，岂能在盗汗、腿疼初愈的不久，即带他爬山劳累！小儿不少病并没有什么"根"，只是呵护不到位，而使之反复复发。所以动辄责问医者：为啥治不断"根"？有时心里颇感委屈。比如小儿外感风寒发热咳嗽，及时治疗很重要，但医者反复交代要注意不要重复受凉，饮食切忌寒凉之物，但好不了几天，复因衣着不慎，或者饮冷食寒，咳嗽随之出现，哪里是"病根"？分明是重受寒凉所致！又如小儿饮食失当，反复出现消化不良，甚至呕吐泄泻，治愈并不难，为何老反复？就是饮食没有调理好，这就是所谓的"病根"。所以很多病治疗效果的快慢、优劣，医者、患者都有一定的关系与责任。尤其是小儿"哑科"的许多病种，医者一定要细心诊断、审慎用药，因为他（她）们的思维、语言尚未成熟，不能正确表达自己的不适感受，所以医者更要倍加用心诊治。家人的护理亦是十分重要，对于医嘱，丝毫不能马虎，因为这都关系到治疗效果的好坏，以及预后等诸多方面。

受学感言

从小父亲就有让我学中医的愿望，给我选的师父就是周老先生。周老考察了我10年之久，才终于在2016年5月答应教我。师父首先教我的是如何做人，先要有恻隐之心，还要意志坚定，要有不怕吃苦的意志和精神；其次要胸怀豁达，博采众长，不断提高医技，不可有故步自封的陋习。当我看到师父的一言一行，年逾七旬还常常推迟下班，只要诊室还有病人，他从不言渴、言饿、言累，处处为患者着想。患者对于疗效也都是赞扬声不断，而师父却从不喜形于色，依然认真看病，这使我颇受感动。看来父亲给我找的这个师父，是个身教重于言传的好老师！

父亲讲述，本村一出生后9天患脐风女婴，三甲医院已放弃治疗，奄奄一息，师父2剂药挽回生命，以后身体健康，现已大学毕业，工作正常。一6岁男孩突然不语不食，医院多种检查无果，师父予1剂药，服后正常，以后身体健康。这样的案例不少，我起初还将信将疑。但当我亲眼见到师父接诊一患者，手足心溃烂，生活不能自理，在大医院治疗50天不见好转，师父予5剂药服下，竟然其病若失，完全治愈。一从北京来的35岁滑精患者，一天滑精三四次，少则也有一二次，神情沮丧，结果服药头剂滑精即止，连续半个月以上未再滑精一次。还看到不少购买师父专著的读者，从祖国各地，不远数千里，拿着书来访，请师父签字，还有要求拜师学医的。这让我感到自己很幸运！

师父已经七十多岁，依然住着陋室，粗茶淡饭，忙碌于医务，把时间看得无比金贵。按师父的说法：人一生平均时间不超过3万天，有作为的时间不超过1万5千天，若不好好利用，那真是可惜啊！所以他每天都在和时间赛跑，临证、写书、带徒弟，我们做学生的，包括很多病人，都为他的身体担忧。可是师父总是一句话：只要自己身体能行，大家需要，我会继续如此。想说的话很多，只恨所学有限。谨在老师的《临证效为实》发稿之际，草草数语，以示对老师的敬意！

杨汉桢拜呈